A Guide to Transfer Factors and Immune System
Health: 2nd edition

傳輸因子與
免疫健康指南

亞倫·懷特（Aaron White）◎著

劉又菘◎譯

晨星出版

目錄 Contents

第2章 健康免疫系統的重要性⋯⋯ *59*

顯而易見地，只要免疫系統出現一點微妙的變化都會左右我們的思考與感覺。我們將去討論免疫系統在我們的整體生活品質中扮演著什麼樣的角色，並且找出一些可以強化免疫系統的方法。

第3章 什麼是傳輸因子？它們的作用為何？······ *79*

傳輸因子是一種免疫傳遞者，它們可以幫助身體製造免疫力去抵抗病毒（如 HIV）、細菌（如萊姆病）、分枝桿菌（如肺結核）以及其他媒介所引發的感染。它們也算是一種抗體，且能與抗原結合。一個人所製造的免疫傳輸因子可以「傳遞」免疫力給其他人。

第6章 傳輸因子在未來醫療用途可扮演什麼角色？······ *175*

免疫傳輸因子在大多數的病毒、真菌、細菌性感染的治療中有正面的調節功效。它們可以用於一般免疫疾病。根據現有的研究發現：它們能安全、有效地促進免疫系統的健康。我們將探討免疫傳輸因子在二十一世紀的疾病管理中扮演著什麼樣的角色。

簡介

在病毒感染的治療之中，免疫傳輸因子提供一種能夠於基本水平上奏效的方式。

——史蒂芬‧巴克醫學博士（Steven Boch, MD），二〇〇〇年

二十世紀是現代醫學的黃金世代。抗生素於一九四〇年代登場，並有效地阻止細菌大肆散佈到全世界。在一九五〇年代後期，兩種疫苗有助於終結小兒麻痺症（polio）的風險，並在一九七〇年代後期，透過世界衛生組織所安排的一項疫苗接種計畫，成功讓全世界不再苦受天花的煎熬。

抗生素和疫苗仍在二十一世紀的醫學中扮演著相當重要的角色，然而它們和其他醫療手段也都已經開始大展身手了。意外突變會使一些病原菌將抗生素擊潰。抗藥性菌株——例如那些會導致結核病、鏈球菌性喉炎（strep throat）和淋病（gonorrhea）的種類——會隨著大量增殖而散播出去。許多細菌，例如伯氏疏螺旋體（Borrelia burgdorferi，萊姆病原菌）能夠轉變成不同的形式，並具有一種用來躲避檢測和破壞的獨特手段。

在二〇〇八年，一種萬眾矚目的 HIV 病毒疫苗透過默克藥廠（Merck）與美國國家衛生院（National Institutes of Health）來進行測試，並且發現其會提高感染 HIV 病毒的風險。在二〇〇九年年初，美國疾病管制局指出當季的流感病毒對於克流感（Tamiflu，一種流感疫苗）毫無反應。在這樣的失敗之際，美國和英國的衛生官方機構就寄望對於麻疹

感染上升率的恐慌，能夠因麻疹疫苗的接種而有所減緩，這也代表我們對於疫苗或是諸如此類的醫療需求將不會有所間斷。

自從二十世紀中葉以來，藥物研發的進度已經遠遠落後疾病研究的進度了。在最近幾年來，由於許多疾病已經愈來愈盛行，所以就會更重視於新型療法的需求開發。其中包括像是慢性萊姆病、熊貓症候群（PANDAS，合併鏈球菌感染的兒童自體免疫神經精神異常，Pediatric Autoimmune Neuropsychiatric Disorder Associated with Streptococcal Infection）、慢性疲勞綜合症（Chronic Fatigue Syndrome，CFS）／肌痛性腦脊髓炎（Myalgic Encephalomyelitis，ME）、纖維肌痛（Fibromyalgia）、二尖瓣狹窄（mitral stenosis，MS）、復發性病毒性腦炎（recurring viral encephalitis）以及其他疾病。這些情形並無法透過疫苗，或是短期的抗生素治療來獲得改善，只能頻繁地使用免疫抑制劑（immunosuppressant）來治療，最終就只會讓身體的健康狀況變得更加糟糕。

我們的醫生大多仍從過時的觀點來看待疾病的作用機制——單單只使用抗生素來對抗細菌性的感染，並且告訴患者任何病毒都會自己走向滅亡並消失無蹤。涉及多重器官系統的疾病患者常常會需要在專家與專家間來回接受各科的診察。

來自美國醫療界的任何評論都必須用幾種不同的角度去接受檢驗。醫療與醫療的實際運用並不相同也不一致。美國醫療作為一種科學來說一直都佔據著疾病研究、疾病特性描述、療法與預防的領導地位，但可悲的是，就目前的氣候、保險公司和醫學委員會都傾向於讓那些乖乖聽話的醫生去促使開業醫生過度依賴藥品的使用——甚至在預防保健上也不放過——從而阻止其他醫生，不讓他們有機會去使用更合適、安全、有效的治療方法於他們的醫療上。

藉由不斷地運用內部科學所研發的新型藥物和成果去包裝醫生——從不提及任何細節、合法執照或是有益身體的食品——藥品公司創造了一個虛假的安全感：他們提供醫生們一切所需，藉以去了解、診斷和治療他們所負責的患者。二〇〇九年一開始，一項由四十家藥廠所簽訂的協議將嚴格限制藥廠代表贈與醫生任何禮物和好處的情形。希望這將會成為通往「讓醫生屏除賄賂，並願意重新考慮治療方案」的第一步。

幸運的是，有幾種天然且具有療效的物質已經可以作為一種強力的新武器去對抗疾病了，而且應該會在不久的將來讓醫生有更多元的治療方案。本書可說就是一個新興的戰略，而其背後那些備受矚目的科學實證已經有將近六十年之久了——將免疫傳遞者，也被稱為「免疫傳輸因子」運用於治療與預防病毒和細菌的感染，加速整體免疫系統的健康，以及打擊某些自體免疫性狀況（autoimmune condition）。

免疫傳輸因子原本就存在於身體裡面。它們是由免疫系統中的白血球所組成的，並且進行辨識細胞是否遭受到病毒（例如皰疹病毒、C 型肝炎、HIV 病毒）、分枝桿菌（mycobacteria，例如麻瘋病、結核病）以及細胞壁缺陷菌（例如萊姆病）的感染。它們屬於胺基酸的短鏈（small strand），也是核糖核酸（Ribonucleic acid，RNA）的組成位元，可以幫助白血球找到頑強的感染源並且予以治療。此外，它們還能在感染後預防再次感染的風險。換句話說，它們在免疫力的建立上具有直接影響的作用。

免疫傳輸因子是在一九四〇年代後期，由當時一位年輕人，名為夏伍德 · 勞倫斯博士（H. Sherwood Lawrence）的紐約大學免疫學者所發現的。他藉由患者的白血球萃取物，將免疫力轉移到結核病患者身上，使他們恢復健康——這樣的研究結果經由幾年來的不斷檢驗，已經被證實了。因為分子中看似神奇的效果其實是很難以去辨別證實的，而且勞

倫斯博士的整體構思在當時都被視爲是毫無可能的事情，所以他進行研究的早期報告並無法被認眞看待。

即便不被主流思想所接受，勞倫斯博士的免疫傳輸因子研究也經歷了一段相當久遠的過程。基於已發表的論文及臨床報告，免疫傳輸因子似乎能用一種獨特、強力且安全的方式去讓民眾免疫於疾病，並且得以治療既有的感染病症。有關它們的相關發現和作用的機制會於第三章詳加介紹。

在一九二〇年代，亞歷山大·弗萊明（Alexander Fleming）發現了盤尼西林後，科技已經將近有二十年的時間始終依賴大量生產，以及讓抗生素眞正成爲醫療的手段之一。（就跟伊格納茲·塞麥爾維斯博士（Ignaz Semmelweis）當時發現在分娩手術前要洗手的重要性以及勞倫斯的免疫傳輸因子研究一樣，這發現也被醫學機構強烈地予以譴責。）對免疫傳輸因子來說，當它於一九八〇年代後期被發現不只存在於白血球，也存在於哺乳動物的初乳和鳥類蛋卵之中，並能被正常地由母親傳送至後代子孫身上後，就已經能夠大量地取得免疫傳輸因子了。這能幫助新生兒快速啓動免疫系統，以及得知他們的母親在一生中所有過的致病微生物有哪些。本質上來說，免疫系統的基因編碼足以去適應新出現的威脅。然而，免疫傳輸因子就是這種調適過程中的關鍵所在。在第二章中，我們將了解如何透過哺餵母乳來傳送免疫訊息（immune information），以及探討嬰兒配方奶粉中如果不存在重要的免疫訊息，是否足以解釋爲何當使用合成奶（synthetic milk）來替代時，母乳中的眾多健康好處就會因此無法獲得的原因。

在發現初乳和蛋黃中含有免疫傳輸因子前，免疫傳輸因子必須從人類的白血球中被萃取出來，之後再注入到患者身上，但這種方式的價格昂貴，並無法運用於日常生活之中。在過去幾十年所進行的研究指出，

其他哺乳動物（例如乳牛）和鳥類（例如雞）也能生產出免疫傳輸因子，這正好也印證了病原體和人體中所產生的免疫傳輸因子在功能上是完全相同的。大膽假設的科學家利用這樣的事實，並且找出如何從乳牛的初乳和雞蛋中萃取出免疫傳輸因子，這兩種都是美國食品暨藥物管理局（FDA）所建議食用的食品。這樣的成果在一九九○年代後期時，瞬間讓免疫傳輸因子的口服營養補給品蔚為一股風潮，而目前也正創造出一個絕佳的機會可以去評估免疫傳輸因子療法對於改善民眾健康的重要性。

目前俄羅斯衛生部的研究提出一些引人注目的理由，確信免疫傳輸因子療法能夠對於整體健康與各種疾病患者的生活品質造成巨大的影響。二○○四年，一份關於兩種市售的免疫傳輸因子製劑的臨床研究報告中的總結如下：

「TF（免疫傳輸因子）和TFPLUS（免疫傳輸因子複方）具有顯著地免疫修復效果，而且有益於他們在各種會阻礙免疫功能的感染形式與軀體性疾病的治療和預防效果。」

第四章包含了大量研究評論與臨床報告，其中皆與免疫傳輸因子被用於治療與預防大範圍的細菌與病毒感染有關。由於它們的安全性及顯著的成效，其使用免疫傳輸因子去對抗疾病的風險並不會太大，而所獲得的潛在益處也相當巨大。免疫傳輸因子的營養補給品所帶來的功用和其在營養品相關法律之下的保護會在第五章詳加說明。

數以百計的研究都有記載著免疫傳輸因子的安全性與功效。它們被運用於治療那些被皰疹和肝炎所感染的病患，以及保護還未感染到那些致病原的人。我們也將於第六章見證免疫傳輸因子作為藥物的未來潛力。

翻開本書，我們將進入人類免疫系統的世界中，了解疾病的狀態以及在使用營養補給品和藥品上做出明智的選擇，同時藉以改善生活習慣，

並對於免疫系統的作用有個基本的認知。接著，我們將了解免疫系統具有維持身體健康的能力，以及如何照顧好免疫系統，使其能夠從肉體上、認知上、情感上改善我們的生活品質。之後，我們將把焦點擺回免疫傳輸因子身上，並了解那些關於免疫傳輸因子的研究究竟說了些什麼。

　　身為筆者，衷心希望本書的內容將能讓你對免疫傳輸因子之於免疫系統所能產生的潛在效果感到好奇。如果你目前正承受免疫相關的疾病之苦，本書的內容可望讓你跟你的家庭醫生或專科醫生好好地討論是否能將免疫傳輸因子運用到你的治療方案上。如果你就是一位醫生，但並不了解何謂免疫傳輸因子，或者你只是想再多了解它們而已，那第四章的評論應該能對你有所幫助。此外，附錄 1 收錄了關於免疫傳輸因子的149 份已發表的論文標題與摘要。

　　本書並不會給予讀者任何醫學上的診斷與建議。本書就和其他促進健康方案一樣，在決定服用免疫傳輸因子所製成的營養補充品之前，都得詳細諮詢過你的醫生，並且讓醫生密切觀察你的病情為宜。請好好利用本書，也許你等得到這門研究到達巔峰的那一天！

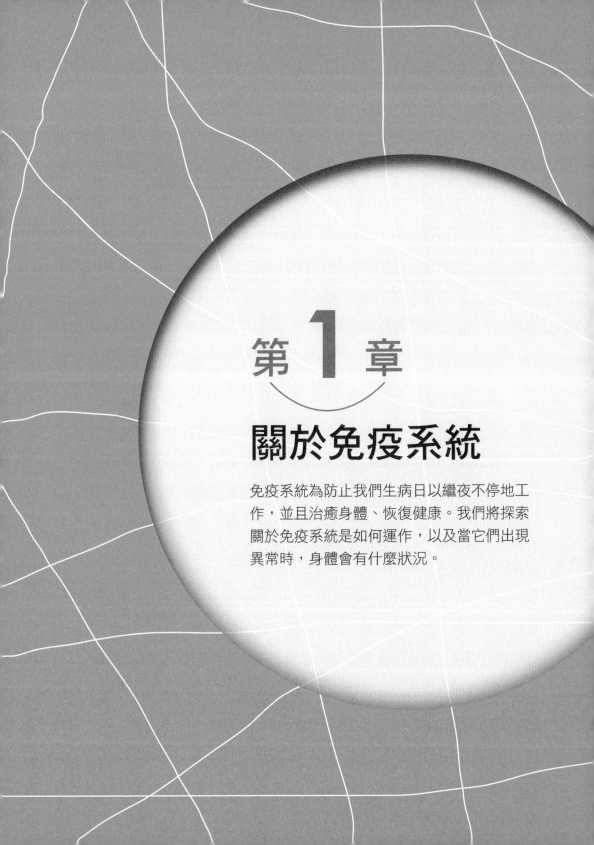

第**1**章

關於免疫系統

免疫系統為防止我們生病日以繼夜不停地工
作,並且治癒身體、恢復健康。我們將探索
關於免疫系統是如何運作,以及當它們出現
異常時,身體會有什麼狀況。

人類的身體是由數以兆計的單一細胞所組成的。不知為何，這些細胞會設法聚集在一起作用，因此每個人的身體機能中的龐大細胞群體都是一個獨立聯合的有機體。但細胞得透過組織的形成才能達成上述的狀態。有了組織後才能形成器官，而器官中的各個部分就是我們常聽到的器官系統，則會聚集在一起作用，藉以進行生命活動，如讓血液流通身體，或是消化食物與生成能量。

人類的身體會依照不同的分工方式來作區分，總共有十種系統。其中包括消化、修復、循環、骨骼、肌肉、內分泌、生殖、排泄、神經以及免疫系統。每種系統都各自有不同的工作要進行，而且也都彼此相互影響，沒有一種疾病症狀只會破壞到單一系統而已。

免疫系統的工作就是要保護身體免於外在微生物的威脅，像是細菌、病毒、寄生物和真菌，並能將癌化或因為其他因素而損傷的物質，迅速排出身體細胞之外。

免疫系統是一天二十四小時不眠不休地在保護身體的安全。不像消化系統或神經系統，免疫系統從來不曾真正休息過。人的體內溫暖且潮濕的環境是提供細菌和其他有機體絕佳的溫床，這表示免疫系統必須持續處於警備狀態。為了了解免疫系統究竟有多重要，只需要想想人死後會發生什麼事情即可。當免疫系統停止運作時，身體就會被微生物恣意蹂躪並開始腐爛。

免疫系統是一種相當複雜的系統。如同神經系統和心血管系統一樣，免疫系統本身具備一條獨有的高速通路，藉以用來流通訊息。當血液流通整個身體時，血管就會變得越來越窄，直到養分和體液透過細小密佈的毛細血管溢漏出來為止。溢漏的清澈體液就是淋巴液，可以洗淨體內的細胞，供給它們養分與氧氣，並且把老舊廢物帶走。

最後，淋巴液也會被毛細血管帶走，運送回循環系統裡，或是進入

一個名爲淋巴管的龐大管狀網絡。淋巴管會將淋巴液運送至淋巴結，淋巴結裡也有好幾種不同的特殊細胞，可以審視淋巴液中的內容物，並且偵測是否有潛在的威脅。因此，淋巴結就像是一處檢查站一樣，只允許友善的細胞通過。如果受到外來的侵略者或是癌細胞侵犯的話，就會進行免疫反應。

免疫反應是由免疫系統發起的，而且許多細胞也會依據威脅性質而參與其中。爲了解這樣的過程──不同疾病的發作過程、身體與這些疾病的對抗過程。我們將焦點放在免疫系統中的眾多細胞類型的某幾種，了解它們會做出什麼事情，以及其中作用的過程爲何。

1.1 免疫系統裡的細胞

♣ 淋巴細胞

免疫系統具有運送白血球大軍的特殊功能。白血球原生於我們的骨髓之中。在這裡我們先探討兩種主要的白血球。第一種就是淋巴細胞，它包含了數種變體，其中包括 B 細胞、T 細胞和自然殺手細胞（Natural Killer Cells，簡稱 NK Cells）。

淋巴細胞會聚集於各種淋巴器官中，如前面提及的淋巴結、扁桃腺、盲腸（有助於腸道培養益菌），以及脾臟（一種可以過濾血液並找出病原體的特殊器官）。它們的活絡運作極有可能帶來人們所熟知的「淋巴腺腫脹」。這種症狀並不會讓你感受到它有多嚴重，即便腫脹已經發作於淋巴結之中，而淋巴腺看起來卻依然若無其事的樣子。

淋巴細胞總是在尋找身體出現感染的跡象，或癌化或壞死的自體細胞。有些淋巴細胞，如 B 細胞和 T 細胞能夠藉由抗原、病原體表面上的

特殊分子或是受到感染的細胞，進而分辨出細胞為自體細胞抑或非自體細胞。而自然殺手細胞則是根據缺乏健康自體細胞該有的分子，以此來判斷抓出入侵者。

讓我們再深入了解關於 B 細胞、T 細胞和自然殺手細胞吧！若能對它們有所了解，將有助於我們對本章之後所提及的，關於免疫力的說明會更為清楚。同時，也能藉此幫助我們了解某些慢性疾病是如何發展，以及其中治癒的方法為何。

♣ B 細胞

B 細胞屬於一種能在骨髓中生長成熟的淋巴細胞（「B（bone marrow）」指的就是骨髓）。當一個 B 細胞遇到一個抗原時，就能生出一個抗體。正如名字所示，抗體和抗原彼此是勢不兩立的。因此，抗體就會像魔鬼沾一樣黏附住抗原。抗體是一種名為免疫球蛋白的蛋白質，通常會以「Ig」來表示。

每一個 B 細胞只會讓一個抗原產生抗體。因此，免疫系統就必須製造出好幾千種 B 細胞，而且每一種都能為一種特殊的威脅製造出抗體。當身體出現某種感染時，因應的 B 細胞就會開始快速製造出大量的抗體。接著這些抗體將黏附住抗原，並同時抓住病原體使其失去能力，或將其破壞殆盡。

有時候，B 細胞要對付的抗原並非都在微生物身上，而是得歸咎於灰塵、花粉、寵物皮屑或是其他過敏原，它們會引起免疫反應並招來惱人的過敏症狀。

B 細胞也會促使自體抗體，將蛋白質黏附在可能是健康的自體細胞上，接著就會指示身體去攻擊它自己，並創造出自體免疫性疾病。

♣ T 細胞

T 細胞是一種在胸骨後方胸腺中生長成熟的淋巴細胞（「T（thymus）」指的是胸腺）。我們在這裡將探討三種類型的 T 細胞——CD8+毒殺型 T 細胞（cytotoxic T cell）、CD4+輔助性 T 細胞（Helper T cell）以及抑制性 T 細胞（suppressor T cell）。

毒殺型 T 細胞也就是廣爲人知的 CD8+T 細胞，它就像一位狙擊手，能精準地鎖定受感染的細胞。在病毒和某些細菌進到體內健康細胞中才會發揮作用。其唯一能夠驅走它們的方法就是殺死它們所存在的自體細胞。所以體內的細胞一旦受到感染時就會設法將抗原浮顯於細胞表面。毒殺型 T 細胞就會因此形成，接著檢視那些警訊並摧毀被感染的細胞。但它們殺死感染細胞的過程是一個相當有趣的現象，也相當值得在這裡討論。

要讓細胞死亡其實有兩種方法——一種是透過某種直接傷害；另一種則是細胞凋亡（apoptosis），或是細胞程式死亡（programmed cell death）。細胞自毀其實和那些科幻電影任務結束時的自毀程序差不多。細胞自毀能夠自然地發生，就跟拋棄並瓦解老化或不需要的細胞一樣。此外，細胞自毀也是能被引發的，這也就是毒殺型 T 細胞殺死感染細胞所使用的方法。

根據美國耶魯大學的查理斯・詹韋（Charles Janeway）以及他的同事們的研究，毒殺型 T 細胞是一種高效率、高篩選力的屠殺機器。他們是這麼說的（詹韋教授等人，二〇〇一年，8-24 的第一段）：

> 「當毒殺型 T 細胞被供給了兩個靶細胞的等量混合物，並只讓其中一個靶細胞承受著特定的抗原，結果顯示他們會殺死承受特定抗原的靶細胞。然而，另外一個像『無辜的旁觀者』一樣的靶細胞和毒殺型 T 細胞本身都不會被殺死。」

這樣的情形越多，輔助性 T 細胞或 CD4＋T 細胞則在免疫系統中扮演著同等重要的角色。這些細胞會連結其他的免疫細胞發起與協調出進一步的攻擊。輔助 T 細胞也許會透過 B 細胞、偵測到警訊的毒殺型 T 細胞而去促進抗體的生成，或是求助於接下來會討論到的自然殺手細胞與巨噬細胞。

在本質上，輔助性 T 細胞的活動對於免疫系統來說，就是一種選擇點。正如我們所了解到的，依據輔助性 T 細胞對於感染的反應，對抗感染的免疫戰爭將會依循 Th1 與 Th2 這兩種一般途徑中的其中一種去進行。前者會與毒殺型 T 細胞一同去追捕被感染的細胞；而後者則能和 B 細胞一起負責抗體的生成。

除了毒殺型 T 細胞和輔助性 T 細胞之外，還有另一種名為抑制性 T 細胞（suppressor T cell）的 T 細胞。抑制性 T 細胞有時候也被稱為調節性 T 細胞（Regulatory T cell）或 Treg 細胞。它能產生關閉免疫反應的訊號。一旦有外來侵略者成功進入體內的話，這種細胞對於免疫系統的鎮定扮演著相當重要的角色。本質上來說，它們有如免疫反應的煞車器。抑制性 T 細胞在自體免疫性疾病中可發揮出雙倍的成效。當抑制性 T 細胞中的缺陷使自體免疫疾病惡化時，一個健康的抑制性 T 細胞反應就會抑制自體免疫力。由此可知，一個虛弱的抑制性 T 細胞反應確會成為許多疾病發作的罪魁禍首。

♣ 自然殺手細胞

自然殺手細胞也是一種淋巴細胞。自然殺手細胞與毒殺型 T 細胞的共通點在於：他們都具有辨別威脅的能力，並且不需要任何支援就能立即予以摧毀。然而，自然殺手細胞與毒殺型 T 細胞的關鍵差異在於他們辨別威脅的方式。毒殺型 T 細胞會尋找細胞表面上的抗原。自然殺手細

胞則不會去尋找抗原，反而會尋找那些缺乏特殊分子（用來識別為自體細胞的依據）的細胞。換句話說，當自然殺手細胞在設法證明細胞為非自體細胞的時候，毒殺型 T 細胞也會去找尋證明那些細胞為非自體細胞的證據。一個微妙，但極為重要的差異就在於：自然殺手細胞能夠摧毀大範圍的細胞——任何無法於本質上去證明自己是自體細胞的細胞——而毒殺型 T 細胞只能藉由細胞表面上的抗原去摧毀細胞。

自然殺手細胞之所以被稱為「自然」殺手細胞是因為它們天生就能殺死那些壞蛋。不需要接受任何教導或訓練，也不需要生成別種細胞就能發揮作用。如以阿諾‧史瓦辛格的電影做比喻，毒殺型 T 細胞會隨時揹著狙擊步槍，自然殺手細胞則是帶著獵槍去進行任務。

♣ 吞噬細胞

吞噬細胞（Phagocytes）屬於白血球中的第二型，負責保護身體遠離感染。這些白血球會變得比淋巴細胞還要大，而且能夠準確地吞噬掉潛在的危險。吞噬細胞是一種抗原呈遞細胞（antigen-presenting cell）。也就是說，一旦它們吞噬掉一個外來的細胞或物質，它們就會在那些被吞噬的細胞表面上突顯出抗原，然後再運送到淋巴結，接著再呈遞給會對抗原發動攻擊的淋巴細胞（B 細胞和 T 細胞）。

輔助性 T 細胞會時常被用於指揮免疫反應，其中最重要的是吞噬細胞能確實運作並去影響 T 細胞的作用。有一種名為巨噬細胞（macrophage，這個名字原意為「大食怪」）的吞噬細胞，對初期針對病原體的免疫反應扮演著相當重要的角色。它們將自己分佈於微生物容易進入到體內的區域，例如消化道附近、肺部以及黏膜。一旦有外在侵略者被偵測到，它們就能夠接受到偵測的警報。

但某些病原體會偶然發現可利用巨噬細胞來達到自己的目的。例如

我們之後會提到的 HIV 病毒就會爬到位於黏膜中的巨噬細胞裡，並且藉此搭個順風車到淋巴結，之後病毒就會感染輔助性 T 細胞，並大肆破壞免疫系統的健康。

巨噬細胞是唯一能夠警示 T 細胞有病原體接近，並讓身體得以去解決處理。換句話說，吞噬細胞，也就是樹狀突細胞（dendritic cell）能偵測到新來的微生物，接著通知 B 細胞和 T 細胞這個警訊。由此可知，如果少了樹狀突細胞就無法適時引發免疫反應去對付新的傳染性病原體。正如我們所見，許多傳染性生物體會藉由躲避於體內的健康細胞之中來作用，例如披衣菌屬（Chlamydia）和萊姆病。樹狀突細胞對於對抗這些病原體可是極其重要的關鍵。

長久以來大腦被認為並不含有任何免疫細胞。主要是基於深信腦血管屏障（Brain-Blood Barrie）足以保護大腦及其他中樞神經系統遠離病原體的侵害所致，所以才認為得以排除額外的保護作用。但現在這樣的說法其實是大錯特錯。侵入者的確有能力進入到大腦裡，而頻率高且快速，大腦也確實含有免疫細胞，其中包括一種名為微神經膠細胞（Microglia）的吞噬細胞。就像身體各處的吞噬細胞一樣，微神經膠細胞會巡視整個大腦，並找尋外在侵入者或壞死凋零的大腦細胞廢棄物。

♣ 粒細胞

最後，免疫系統中含有幾種屬於粒細胞類（granulocyte）的細胞。之所以稱為粒細胞是因為粒細胞中所含的顆粒，能夠在微生物（細菌）入侵，或散播到體內時，將這些潛在危機予以摧毀。有一種名為肥大細胞（mast cell）的特殊粒細胞，它對於季節性過敏（seasonal allergies）的症狀能夠發揮出核心作用。後面我們會再詳細討論肥大細胞與過敏。

1.2 免疫細胞之間的交流

就如我們所了解，免疫系統是由多種細胞類型所組成。爲了讓免疫系統開啓並發起攻擊對抗病原體，免疫細胞之間就必須做到互相交流才行。它們藉由與彼此互相傳遞侵入者路線的正確資訊。例如當吞噬細胞吞噬了一個有害微生物時，它就會讓抗原突顯於那個微生物的細胞表面上，並且把這些抗原秀給淋巴細胞看。接著淋巴細胞就會去標記住這些抗原，再去追捕並攻擊這些微生物。

免疫系統裡的細胞也會藉由製造並釋出多種蛋白質，像是細胞激素（cytokines），藉以讓細胞彼此互相交流。一個細胞所傳遞的這種特殊訊息就得依賴特殊的細胞激素才能製造出來。舉例來說，一種名爲趨化激素（chemokine）的細胞激素子類別，它會從細胞裡被釋出於受傷的部位，像皮膚上的割傷，趨化激素就會引起發炎並吸引其他免疫細胞過來。

另外一種名爲白血球間素（interleukins），能刺激免疫系統去製造額外的免疫細胞。他們之所以被稱爲「白血球間素」是因爲它們具有互相聯繫免疫系統中的白血球（leukocytes）的能力。

正如我們之後會在本書中提及的免疫傳輸因子，就是一種獨特的傳遞物質，可用於免疫系統中細胞與細胞間的聯繫。它們就像是白血球間素與抗體的結合體——跟白血球間素一樣能在細胞與細胞間傳遞訊息，同時也能像抗體那樣將抗原緊抓著不放。這些被認爲是胺基酸組成的短鏈和核糖核酸（Ribonucleic acid，RNA）組成位元的分子（免疫傳輸因子），則是由輔助性 T 細胞所創造出來的，並被用於警示免疫系統正在進行的免疫戰爭，接著指示新的細胞往特定的病原體前進。它們似乎藉由附著在受感染自體細胞上的抗原及標記出要摧毀的自體細胞，就能讓輔助性 T 細胞與毒殺型 T 細胞的工作變得更順暢無阻。此外，免疫傳輸

因子還能在瞬間發揮出加乘的效果。

(1.3) 常見的有害微生物

　　不久之前，正好有一些細菌和病毒被證實會威脅到人體的健康。從病毒致病的角度來看，不免會想到水痘、麻疹、天花、小兒麻痺症、感冒和流感等病症。從細菌致病的病症來看，結核病、痲瘋病（leprosy）、細菌性腦膜炎（bacterial menigitis）、金黃色葡萄球菌感染（staph infection）、梅毒等都是這類型的病症。這些會威脅到人體的病症已經遠遠超過先前所預估的情況了。此外，這些感染性疾病也可能導致心血管疾病、中風、肝功能衰竭、內分泌失調、神經精神疾病等。下一頁的表格則是一份簡短列出目前已知會危害人體的微生物種類。

一些常見的病原體 （病原體（pathogen）一詞是從希臘語的「pathos（悲傷）」 和「gene（生育）」兩個字組合而成的。）		
類型	特徵	相關的疾病
細菌	呈圓形、球形或沒有細胞核的桿形單細胞有機體。分類廣泛。	金黃色葡萄球菌（Staph）、淋病、細菌性腦膜炎、沙門氏菌、大腸桿菌
病毒	比一般的細菌還要小上一千倍。如果不依賴宿主細胞就無法存活。內含基因物質（genetic material）和酵素，藉以讓它們接管宿主細胞的遺傳機制，進而製造出更多的病毒。	流感、感冒、人類乳突病毒（HPV）、麻疹、腮腺炎（Mump）、德國麻疹、HIV 病毒、生殖器和口腔皰疹、病毒性腦膜炎、天花、伊波拉病毒（Ebola）、C 型肝炎（Hepatitis C）
分枝桿菌（Mycobacteria）	是一種寄生於宿主細胞（例如巨噬細胞）的細菌。	結核病、痲瘋病、會削弱免疫系統的機會性感染
類菌質體（Mycoplasma）	是一種沒有細胞壁的細菌，因此它們很難用抗生素治療。會寄生在宿主細胞的裡外部位。當此菌附著在宿主細胞表面時，就會引發自體免疫性疾病。	肺炎、骨盆腔炎症
立克次氏體（Rickettsia）	此菌通常會經由扁蝨，跳蚤和蝨子來散佈。會在宿主細胞內生長。可以變身成好幾種形式。	落磯山斑疹熱（Rocky Mountain Spotted Fever）、東方斑疹熱（Oriental spotted fever）
螺旋體（Spirochetes）	此菌形狀特殊的螺旋形。其鞭毛能使它們呈現螺旋狀的移動，藉以滲透到體內難以到達的部位（關節、肌肉、大腦）。它能轉變成好幾種形式 ──游離螺旋體、捲曲螺旋體囊腫、含有能生成大型螺旋體的顆粒以及細胞壁缺陷的螺旋體類型，這種螺旋體則能藏於宿主細胞內直到足以再生一個細胞膜才會離開。	萊姆病、梅毒、回歸熱（Relapsing fever）

原蟲 （Protozoa）	是一種大型寄生生物，會導致的疾病類型相當廣泛。它能生存於人類細胞的裡外部位。通常會出現於污水或蚊子之中。	瘧疾、弓蟲症（Toxoplasmosis）、阿米巴腦膜炎（Amoebic meningitis）、利什曼氏原蟲病（Leishmaniasis）、阿米巴痢疾和賈弟鞭毛蟲（Giardia）
奈米細菌 （Nanobacteria）	是一種跟某些病毒一樣微小的細菌。黏性高的鈣塗層會導致斑塊的形成。鈣塗層可以利用螯合療法來溶解掉，接著暴露出來的細菌就會對四環黴素（Tetracycline）相當敏感。	腎結石、心血管系統的斑塊、骨刺、常見的鈣質沉著（Calcium deposit）
酵母菌 （Yeast）	是一種原本就存在於腸道中，如同真菌一般的有機體。如果酵母菌出現增生現象就會使腸道出現能讓毒物侵入身體的漏洞，並且會引起發炎。抗生素（會利用酵母菌競爭來消滅益菌）則是引發酵母菌增生的原因。	全身性念珠菌病（Systemic Candidiasis）、陰道酵母菌感染（Vaginal Yeast Infection）、新生兒鵝口瘡（Thrush）、腸道酵母增生

　　有一種特殊的種類是本表格中沒有提到的，它就是細胞壁缺陷細菌（CWD bacteria）。細胞壁缺陷細菌並不是一種特殊的病原體，它和許多常見細菌的生存狀態其實是一樣的。關於細胞壁缺陷細菌的研究要追溯到一百多年前。許多細菌皆制定一個生存策略：使自己容易被發現的細胞壁脫落，藉以躲避於健康細胞之中，直到它們足以重建好它們的細胞壁，並且生長成完全爲止。不論這種生物的屬或種是什麼這種細菌的特性，都會對身體帶來無可匹敵的威脅，以及阻礙疾病的治療與預防。尤其當某些細菌遇到威脅（使用抗生素）時，能撤退到細胞壁缺陷細菌中，這樣就能解釋病症（如慢性萊姆病、甚至是多發性硬化症，以及其他神經系統疾病）的復發與緩解原因爲何。正如我們所見，打擊細胞壁缺陷細菌需要強大的細胞媒介免疫力（cell-mediated immunity）。免疫

傳輸因子是一種強化細胞媒介免疫力的免疫傳遞物質，而且已研究指出：它能幫助身體打擊細胞壁缺陷細菌。

從前一頁的表格來看就能稍微明白，為了讓我們的身體遠離疾病，人類的免疫系統究竟是在和誰打仗的。歸根究柢，強化免疫系統是增加預防或克服感染發炎可能性的最好方法。只要免疫系統在，人類並不會脆弱到哪裡去。就像神經系統一樣，補充適當的營養和有一個健康的環境（不要太過一塵不染，但也不能太髒亂），對人類的免疫系統來說，最能學習到經驗與增強免疫的能力。病毒和細菌總會偷偷摸摸地作怪，但只要免疫系統的狀態處於巔峰，通常都能戰勝它們。

1.4 免疫是什麼意思？

在身體首次感染到一個新病毒或細菌的情況之下，免疫系統會拼命地抑止它們，而你則會因此病得很厲害。如果你是健康的，身體就不會讓它們再次得逞。因為在受感染期間，免疫系統會學習如何去辨別那些新的病原體。最好的狀況是：如果那個新病原體又再次回來，身體就有足夠的能力在引發嚴重的免疫反應（出現症狀）之前遏制它。

這種為了下次能更有效地對抗病原體，而創造出一個病原體記憶的過程就稱為「免疫力」。免疫力通常會在一個人受到病原體感染後開始作用，接著免疫系統就會學習如何去對抗它。一旦這場戰爭結束，特殊 B 細胞和 T 細胞就會留在原地以防下次相同的病原體入侵時，可以快速地發動攻擊。

免疫力一般分成兩種類型，通常會歸類為體液免疫（抗體媒介免疫力）與細胞媒介免疫力。抗體媒介免疫力主要是為了保護身體遠離病毒

和其他在血液及淋巴液中自由浮動的病原體。當 B 細胞偵測到一個抗原就會立即製造出抗體來對付它。所以在戰爭之後，作爲記憶細胞的 B 細胞就會留在原地，當宿主再一次接觸到抗原的情況時，B 細胞具有快速釋放抗體的能力。抗體會抓住抗原不放，並且殲滅或將其標記爲摧毀的對象。

保護身體遠離那些侵入的病原體，如病毒和細菌，是細胞媒介免疫力的能力之一。當毒殺型 T 細胞在學習如何辨別以及準確摧毀那些被病原體感染的細胞時，這類型的免疫力就會開始發揮作用。不論是輔助性 T 細胞還是毒殺型 T 細胞，爲了記住那些病原體，就會停留在原地，以便下次能快速發動攻擊。有證據指出：留在原地的記憶細胞數也會和最初參與免疫反應的細胞數量一致（Homann 等人，二〇〇一年）。

會因爲感染而發揮作用的免疫力類型究竟是抗體媒介免疫力，還是細胞媒介免疫力，抑或是兩者兼具？這都要看免疫系統最初是如何對病原體做出反應才能下定論。一般來說，根據這些反應所導致發生的免疫力類型可以分成 Th1（細胞媒介）和 Th2（抗體媒介）等兩種反應途徑。實際上，兩種反應途徑都能參與對抗某種感染的過程，而且也會讓上述兩種免疫力類型開始作用。

1.5 Th1 和 Th2 免疫反應途徑

在一九四〇年代，免疫學者夏伍德・勞倫斯博士（H. Sherwood Lawrence）發現了免疫傳輸因子。他是這類創新議題中最知名的學者。在他廣泛的研究工作中，致力研究免疫系統白血球所扮演的角色，而這些研究具有象徵性的意義，並對實現免疫傳輸因子的運用也有不小的貢

獻；在一九八〇年代，免疫反應被區分成兩種主要的途徑——Th1 和 Th2。這兩種途徑可透過一種如同調節神經系統的交感神經和副交感神經的方式去讓彼此找到一個平衡點。

重點在於要意識到上述的理論是極其簡單的，而且不論是免疫系統還是疾病都不會一直依循這樣簡單的 Th1 / Th2 二分法則（參考自 Kidd 的評論，二〇〇三年）。不過一些關於免疫的化學製品和參與免疫作用的細胞實在都太過複雜了，以致無法完全被歸併成一種雙流概念（two-stream concept）。然而，這樣的理論在試圖了解疾病作用過程，與辨別出對應的潛在療法上，卻是相當實用的。

從這種基礎理論來看，當 Th2 引導出體液性或抗體媒介免疫力時，Th1 免疫反應就會隨即引導出細胞媒介免疫力。會有「Th」這種命名其實是因為：當一種名為「T Helper 2 cells」的輔助細胞所釋放出來的細胞激素引發出 Th2（抗體媒介）反應時，另一種名為「T Helper 1 cells」的輔助細胞所釋放出來的細胞激素就會隨即引發 Th1（細胞媒介）反應。

與 Th1 相關的細胞激素會促進自然殺手細胞、巨噬細胞和毒殺型 T 細胞的增殖。這些細胞能極有效地摧毀受到病毒和細菌感染的細胞，而且它們也能攻擊真菌、寄生蟲和癌細胞。以 Th1 為媒介的反應途徑同樣對器官移植後的排斥反應也具有相當關鍵的影響；過程中，會有分子將新器官視為被移植者免疫系統中的自體細胞，不過如果新器官中的細胞無法容納這些分子的話，就會讓自然殺手細胞相當不高興。

與 Th2 有關的細胞激素會促進 B 細胞的增殖，並且刺激 B 細胞去製造抗體，藉以讓這些抗體能在之後將那些病毒和細菌所導致的疾病標記出來，以便殲滅或消除其能力。而其他無害顆粒（例如花粉）的抗體對過敏性反應的抑制，是不可或缺的要素。因此，一般來說過敏主要會與 Th2 媒介反應有關。

如果感染到某種會引發 Th1 反應的病原體，身體啓動 Th2 反應的能力就會暫時受到抑止，以便讓免疫資源傳遞到免疫戰爭中運用。反之，也一樣。如果一切順利，而且惡化的病原體也被擊敗的話，免疫系統就會使 Th1 和 Th2 的作用恢復平衡的狀態。然而不幸的是，有些慢性病症或其中一種免疫反應受到抑止的話，體內就會受到嚴重的破壞，並且會使人容易罹患其他疾病。

　　有些病毒和細菌會使自身能力進化到能夠引發某種不正當的免疫反應，藉以逼迫身體過度製造出無法摧毀病原體的細胞，以及抑止生成能夠摧毀病原體的細胞。例如爲了對抗 HIV 病毒，就需要一種強而有力的 Th1（細胞媒介）反應去偵測出受感染的細胞，並且予以摧毀。然而 HIV 病毒能夠促進 Th2（抗體媒介）細胞激素的釋出，如此一來就會抑止 Th1 反應，並且讓身體對被抗體鎖定的抗原完全束手無策，進而躲過摧毀攻擊。其他研究中的病毒，如 HHV-6（人類皰疹病毒 6 型）也可以做到與上述相同的事情，此外，導致萊姆病的細菌同樣也做得到。我們將藉由一些例子再深入了解萊姆病會如何讓免疫系統瞬間出現問題。

　　目前針對罹患會使 Th1 和 Th2 失調的疾病，例如關節炎和 ME／CFS（肌痛性腦脊髓炎／慢性疲勞綜合症）所進行的既有治療策略，往往是爲了截斷來自引發症狀的免疫反應信號。這其實有點像是把一個人的內臟塞到脫腸一般，既無法帶來任何幫助，也不能解決核心的問題。因此，新興的治療策略重點就在於當 Th1 和 Th2 恢復平衡狀態時，就得以摧毀致病的病原體，藉此希望免疫系統可以修復好它自己並使身體恢復健康。正如我們所見，免疫傳輸因子確實能對此派上用場。

1.6 與免疫力有關的疫苗與問題

　　免疫反應在對抗一種病原體的速度與效力，可用來區分哪些是有免疫、哪些沒有免疫的。然而問題在於：正常來說，免疫力會在患病期間逐漸形成，因此才能發揮出極大的成效。疫苗接種是一個能夠讓人類瞞過自然法則的方法，並讓免疫力發展而免於嚴重疾病的侵害。這會讓身體刻意去接觸少量的抗原或毒物，也就是病毒或細菌，好讓免疫系統能夠充分了解它們，進而記憶住它們以便未來能快速地因應解決。

　　免疫學者們在主動免疫力（Active Immunity）與被動免疫力（Passive Immunity）中做區別的動作。傳統上，抗體媒介和細胞媒介免疫力都被視爲是一種主動免疫力，因爲它們通常會隨著經驗的歷練而有所成長。而被動免疫力指的是從母體懷孕期間或是出生後的初乳（colostrum）所獲得的免疫能力。

　　正如我們之後會提到的，免疫傳輸因子具有使細胞媒介免疫力從主動型轉爲被動型。從字面上來看就是讓人與人或動物與動物間得以將細胞媒介免疫力互相移轉傳遞。正因爲如此，免疫傳輸因子的接收者就能對特定的病原體有所免疫，而不需要針對病原體去發動他們本身最初的免疫反應。這也是免疫傳輸因子有益公共衛生的原因之一，而且能夠取代或至少被公認成爲一種能刻意誘發免疫力的慣用疫苗。

專欄 ■────────────────────────

針對病毒的免疫力

──為什麼我們能對一些病毒免疫，而對某些病毒卻不行呢？

病毒屬於蛋白質的小團塊，其中含有一些基因物質，進而利用基因物質去劫持體內細胞。一旦身體受到病毒的感染，免疫系統就會學習去辨別出蛋白質外殼上的抗原，並且圍繞在那些基因物質（抗體媒介免疫力）周圍。這同樣也能辨別出受病毒感染的身體細胞中所存在的抗原（細胞媒介免疫力）。

有些病毒無法逐年產生太多改變，例如會引發水痘的皰疹病毒。因此，人們往往只會罹患一次水痘。

然而不幸的是，有許多種的病毒，例如那些會引發感冒和流感的病毒則是相當狡猾多變。它們會產生大量的抗原微變（antigenic drift）──這代表那些抗體會附著的表面分子，以及突顯於受感染細胞上的抗原可能會迅速地產生改變。如此一來，免疫系統就必須每一次都得重新去學習區別抗原，而我們則永遠無法免疫於感冒和流感之類的疾病。

專欄

有沒有可能擊敗那些大多數人都能免疫且相對穩定的病毒呢？
例如天花？

　　天花病毒在過去一直是最可怕且致命的病毒之一。它會讓人全身上下都長滿水泡，逐漸痛苦而死。一七九六年，一位名為愛德華·詹納（Edward Jenner）的英國鄉村醫生進行了首次的疫苗接種，藉以保護人類抵禦疾病——天花。詹納醫生注意到那些為乳牛擠奶的人幾乎不會罹患天花。因此，他合理認為：由於那些人曾經被乳牛感染牛痘（cowpox），而且牛痘肯定和那些人的身體能學習如何保護他們自己遠離這兩種疾病（牛痘和天花）有著密切的關係。

　　為了針對他的假設去進行試驗，詹納醫生利用牛痘漿抹在一名八歲男孩詹姆士·菲普斯（James Phipps）的胳膊傷口上。一個半月之後，他再替詹姆士接種天花，藉以觀察他的方法是否奏效。結果真的成功了！那位男孩完全沒有罹患天花，也因此迎來了一個預防疾病的最新方法——疫苗接種。（「疫苗（vaccine）」一詞其實是源自拉丁語中的「乳牛（vacca）」）

　　將接種牛痘這樣獨特的方式引到美洲，因此就能接種於殖民地的居民身上。當時的病毒都是藉由小孩去作為傳染的途徑。讓一個小孩在登上通往新世界（指西半球或南、北美洲及其附近島嶼）的船上之前，先受到感染，接著變成一個剛要開始痊癒，另一個就會受到感染的狀況，以此類推直到航程結束。

　　在二十世紀中葉，俄羅斯遊說世界衛生組織（WHO）提倡在每個有

天花疫情的國家進行疫苗接種，藉以抑止天花瘟疫。一九七七年，世界衛生組織宣佈天花已成為地球上第一個藉由疫苗接種而消滅的病毒。目前只剩兩個天花病毒還存留在地球上——一個在亞特蘭大（Atlanta）的疾病管制中心（Centers for Disease Control），而另一個則是在莫斯科病毒性製劑研究所（Moscow Research Institute for Viral Preparations）。希望它們倆就永遠留在原地吧！

♣ 關於群體免疫與疫苗的持續相關性

在二十世紀時，有幾種主要的傳染性疾病已經透過疫苗接種被完全抑止住了。正當世界衛生組織致力消滅天花之際，小兒麻痺病毒（Polio virus）也正藉由相同的方法尋求抑止的成效。這種病毒會快速進入神經系統，並瞬間摧毀大腦細胞，包括那些能控制呼吸和活動的細胞。小兒麻痺症曾引發家長們的恐慌。一九五〇和六〇年代，喬納斯·沙克（Jonas Salk）與埃爾伯特·沙賓（Albert Sabin）之間的競爭，讓他們成功開發出小兒麻痺疫苗，終結這種在美國以及其他地方所帶來的恐慌疾病。從這些經歷我們可以瞭解：若達到一定人口比例的疫苗接種，就能為整個家族，包括那些沒有接種的人帶來預防保護的功效。只要成功跨越這樣的門檻，就能達到群體免疫（herd immunity 或 community immunity）的目的。不同的臨界值則代表會存在不同的病原體。舉例來說，為了保護人們遠離腮腺炎，就需大約百分之七十五的疫苗接種人口，而若要讓小兒麻痺症獲得群體免疫的效果，就必須達到將近百分之八十五的門檻。

近年來，因為對疫苗中汞成份的擔憂，以及有報告指出其副作用和發展障礙的關連，使得群體免疫的觀念受到相當的關切重視，許多家長

紛紛選擇不讓他們的小孩接受疫苗接種。這樣的結果恐怕會讓原本被抑制的疾病類型東山再起，進而成為民眾的恐慌。二〇〇八年，英國公佈當地的麻疹罹患人數為一千兩百二十七人，已創下近十三年新高，而建議使用的疫苗接種率也逐漸下降。的確，官方衛生機構統計出，英國至少有百分二十五的學齡孩童並沒有接受完整的麻疹疫苗接種，這樣的比例已經極度接近群體免疫的臨界值了。然而，最近幾年在美國也同樣發生了麻疹感染率上升的情形。此外，美國也在二〇〇九年證實了 B 型流行性感冒嗜血桿菌（Haemophilus influenzae type B，簡稱：Hib）有輕微的復甦現象。Hib 是一種讓孩童致命的細菌傳染病。疫苗在一九九〇年引進之後，感染率暴跌了百分之九十九。但疫苗接種率下降使得感染率又上升。這些報告能使疫苗的重要性或其他類似疫苗的疾病預防措施較不被懷疑。

正如我們所了解，免疫傳輸因子的發現和病原體生成的特殊免疫傳輸因子技術發展，應該能為我們目前對疾病免疫的方式帶來卓越的進展。

🍀 疫苗與 Th1 和 Th2 免疫力的平衡

疫苗對於預防傳染病擴散扮演著相當重要的角色。目前，我們實在不能沒有它。然而，透過它們對抗疾病的過程其實和自然免疫過程的生物學基礎並不一致，而且會讓體內 Th1 和 Th2 免疫反應失調。正如那位已退休的哈佛大學免疫學者，也是知名的教科書作者，約翰・金柏（John Kimball）所說（二〇〇八年）：

「疫苗通常會引發一種不會實際去預防疾病的免疫反應。大多數的疫苗會優先去誘導抗體的形成，而不會去引發細胞媒介免疫力。這對於那些由毒素（白喉 Diphtheria、破傷風）、胞外

細菌（肺炎雙球菌 Pneumococci），甚至小兒麻痺病毒和狂犬病毒之類的病毒（必須經由血液才能到達它們要攻擊的組織）所引起的疾病是有用的。不過，病毒算是細胞裡的寄生蟲，只要它們乖乖待在它們的靶細胞中，就不用擔心抗體的追捕。它們必須透過免疫系統的細胞媒介分支，例如毒殺型 T 細胞（Cytotoxic T lymphocytes，CTLS）去進行攻擊。然而，大多數的疫苗卻不太能做到細胞媒介免疫力（CMI）的引發。」

決定利用優先啟動抗體媒介免疫力的疫苗並非是一種選擇，而是一種必須承擔的責任。早期的疫苗發展是發生在 Th1 和 Th2 反應途徑還未被發現的年代。然而正如上述內容所提到，在一九五〇年代時，疫苗研究者喬納斯·沙克（Jonas Salk）幫助終結小兒麻痺在美國當地的擴散。他是藉由讓民眾接種可以消除小兒麻痺病毒活性的疫苗，才得以達成這樣的成就。他最初的公開測試引發了數以百計的小兒麻痺罹患人數和至少十起死亡案例。這逼使他得進一步去消除這種病毒的作用，藉以開發出更安全的疫苗。這可說是公共衛生的奇蹟——不論是從生理還是心理的角度來看。然而，預防病毒導致胞內感染的目的在於只讓免疫系統的抗體媒介被活化，而例行偵測和 Th1 和 Th2 免疫力的平衡與否都會被忽略。現在，傳統疫苗方法的限制與意義將會越來越清楚。

沙克博士在一九九〇年代重出江湖，透過治療性疫苗來對付 HIV 病毒（Gorman 與 Park，一九九五年）。他所遭遇到的問題，以及隨後的計畫失敗都突顯出對付傳染病（例如 HIV 病毒）的疫苗能力有限。顯然疫苗並不能保護患者免於任何傳染病的侵害。而我們將於第四章中進一步去追究這個議題。

1.7 免疫傳輸因子

　　接下來，我們將探討關於一種名為免疫傳輸因子的超級免疫傳遞者。正如之前所說的，免疫傳輸因子似乎是一種胺基酸的短鏈，也可能是核糖核酸（Ribonucleic acid，RNA）的小組成位元（bit）。有人認為免疫傳輸因子是從輔助性 T 細胞所製造出來的，也就是指安排免疫系統細胞發起攻擊的細胞。一旦透過輔助性 T 細胞釋放出來，免疫傳輸因子就會利用幾種方式去影響免疫系統的運作。它們的存在會被其他免疫細胞解讀成一種 Th1 媒介免疫戰爭正在進行中的跡象。這會導致新的輔助性 T 細胞、自然殺手細胞和巨噬細胞得以生成，年輕的淋巴細胞則會轉換成 Th1 媒介免疫細胞，並且減低 Th2 相關的細胞激素濃度、增加 Th1 相關的細胞激素濃度，以及使 Th1 反應獲得全面性的增強。

　　此外，免疫傳輸因子就和抗體一樣會緊緊抓住特定的抗原。就免疫傳輸因子而言，抗原會被鎖定於被感染的身體細胞表面。新輔助性 T 細胞會利用抗原特定免疫傳輸因子的存在，集中於免疫反應上，藉以對抗特定的威脅。藉由黏附在被感染細胞上的抗原，免疫傳輸因子就能有效地標記它們以便讓毒殺型 T 細胞進行摧毀。

　　本質上來說，免疫傳輸因子是屬於一種比較小型的抗體類型，但是透過細胞媒介免疫力會比抗體媒介免疫力更有助於摧毀感染細胞。因為免疫傳輸因子主要會提高 Th1 型的免疫反應，它們有助於恢復 Th1 / Th2 的平衡狀態（前面所提的）。這也是整本書所要談論的主題。

　　B 細胞會讓抗體容納那些細胞膜上的抗原受體。在本質上，抗體也只是存在於 B 細胞上的游離受體而已。此外，T 細胞一樣含有那些會緊緊抓住抗原的受體。免疫傳輸因子也可說是 T 細胞上的游離受體。這是幾個有待進一步研究的議題之一。

在感染的正常作用期間，免疫傳輸因子會鎖定那些特定的病毒和細菌。正如第三章會提到，少了一位病人，而多了一個健康的人，針對病原體的特定免疫傳輸因子確實可以將免疫力從病人傳輸到健康的人身上。接受者的身體會直接對免疫傳輸因子有所反應，即便它們都是在體內被製造出來的。

研究顯示乳牛和雞身上的免疫傳輸因子和人體內生成的免疫傳輸因子是相同的物質，並且能夠藉由人類對乳牛和雞禽的利用消耗，進而生成出針對病原體的特定免疫傳輸因子——利用這種具有巨大潛力的方式去改善公共衛生與預防疾病的擴散。

總歸來說，免疫傳輸因子是在細胞內感染期間，由白血球所製造出來的。它們會為了免疫戰爭去蒐取資源，並促進改變以求 Th1 免疫反應獲得全面的強化。若是以營養補給品的方式去取得的話，免疫傳輸因子能夠幫助身體擊敗感染原。而如果是在感染之前取得，它們就會以類似疫苗的模式行動，並保護身體免於感染。當抗體在抗體媒介（Th2）免疫力的核心地帶時，免疫傳輸因子則是掌握細胞媒介（Th1）免疫力的關鍵所在。

1.8 當發生問題的時候

♣ 過敏

從惱人的過敏症狀來看，可了解許多關於免疫反應的作用過程，以及當不正確啟動免疫反應時會帶來多少嚴重的問題。

當人首次感染到一種潛在過敏原，例如花粉、豚草（ragweed）或黴菌（mold），B 細胞會製造出一種特殊的抗體，即一種名為免疫球蛋白

E（Immunoglobulin E，簡稱 IgE）的物質。這些抗體有些會附著在肥大細胞（mast cell），成為一種特殊的粒細胞，能被集中於肺部、鼻子、口腔、皮膚和胃腸道。當身體感染到一種過敏原，例如透過吸入的方式，粒細胞就會緊緊抓住補充抗體（complementary antibodies），並且刺激肥大細胞去釋放位於胞內顆粒中的組織胺（histamine）。組織胺則會導致發炎以及相關的過敏症狀。減緩過敏症狀最常見的方法就是服用「抗組織胺劑（Antihistamine）」抑止組織胺的作用。

　　而過敏原並非總是透過吸入的方式，有時候也會透過口腔的吞嚥或皮膚的接觸進入人體。正常來說，食物中大型分子會先在消化的過程中被完全破壞，之後才會被吸收到體內。對於有腸道滲漏（Leaky Gut）症狀的人來說，吃進去的食物分子並未先被破壞，而是直接進入到人體中。這種現象會讓有些小孩引發花生過敏症狀，以及其他食物過敏症。據推測，花生裡的蛋白質被吸收到人體後會觸發某種免疫反應，並引發抗體的生成，產生過敏性反應。

♣ 自體免疫疾病

　　如我們所說，免疫系統中的細胞所擔負的主要任務之一就是區分自體與非自體細胞。當出現問題，且自體細胞被誤認為非自體細胞時，就會引發自體免疫疾病。因為在自體免疫反應的核心中存在著自體抗體（autoantibody），由 B 細胞所製造的抗體就會標記住自體細胞以便進行摧毀，之後就會促使身體去攻擊自己。

　　自體免疫疾病包含整個系列的疾病類型。有些是與 Th1 免疫力過度活化有關，而其他則與 Th2 的活動過度有關。例如，多發性硬化症（Multiple Sclerosis）和第一型糖尿病都與 Th1 的主導有關，而狼瘡則與 Th2 的主導有關。這會使自體免疫疾病變得難以對付與辨識。

在許多病例之中，那些疑似自體免疫反應的症狀就只是一種針對目前未認證胞內病原體所出現的免疫反應，例如分枝桿菌、細胞壁缺陷細菌（CWD）或是奈米細菌（類似細菌的生命體，比某些病毒還要小）。舉例來說，有一份名為《類肉瘤病會屈服於抗生素——自體免疫疾病的影響（Sarcoidosis succumbs to antibiotics - Implications for autoimmune disease）》（Marshall 和 Marshall，二〇〇四年）的論文中，論述一些關於類肉瘤病這種自體免疫疾病，可能會因為細胞壁缺陷細菌而發病。如果真是如此，也許其他自體免疫疾病也是由感染而引起的。

對於自體免疫疾病的病原是依據能夠解釋它們的多樣性型態，以及自體免疫疾病與 Th1、Th2 和 Th1 / Th2 同步的活動過度有關的事實。而免疫失調的種類也會根據受到攻擊的感染類型而有所不同。

歸根究底，自體免疫疾病的致病原因或許也不能歸咎於 Th1 / Th2 的失調。最近研究顯示抑制性 T 細胞（suppressor T cell）很早就被指出是為抑制自體免疫疾病的關鍵所在。這些細胞能對免疫反應產生一種類似煞車的作用。而且那些可能造成 Th1 / Th2 失調的原因則會因為抑制性 T 細胞的缺陷所致（Leceta 等人，二〇〇七年；Kidd，二〇〇三年）。正如我們所知，研究指出免疫傳輸因子會活化抑制性 T 細胞，並且有益於某些自體免疫疾病的治療。其他能活化抑制性 T 細胞的療法同樣也能助一臂之力。血管活性腸胜肽（vasoactive intestinal peptide，VIP）——是一種能大幅影響情緒、生理和行為舉止的腸道胜肽。它對於抑制性 T 細胞的活化具有相當強大的成效，並且有利於自體免疫疾病的治療（Delgado 等人，二〇〇五年）。

♣ 免疫不全症

當免疫系統缺少一個或數個成份時，身體就無法確實被保護，進而

引發各種疾病。其中某些疾病一旦罹患甚至會遺傳後代，最顯著的例子就是後天性免疫缺乏症候群（愛滋病，AIDS）。當 HIV 病毒感染 T 細胞並把它們當作病毒滋生的溫床時，就會引發愛滋病。但它們所使用的方法就是藉由將它們自己的 DNA 注入到 T 細胞的 DNA 中，進而將 T 細胞轉變成 HIV 因子。這種病毒也能激發細胞激素的釋出，藉以讓身體誤以為應該啟動強力的 Th2（抗體媒介）免疫反應，而非真正需要的 Th1 免疫反應。因此，這種病毒同時複製並使免疫反應中的關鍵成份無法運作，藉以讓宿主容易罹患各種不同的疾病，其中包括癌症（如「卡波西氏肉瘤 Kaposi's Sarcoma」）和細菌性傳染病（如肺炎）。那些死於愛滋病的人並非是因為 HIV 病毒而死，而是死於那些 HIV 病毒所引發的感染病症。

♣ 當免疫系統一直處於「運作」的狀態時

有幾種疾病與免疫系統無法有效解決病原體所引發的疾病有關，因而導致慢性免疫激活作用（chronic immune activation）並同時讓宿主（人體）變得容易受到感染而引發併發症。事實上，免疫系統裡的成份並不會消失，但我們其中所擁有的成份卻可能會變得不足且失調。例如肌痛性腦脊髓炎（Myalgic Encephalomyelitis，ME）和慢性疲勞綜合症（Chronic Fatigue Syndrome，CFS）這樣的疾病；後者還有另一個名字為慢性疲勞免疫缺乏症候群（Chronic Fatigue Immune Dysfunction Syndrome，CFIDS）。

許多患有 ME／CFS 的人在各種病毒活性感染症的檢測結果中呈現陽性，而這些檢測還包括八大皰疹病毒的其中一種：HHV-6（人類皰疹病毒 6 型）。因此，免疫系統看起來會持續進行消滅病毒的作用。其中的原因在於當下所需要的 Th1 免疫反應被抑制住了。如此一來，由於免

疫系統無法克服病原體，人類就會引發慢性疾病。當免疫系統試圖去解決當下的感染情形時，宿主（人體）就會變得容易罹患其他感染病症，進而引發慢性免疫激活作用，並且會一直持續下去。

這種惡性循環無法預測最初的觸發時機，而且也可能因人而異。邏輯上來說，這是因為 Th1（細胞媒介）免疫反應中的先天缺陷所致。正因如此，那些病毒可能不會在一開始就作怪。相反地，它們的存在代表著一種潛在問題的跡象，就像是一顆不定時炸彈。

這種惡性循環也可能會在與病毒或細菌的大型免疫戰爭後開始啟動。因此在戰爭之後，當免疫系統進行修復之際，可能就會讓其他感染原有機會去侵害身體，甚至直接摧毀免疫系統。

對於有上述問題的人來說，慢性免疫激活作用和慢性免疫抑制作用無論如何都會同時啟動，並引發一種無效的免疫反應，讓他們一日復一日地病入膏肓。

腸道菌相失衡—— 難道我們不能好好相處嗎？

腸子是一大圈佈有超過二十五英呎的黏膜、酸性物質和細菌的肉質管道，它可以根據少數括約肌的開闔狀態來被歸類成內部或外部結構。我們所攝取的物質會在進入長二十英呎、寬一點五吋的小腸前，與酸性物質和酵素混合在一起。小腸和長五英呎、寬三吋的大腸是撕碎、轉變食物分子的地方，接著再吸收到人體之中。腸的神經系統是神經系統的分支之一，但會受周邊神經系統的交感神經與副交感神經的影響，也會使腸道周邊的肌肉蠕動以確保食物能正確地被處理。

腸道的表面積其實相當於整個人體的表面積。此外，還有為數可觀的細菌和其他微生物存在於腸道內，其數量甚至比整個人體的自體細胞還要多。腸道微生物中的細胞（包括宿主與非宿主的所有細胞），對於脂肪、碳水化合物的吸收扮演著舉足輕重的角色，並且能促進腸內細胞的生長，甚至製造出某幾種維生素，例如維生素 B1（硫胺素）。超過五百種細菌以及其他微生物，被認為會與細胞共存在一種「互相替對方搔背（互惠互利）」的人性化對等關係。但不幸的是，當這種共生關係出現問題時，對所有細菌菌落（bacterial colony）中的生命體健康以及人體宿主本身都是一個風險。

數以百計的細菌種類會和一些酵母菌競爭，在腸內那塊寬廣、溫暖又潮濕的淨土資源。一般來說，細菌主宰並協助預防那些潛在的致病性酵母菌。有幾種狀況是酵母菌能夠開始去取得一些地盤，並接管腸道內的領土，接著對人類宿主展開大肆的破壞行動。其中一種情況是那些為

了對付細菌感染而服用進去的抗生素，消滅了腸道內大量的細菌，並給了那些酵母菌有機會去找尋寄生的領土。另外一種情況則是酵母菌直接攝取富含糖分的飲食，藉以鞏固自己的地位。一旦建立成功的話，酵母菌的菌落就會長出地下莖（rhizomes），進而將腸壁刺穿，並允許其他分子或甚至是整批微生物進到腸內。食物過敏症就是其中一種可能會有的後果。

在嬰兒時期，免疫系統會讓腸道微生物自由地通行遊走。只要它們待在那裡，免疫系統就不會去打擾它們。然而，一旦它們或它們的某一部分進入到身體時就會引發完全成熟的免疫反應。特別要注意的是，因為酵母菌增生的腸漏現象可能會導致脂多糖（Lipopolysaccharide，簡稱 LPS，一種腸道等處的主要細菌外膜成份）能進入身體裡。當成功進入體內後，LPS 就會以烈性毒劑來作用，並觸發一種大範圍的發炎性免疫反應。此外，病人行為（例如戒斷症狀、疲勞）和伴隨的情緒狀況（例如焦慮、憂鬱）也可能會發生。當那些針對症狀消除的治療在短期上被證明有效時，破壞酵母和將共生細菌重新植入於腸道就會成為解決問題的唯一途徑。幸運的是，目前已有幾家實驗室能夠檢測出腸道酵母菌的數量（透過糞便），而抗真菌藥物和益生菌則能用於摧毀酵母菌並重新植入益菌。

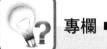 **專欄** ■━━━━━━━━━━━━━━━━━━━━━━━

由逃避性細菌引發的免疫失調

以萊姆病為例

　　一九八〇年代，當 HIV ／ AIDS 的疫情備受矚目時，難以摸透的壁蝨性感染（tick-borne infection）也受到各界的關注，特別是在美國的東北部地區。最早發現萊姆病的事發地點位於康乃迪克州。萊姆病目前已證實會在一種名為「伯氏疏螺旋菌（Borrelia burgdorferi，簡稱 Bb）」的機會性細菌（opportunistic bacterium）進入人類宿主體內時發病，最典型的媒介則是透過鹿蝨（deer tick）的叮咬。

　　萊姆病的致病菌為螺旋體——是一種螺旋形的生物體，雖然被認定為一種細菌，但卻能自由轉變成好幾種不同的形式（Rubel，二〇〇三年，於參考文獻中所見到對於萊姆病以及其多種形式的驚人看法）。在螺旋體形式時，它能藉由鞭毛推進，並鑽入肌肉組織的深處，不論是關節液還是中樞神經系統，它幾乎能夠滲透到身體內的任何地方。不過這種形式卻容易受到抗生素的影響。然而，其他幾個變種的有機體卻難以用抗生素去擊退，而且不會被人體自身的防禦機制所發現。

　　螺旋體通常會轉變成芽體或顆粒，其中含有充足的基因訊息能讓芽體再轉變回單獨的螺旋體。那些顆粒能夠緊密地集中起來，使它們能幾乎消失在顯微鏡下。同樣地，完全成熟的螺旋體也能裹成一顆緊實的球體並形成囊胞。這些囊胞能夠同時存在於宿主細胞的內部與外部，並且會使抗生素變遲鈍，而難以去偵測到它們。然而，內部的囊胞和細菌會透過以下方式去大量繁殖：新的螺旋體會讓它們的細胞膜中保有不同的

抗原，比起之前的成熟螺旋體來說，我們的身體就更難以去偵測到它們了。螺旋體也被證實，透過黏膜塗層覆蓋來形成菌落，可以讓抗生素無法捕捉到位於核心的細菌。最後，螺旋體就能藉由剝落它們的外膜和以細胞壁缺陷（CWD）形式生存，進而躲藏於細胞中。伯氏疏螺旋菌這一系列令人印象深刻的細菌形式，和免疫系統之間的相互作用有助於解釋萊姆病所引發的各種症狀。羅斯納（Rosner，二〇〇七年）指出萊姆病的螺旋體會引發類似流感的症狀，許多患者都會出現這一類的症狀，而囊胞形式與細胞壁缺陷（CWD）形式的的螺旋體則能模仿出多發性硬化症與慢性疲勞的症狀。正如四十九頁的一般症狀核對表所見，萊姆病的症狀擁有令人難以置信的多變形式，而根據不同感染區域和不同領域的細菌形式大致都能產生出不同的變化。大腦中掌管情緒和行動的區域如果遭受感染時，兩處所會產生的影響其實各有不同，而且兩處所出現的症狀也遠遠不同於發生在心臟、前列腺或關節部位的感染。

有些患者能夠藉由抗生素的幫助去克服初期的萊姆病。對其他人來說，使用幾個禮拜的抗生素就足以殺死大量的成熟螺旋體，藉以減少急性症狀，但也會出現「認為患者已痊癒」的錯誤判斷。實際來看，顆粒、囊胞和細胞壁缺陷（CWD）形式的細菌最終還是會導致螺旋體的復甦和症狀的復發。的確，有些抗生素可能促使螺旋體撤退為保護模式，直到病情好轉為止。正因如此，萊姆病通常能無視「用抗生素對抗細菌幾個禮拜吧！」這種現代醫學常有的心態。

從萊姆病試圖想影響被感染宿主細胞的免疫系統，可以找出一個關於擊敗萊姆病所需條件的線索。這種細菌事實上是有利於 Th2 或抗體媒介免疫反應。就跟 HIV 病毒一樣，萊姆病會抑制宿主細胞釋放用於啟動細胞媒介活動的細胞激素。此外，萊姆病菌會直接攻擊並摧毀免疫系統，特別是當細菌的數量或「濃度」處於高數值的時候更是如此，而且

還會變得難以被消滅。根據國際萊姆病暨相關疾病協會（International Lyme And Associated Diseases Society，ILADS）（Burrascano，二○○二年）說法：

> 「研究顯示越高的濃度（伯氏疏螺旋菌）……會開始藉由侵略與消滅 B 和 T 型淋巴細胞，進而在臨床上影響免疫系統，其中包括自然殺手細胞。此外還會抑止淋巴細胞轉化與有絲分裂發生（mitogenesis）……有證據顯示伯氏疏螺旋菌能夠持續存活於細胞之內，例如巨噬細胞、淋巴細胞、內皮細胞、神經元和纖維母細胞……此外，伯氏疏螺旋菌能夠利用宿主的細胞膜去包覆住它自己，而且還能分泌一種可以將有機體壓縮起來的醣蛋白（glycoprotein）……至少從理論上可推測出：這些物質會干擾免疫的辨識能力，進而影響伯氏疏螺旋菌的消除，也同時會導致血清陰性。」

一旦免疫系統受到挫折，例如失去重要的淋巴細胞，和抑止新白血球轉變為主動免疫細胞（active immune cells），我們實在很難想像身體該怎麼做才能挽回這樣的頹勢。透過欺騙免疫系統，並讓免疫系統疏忽掉偵測及摧毀受感染細胞的工作，細菌和其他病原體就能藉由壁蝨咬傷進入體內，且不需擔心會被消滅。病人會持續性或間歇性地感到痛苦，即便進行判斷感染與否的血液檢查也會一直偵測失敗。

報告指出在感染後的十二小時之內，伯氏疏螺旋菌會進入到中樞神經系統（大腦和脊髓），並且會讓身體不論有多健康都難以去發動一個有效的攻擊。確實，伯氏疏螺旋菌的囊胞存在於一個被稱為海馬體的大腦結構中（MacDonald，二○○七年），這是一種能對製造事物的

記憶發揮出卓越的成效，效果就跟環境地圖一樣好（Best 與 White，一九九八年）。伯氏疏螺旋菌存在於海馬體中有助於闡明許多關於萊姆病患者所遭遇到的記憶問題。Mac Danald（二〇〇七年）指出海馬體中的伯氏疏螺旋菌能為阿茲海默症的治療進展有所貢獻。

我們大多數人都知道梅毒也是因螺旋菌而發病，並且會觸發思緒與情緒上的嚴重問題，之後會帶來爆發性的精神心理病。令人毫不意外的是未經治療與不當治療的伯氏疏螺旋菌感染也能引發出類似的問題。再一次，根據國際萊姆病暨相關疾病協會（International Lyme And Associated Diseases Society，ILADS）（Burrascano，二〇〇二年）說：

> 「顯而易見地，在絕大多數的病人身上，慢性萊姆病是一種以攻擊神經系統為主的疾病。」

目前，現今的醫學法則已經能讓慢性萊姆病消失無蹤。抗生素的短期療程會大肆殺死所有細菌，而任何遺留症狀則是因為某種「游擊式」的感染影響所致。這種現代觀點儘管已經持續一個世紀的時間，但螺旋體已經能夠清楚掌握如何迴避偵測與攻擊的方法了。幸運的是，這樣的法則會漸漸地進行辯論，並證實慢性萊姆病是一種持續性的感染病症。在二〇〇八年的五月，美國國立醫生團體，美國感染性疾病協會（Infectious Diseases Society of America）被康乃狄克州的首席檢察官要求重新審視萊姆病是否已經不存在了。

有一封由瑪喬立・帝特延（Marjorie Tietjen）所寫的信件中提到，食古不化的醫學法則對萊姆病治療的影響就如同之前的梅毒一樣，高學歷的研究人員和醫生拒絕承認萊姆病很難從體內被消滅殆盡。瑪喬立・

國際萊姆病暨相關疾病協會的萊姆病症狀核對表（www.ilads.org）	
1.不明原因的發熱、出汗、發冷或臉色潮紅	23.頸部吱吱作響、頸部僵硬、頸部疼痛
2.不明原因的體重劇變（減輕或增加——請圈選）	24.麻刺痛、麻木、灼痛或刺痛、抽痛、皮膚過敏
3.疲倦、倦怠、體力差	25.顏面神經麻痺（貝爾氏麻痺）
4.不明原因的掉髮	26.眼睛／視覺：殘影、模糊、出現飄浮物、畏光
5.淋巴腺腫脹：列出部位	27.耳朵／聽覺：嗡嗡聲、鈴聲、耳朵痛，聽覺敏感
6.喉嚨痛	28.出現動暈症（motion sickness）、眩暈、平衡感衰退
7.睪丸痛─骨盆腔疼痛	
8.不明原因的經期不順	29.頭暈、頭昏眼花、強迫坐下或躺下
9.不明原因的乳汁分泌；乳房疼痛	30.顫抖
10.膀胱敏感或膀胱功能障礙	31.困惑、難以思考
11.性功能障礙或性慾衰退	32.難以集中精神或閱讀
12.胃部不適或肚子痛	33.健忘、難以短時間記憶、專注度不良、資訊恐慌
13.腸道功能的變化（便祕、腹瀉）	34.定向力障礙：迷路、走錯地方
14.胸部疼痛或肋骨酸痛	35.表達或書寫障礙或記不住名字
15.呼吸急促、咳嗽	36.情緒波動、易怒、憂鬱
16.心悸、脈搏不穩、心臟傳導阻礙	37.不正常的睡眠──睡太多、睡太少、睡眠分離、早醒
17.有任何心雜音或瓣膜脫垂的病史？	
18.關節疼痛或腫脹：列出關節部位	38.誇張的症狀或較嚴重的宿醉
19.關節或背部的僵硬	
20.肌肉疼痛或抽筋	
21.臉部或其他肌肉的抽搐	
22.頭痛	

帝特延是一位病人、辯護律師也是記者──這封信件最後也被發布於加拿大萊姆病基金會（Canadian Lyme Disease Foundation）：

「一項來自耶魯大學的立場說明了萊姆病的非治療方案背後的重大影響：只要使用抗生素療程三到四個禮拜之內幾乎都能獲得痊癒。某位耶魯大學的醫生則強調經過三十天的療程後，

如果患者仍有完全相同的症狀，就不再算是活動性的慢性萊姆病，而是立即成為一種自體免疫疾病。然而，他們並沒有證據證實自己的說法，而且他們明明也在幾年前我們舉辦的第一場萊姆病聽證會上承認了這一點。或許這就是他們不願意參加我們最近一次聽證會的原因。許多到耶魯大學尋求協助的病人也都懷疑萊姆病怎麼老是被診斷成多發性硬化症、纖維肌痛（Fibromyalgia）、慢性疲勞症候群、肌萎縮性脊髓側索硬化症（amyotrophic lateral sclerosis，ALS），甚至是狼瘡。耶魯大學顯然覺得並沒有所謂『慢性活動性萊姆病（chronic active Lyme Disease）』這回事吧。」

假如有人尋求醫生治療慢性萊姆病，會進行的典型療程為使用抗生素的長期療程（六個月或以上），而有時候會進行靜脈注射並搭配一些特別針對囊胞型細菌的藥物。通常會建議使用一種抗真菌藥物——主要是用來預防因為腸道益菌死亡所導致的酵母菌增生。這種方法的主要用意是為了辨別及修復各個器官系統在萊姆病感染過程中所出現的傷害，藉以使身體能夠痊癒並恢復健康。這通常還能修復荷爾蒙失調，以及解決粒線體（mitochondria）中製造 ATP（能量）時普遍會有的問題。

萊姆病患者都清楚萊姆病是一種很難克服的感染疾病，而且也需要一位真正了解這種疾病的醫生。這樣的醫生則被患者稱為「LLMDs（Lyme Literate MDs）」，也就是「精通萊姆病的醫生」。

總歸來說，即便抗生素和其他藥物療法確實能有助於身體的恢復，但只有人體本身才能擊退萊姆病。許多萊姆病的受害者長期以來苦受症狀的劇烈發作之痛，儘管也有其他患者會一整年都有衰弱的症狀。其中的差異在於宿主的免疫系統捕捉細菌，並且迫使細菌躲藏並快速撲到從

顆粒、囊腫或是覆蓋菌落的黏膜所顯現的螺旋體上。但令人欣慰的是，身體能夠消除那些感染我們以及在某些情況下會發作的病毒與細菌。儘管有著如伯氏疏螺旋菌的病原體、皰疹病毒、瘧疾、結核病，一個強力的免疫系統還是能夠擊退這些媒介，讓它們乖乖就範，並且牽制它們──可望能永遠這樣下去──讓它們無法帶來任何傷害。如果沒有一個強力的免疫系統，感染源就會不斷地作用或復發。

基於免疫傳輸因子會如何影響免疫系統健康的角度來看，它們能夠在萊姆病的治療過程中作為強力的幫手。在著名的美國國家科學院公報（Proceedings of the National Academy of Sciences）中，由蒂潘（Tupin）等人所發表的一篇論文（二〇〇八年）中指出，在白老鼠的萊姆感染過程中，Th1 反應的關鍵元素，自然殺手細胞能在預防關節炎中發揮主要的作用。作者們則得出了以下的結論：

「……反擊長久以來的概念──體液免疫會比細胞免疫還要能促進萊姆病的解決效率。」

免疫傳輸因子會導致自然殺手細胞的增生，和增強自然殺手細胞既有的殺菌威力。它們能加速提升 Th1 輔助性 T 細胞、巨噬細胞和樹突狀細胞的數量，並會讓身體遠離萊姆菌所誘發的 Th2（抗體媒介）主導狀態。用途廣泛的免疫傳輸因子能全面促進免疫系統的健康，並且對萊姆病及其他隱性感染的治療相當有益。螺旋體也是發展成慢性疾病的罪魁禍首之一，那些由免疫傳輸因子所發起的變化，將讓身體有能力在螺旋體再度藉由囊腫形式出現時去對付它們，其中還包括對付從顆粒所形成的成熟螺旋體。

標靶型免疫傳輸因子──那些特別用來打擊各種萊姆菌形式的免疫

傳輸因子——特別有助於身體鎖定並破壞細胞內的細胞壁缺陷細菌，以及那些很難鑽入到達的地方（例如關節和大腦）所存在的螺旋體。萊姆病是肯定得面對強力細胞媒介免疫反應的疾病。免疫傳輸因子則會消除萊姆病的部分效力，藉以阻止因而啟動的免疫反應，並幫助免疫系統能堅守職責。抗生素與免疫傳輸因子的組合，將能針對萊姆病和其他能蛻變成不同形式或處於休眠狀態的細菌，發揮其更有效的效果。

有一則研究關於免疫傳輸因子在疾病治療和預防中的效力，我們將會在第四章深入討論。目前還有很多研究仍在評估免疫傳輸因子對抗萊姆病的效力，不過邏輯上都是支持運用它們，此外從那些曾經試用過的醫師和病人的結論來看，也都是相當正面的。

（1.9） 總結

在本章節中，我們瞭解到免疫系統的運作機制。以下為我們所提過的內容總結。

- 免疫系統中含有種類多而廣，能夠監視身體內的物質，藉以辨識並摧毀潛藏危機的細胞和組織。
- 免疫細胞原生於我們的骨髓中，並且會生成為各種類形的細胞。T 細胞會在胸腺中生長成熟，而 B 細胞則會在骨髓中自體成熟。兩種都是屬於淋巴細胞。
- B 細胞製造出抗體，並且能附著在游離微生物表面一種名為「抗原」的分子上，以及消除它們的效力或標記住它們，藉以進行殲滅。抗體也是在過敏及自體免疫疾病中扮演著重要的角色。

- 輔助性 T 細胞能夠透過它們細胞膜上的抗原受體去辨識外來威脅，之後再組織出適當的免疫反應去處理那些威脅。

- 毒殺型 T 細胞會找尋受感染身體細胞表面上的抗原，並準確地摧毀那些細胞。

- 抑制性 T 細胞會在一場免疫戰爭結束後關閉免疫反應。

- 自然殺手細胞，這也是一種淋巴細胞，它會找尋那些沒有表面標誌證明是「自體」的細胞，並將它們殲滅。自然殺手細胞對於初期的免疫反應及對抗癌症的戰爭是極為重要的關鍵。

- 吞噬細胞，包括巨噬細胞和樹突狀細胞都是一種大型的白血球細胞，它們能吞噬微生物和受感染的細胞，並將它們的抗原顯露給淋巴細胞，藉以讓淋巴細胞啟動免疫反應。

- 免疫系統中的細胞會透過多種方式，包括利用細胞激素，去連結細胞彼此。

- 在與病原體對抗之後，免疫系統會透過兩種途徑製造出關於此病原體的記憶，這兩種途徑都能保護身體遠離再度感染。而這整個流程就被稱為免疫力。

- Th2（抗體媒介）免疫力會藉由 B 細胞參與抗體的生成，來保護身體遠離細胞外的威脅，例如游離的病毒與細菌。

- Th1（細胞媒介）免疫力會藉由輔助性 T 細胞去參與免疫傳輸因子的製造，來活化毒殺型 T 細胞和自然殺手細胞，進而保護身體對抗細胞內的威脅，例如那些會進入自體細胞中的病毒、分枝桿菌和細胞壁缺陷細菌。

- 免疫傳輸因子也會像抗體一樣緊抓抗原。但它不會像抗體那樣緊緊鎖定受感染自體細胞表面上的抗原，而是鎖定在游離病原體上的抗原。

- 當免疫系統出現異常時，身體就會生病。過敏可以說是一種感應威脅的免疫反應，例如花粉症、黴菌，甚至是灰塵。
- 自體免疫疾病是那些 B 細胞中所製造的自體抗體將自體細胞標記起來，進而予以摧毀所致。
- 後天免疫缺乏症候群，例如愛滋病就是因為免疫系統無法有效處理危機所引發的疾病。
- 許多病毒和細菌會抑止正確的免疫反應，並且啟動不正確的免疫反應；因此，就讓人的身體慢慢地每況愈下。這或許會導致肌痛性腦脊髓炎、慢性疲勞綜合症以及慢性萊姆病。
- 許多細菌能在它們拋棄大部分細胞膜，只剩一層薄膜在分離細菌的地方轉變成細胞壁缺陷細菌。這個方法能幫助它們躲開免疫系統的偵查。

目前我們已了解免疫系統的原理，我們將檢驗那些製造與維持免疫系統健康的合理重要性。正如我們所知，即便是在沒生病的情況下，免疫系統的運作也深深影響著我們身體的健康狀況。對那些患有發展性障礙和其他神經精神症狀（例如憂鬱症）的人來說，免疫活動就能發揮相當大的作用。

接下來的三頁收錄著關於整個第一章的總結。以下將提供重點詞彙表、引發 Th1 和 Th2 免疫的簡述圖。儘管這些資訊並非完善，Th1／Th2 的分類還是對於身體對抗感染病的機制整理有很大的幫助。

第一章的重點詞彙表	
病原體	發病媒介，例如病毒、細菌、酵母菌或是癌細胞。
抗原	引發免疫反應的分子。通常是指病原體中的蛋白質，或是感染身體細胞的物質。也可以是突變細胞上的蛋白質，如癌細胞。此外還包括過敏原，例如灰塵、花粉或寵物的皮屑。
抗體	由 B 細胞所製造的分子。可以緊緊抓住游離病原體（例如病毒或細菌）上的抗原，或是過敏原，並且能夠消除病原體的效力，或是予以摧毀。自體抗體則會引導身體去攻擊它自己。
輔助性 T 細胞	屬於 CD4 ＋細胞。能夠偵測抗原以及針對細胞內感染，引發能夠使 B 細胞生成抗體、CD4 ＋去生成免疫傳輸因子的正確免疫反應。
毒殺型 T 細胞	屬於 CD8 ＋細胞。偵測受感染細胞上的抗原，並且準確地殲滅那些受感染的細胞。
自然殺手細胞	一種能夠殲滅任何無法證明自己為無害的細胞。也是對抗癌症的關鍵。
吞噬細胞	包括巨噬細胞和樹突狀細胞。能夠吞噬病原體並將病原體的抗原顯現給其他細胞。
B 細胞	一種能夠製造抗體的免疫細胞。參與過敏及體液或抗體媒介免疫的過程。同時也會使自體抗體去引發自體免疫疾病。
Th1 免疫反應	這種免疫反應是由輔助性 T 細胞、吞噬細胞、自然殺手細胞和毒殺型 T 細胞來進行的，它們會去追蹤那些被細菌或病毒感染的身體細胞，其中包括癌細胞、真菌和原蟲。這也是細胞媒介免疫的途徑。會因為許多免疫相關疾病或感染（例如萊姆病和 HIV 病毒）而被抑止住。
Th2 免疫反應	以 B 細胞和抗體的活動為主。這也是體液免疫力或抗體媒介免疫力的途徑。如果發生過度反應的話，就會導致過敏和自體免疫疾病。這種反應主要會受到一般疫苗的影響而被誘發。
免疫傳輸因子	由 CD4 ＋細胞所釋出的物質。它們會為了進行 Th1 免疫反應而直接示意 CD4 ＋細胞。極有可能幫助 CD8 ＋細胞辨識受感染的宿主細胞，並予以摧毀。就如同抗體一樣，它們會緊緊抓住抗原，但並不是指受感染細胞的表面，而是游離病原體上的抗原。它們的體積小到能夠口服吸收。它們能夠將免疫訊息從一個人或其他動物傳遞到另一個人或動物體內。它們對於疾病治療和預防的重要性也和抗生素和疫苗不相上下。

抗體媒介（Th2）免疫力與某種作為病原體病毒的基本模型

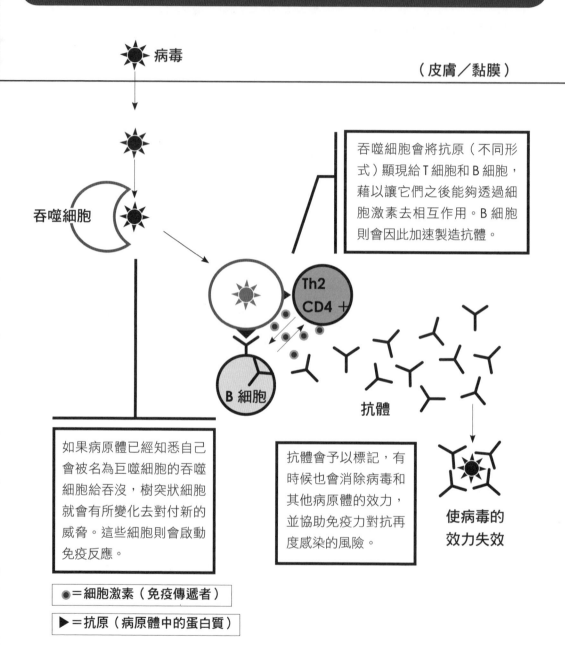

病毒

（皮膚／黏膜）

吞噬細胞

吞噬細胞會將抗原（不同形式）顯現給 T 細胞和 B 細胞，藉以讓它們之後能夠透過細胞激素去相互作用。B 細胞則會因此加速製造抗體。

Th2
CD4 ＋

B 細胞

抗體

如果病原體已經知悉自己會被名為巨噬細胞的吞噬細胞給吞沒，樹突狀細胞就會有所變化去對付新的威脅。這些細胞則會啟動免疫反應。

抗體會予以標記，有時候也會消除病毒和其他病原體的效力，並協助免疫力對抗再度感染的風險。

使病毒的效力失效

● ＝細胞激素（免疫傳遞者）

▶ ＝抗原（病原體中的蛋白質）

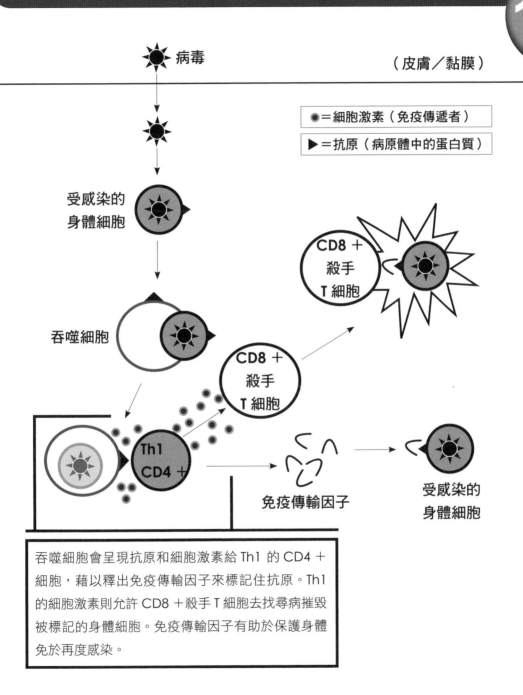

受感染的
身體細胞

吞噬細胞

CD8 +
殺手
T 細胞

CD8 +
殺手
T 細胞

Th1
CD4 +

免疫傳輸因子

受感染的
身體細胞

（皮膚／黏膜）

● ＝細胞激素（免疫傳遞者）

▶ ＝抗原（病原體中的蛋白質）

病毒

吞噬細胞會呈現抗原和細胞激素給 Th1 的 CD4 +
細胞，藉以釋出免疫傳輸因子來標記住抗原。Th1
的細胞激素則允許 CD8 +殺手 T 細胞去找尋病摧毀
被標記的身體細胞。免疫傳輸因子有助於保護身體
免於再度感染。

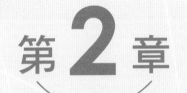

第2章

健康免疫系統的
重要性

顯而易見地，只要免疫系統出現一點微妙的
變化都會左右我們的思考與感覺。我們將去
討論免疫系統在我們的整體生活品質中扮演
著什麼樣的角色，並且找出一些可以強化免
疫系統的方法。

如我們所知，免疫系統能將一起工作的複雜細胞群集合起來，保護身體避免受外來威脅與癌症細胞的侵害。我們最大的期望就是在疾病不可挽救前，打造並維持健康的免疫系統，預防、減緩所有的感染，甚至存活下來。我們將在本章節探討打造並維持健康免疫系統的重要性，並討論其實踐方式。

②.1 打造並維持健康免疫系統的理由

一九一八年的流感大流行，為試圖維持健康的免疫系統提供了不計其數的好理由。流感病毒在一九一八年與一九一九年蹂躪全球。也被稱為西班牙型流行性感冒（Spanish flu），現已知病株起於美國。它先是在軍隊裡傳開，然後才蔓延至大眾。第一次世界大戰期間，它如瘟疫般在軸心國與同盟國的部隊中散播。在一九一九年病毒削弱之前，已在全球造成兩千萬至一億人口死亡，美國的死亡人數為七十萬。

好消息是，並非所有感染病毒的人都會死亡，就像許多感染致命禽流感甲型流感病毒 H5N1 亞型病株（influenza A virus subtype H5N1，又稱 H5N1 病毒、H5N1 禽流感）的人也存活了下來，全球感染病毒的人當中，每三百人就有百分之四十的人得以存活下來。我們無從得知為何有些人能逃過一劫，有些人卻因此喪命，但保持免疫系統的健康肯定不會減少存活的可能性。

維持健康的免疫系統除了可以降低感染新疾病及死於許多現存疾病的可能性外，也能避免原有的致病病原突發或惡化。如會引發感冒皰疹（Cold Sore，或唇皰疹、單純皰疹）的皰疹病毒（herpes virus）。

感冒皰疹和感冒病毒並無關連。引發感冒皰疹的是皰疹病毒之一的

單純皰疹病毒第一型（Herpes simplex virus 1，HSV-1）。感冒時，單純皰疹病毒第一型為何會對人體造成影響？又會造成哪些影響？一旦我們感染到皰疹病毒，它們往往會潛伏在連接中樞神經系統（腦與脊髓）與身體各部位的神經裡。包括傳遞臉部與大腦訊息的神經。自此，只要有壓力或免疫系統不堪重負，皰疹病毒就會從神經裡跑出來，進入皮膚細胞引發皰疹。以單純皰疹病毒第一型而言，皰疹往往會出現在口鼻內外。如果免疫系統忙於對抗其他像是感冒病毒之類的病原，像單純皰疹病毒第一型這樣的致病媒介就會出來搞破壞。因此，縱使感冒病毒並未引起皰疹，罹患感冒也會增加單純皰疹病毒第一型這種伺機性病毒東山再起的機會。

　　擁有強壯的免疫系統是防止所有病毒的最好方式，包括單純皰疹病毒第一型。假使免疫系統沒有正常運作，不是因為有藥物正在抑制它、它正忙於對抗現存的疾病，不然就只是因為免疫系統不健康，這時，我們就更容易受外來的侵犯、潛伏感染與癌症細胞影響。我們將在接下來的章節中，討論皰疹病毒與免疫傳輸因子抑制病毒的潛在效用。

⑵·²⃤ 如何避免罹患常見的疾病

♣ 以流感為例

　　想要保護身體免受致病病毒與微生物的蹂躪，就必須有健康的免疫系統。不幸的是，就算是最健康的人，也會因為缺乏適當的防禦而感染新的病毒。如前一章所討論，某些病毒上的抗原，例如流感，突變的速度很快，身體無法迅速建立防禦對抗所有的新菌株。事實上，衛生官員的主要擔憂之一，可能會出現一個極為致命的新流感菌株迅速席捲全球。

那很可能就是甲型流感病毒 H5N1 亞型病株。

　　除了積極維持免疫系統健康外，還有一些基礎動作，像洗手與避免暴露在病原下。以下內容摘自世界衛生組織二〇〇六年的一篇報告，名爲《對流感大流行的非藥物干預國際對策》（Non-pharmaceutical interventions for pandemic influenza, international measures）（WHO，2006）：

　　「防備流感大流行的理想方式包含用藥對策『疫苗與抗病毒劑（Antiviral drugs）』，但在可預見的將來，會有超過六百萬的全球人口並不適用於這樣的對策。因此，二〇〇五年，世界衛生組織（WHO）在最新的全球流感防備計畫中提出公共健康之非藥物干預對策。像這種設計用來減少易感者暴露在致病因子下的干預對策，在過去的幾世紀裡，是常見的感染控制（infection control）措施。」

　　常洗手及避免與病患接觸是遠離流感的有力方法。再次強調，擁有健康的免疫系統也有助益。根據美國疾病管制暨預防中心報告指出（同上述報告）：

　　「血清檢測證實約百分之三十至五十的季節性流感感染不會發展成疾病。」

　　一定有什麼原因讓暴露在感染下的人，可以在病毒發展成疾病前及早將它打敗。當然，這裡說的是典型的流感病菌，而非讓世界衛生官員聞之色變的超級病毒。

我們能保護自己的程度有限。常見的流感病毒能在症狀出現的二十四至四十八小時內由感染者散播出去。就算感染者尚未覺得自己生病，但經一場密閉空間的商務會議也能讓疾病迅速地散播開來。根據美國疾病管制暨預防中心報告指出（亦同上述報告）：

> 「一架飛機中只要有一個人罹患有症狀的流感疾病，加上沒有通風的三個小時，機上百分之七十二的乘客都會罹患類流感疾病。一架有七十五個座位的飛機中，坐在流感病患周圍的十五位乘客都有生病。十五人全坐在不出患者五排的坐位裡，其中的九個人都坐在附近的兩排裡。」

因為不論免疫系統有多健康，能保護我們免於高度傳染性的病原，但它的防禦程度仍有限，所以，當我們罹患流感時，不管是季節性的或超級細菌流感，給自己與社區最好的禮物就是待在家中。根據近期一份由艾默理大學（Emory University）的麥可・哈柏（Michael Haber）與美國疾病管制暨預防中心的合作夥伴所寫的報告（哈柏等人，二〇〇七年）：

> 「……如出現類流感症狀的人與他們的家庭，被建議留在家中，那麼疾病與死亡率便可能降低約百分之五十。」

因此，即便缺乏神奇的藥物子彈防禦病毒性流感，只要採用像洗手這樣不需要技術的策略及避免與病患接觸，並維持免疫系統的健康也能有不錯的防禦效果。

2.3 心臟疾病與免疫系統健康——
病毒與細菌會引發心臟問題與中風嗎？

會。根據美國心臟協會（American Heart Association）近期的資訊指出，傳染性疾病可能是許多人發生心臟疾病和中風的罪魁禍首：

> 「沒有人確切地知道低度發炎疾病的原因，它會讓原本健康的人處於風險之中。然而，新的發現與假設一致，由細菌或病毒引發的感染會促進，甚至造成動脈粥樣硬化（Atherosclerosis）。可能造成感染的細菌包括肺炎披衣菌（Chlamydia pneumoniae）與幽門螺旋桿菌（Helicobacter pylori）。可能的病毒媒介包含單純皰疹病毒第一型與巨細胞病毒（Cytomegalovirus，簡稱CMV）。因此，有朝一日，抗菌或抗病毒治療或許會和其他治療方式一起被用於預防突發性心臟病。」

完整報告請詳見美國心臟協會二〇〇七年的引用來源連結。請注意，其他因素：像壓力，也是突發性心臟病與中風的推手，因此不能以感染來解釋所有的病例。然而，心臟疾病、中風與感染症之間的連結強調了免疫系統在許多健康狀況中的核心作用。

2.4 免疫系統的健康與心理健康

研究開始闡釋免疫系統健康與健全心理常見感受之間的關係。以色列的研究學者檢視了接種德國麻疹病毒（rubella virus）疫苗的少女的心

理健康，這種病毒是孩童好發疾病的病因。如先前所討論的，接種是將減毒病毒或全部的病毒注入體內，好讓免疫系統可以學會識別該病毒，並在真正遇到病毒時保護身體。接種後，免疫系統會在學習抗原時變得積極運作，有些人會因而感到不適。上述研究中，那些感到輕微不適的人也會變得有點沮喪。作者耶利米（Yirmaya，二〇〇〇年）如此說道：

> 「（一些接種疫苗的女孩）在數個標準指標中都出現顯著地情緒沮喪，社會與關注問題發生率也增加了，還出現了行為遲緩⋯⋯因此，即便是輕微的病毒感染也會讓較脆弱的人不斷增加沮喪的症狀。」

同一個研究團隊對免疫系統健康與心理運作之間的關聯性作了進一步的調查。他們將從細菌上所採到的部分細胞壁注入研究對象體內，這是一種用於引起人體免疫反應以評估免疫系統功能的常見技術。雖然所注射的物質沒有引發任何生理症狀：

> 「受試者都出現了短暫且大幅增加的焦慮與沮喪感。此外，語文記憶（verbal memory）與非語文記憶（nonverbal memory）的功能都嚴重受損。」

在另一份研究年輕女性接種德國麻疹疫苗後的情緒報告中，研究學者也發現了類似的結果（耶利米等人，二〇〇〇年）：

> 「與受試者對照群組（control group）及他們的基線相比，弱勢的次要群組（社經地位較低的女孩）在接種後的十週明顯出現

了由病毒引起的沮喪症狀。」

受試者被注射細胞激素時也會發生相似的結果，釋放分子為身體免疫反應的一部分。伊利諾伊大學香檳分校（University of Illinois at Urbana - Champaign）的研究學者認為直接在腦部作用的細胞激素會引發許多心理症狀。此為他們在近期報告中所提到的（Dantzer 與 Kelley，二〇〇六年）：

「腦中的細胞激素會誘發常見的病症，例如食慾不振、嗜睡、社交障礙、發燒、關節疼痛與疲倦……事實上，大腦中用以提高生存率的生理性適應（physiological adaptations）的細胞激素經假設後，即為先天免疫系統長時間的不適當活化作用可能會在腦內發生大量的病變，從阿茲海默症到中風都有可能發生……事實上，最新的研究發現，腦內活動的細胞激素提供了特定心理健康疾病的初期病徵，包括憂鬱症。」

有趣的是，抗抑鬱劑會抑制一些細胞激素的產生，並已發現可以減少由細胞激素所誘發的憂鬱症狀。但運動對抗憂鬱症的效果和抗憂鬱藥物其實相當，就算只是進行適當的單一動作九十分鐘，也會刺激自然殺手細胞的生成，而對免疫系統的健康產生劇烈的改變。因此，運動與抗憂鬱劑都能透過影響免疫系統對情緒發揮效用。

免疫系統的活動影響我們的感覺，而我們的感受也影響著免疫系統的活動。印第安那州立護理學校（Indiana State School of Nursing）的研究學者指出，讓癌症患者觀看幽默的節目會導致自然殺手細胞增加。在此引用班奈特（Bennett）等人的文章（二〇〇三年）：

「笑會減少壓力並提升自然殺手細胞的活動力。人體抗病能力的下降與癌症及人類免疫缺陷病毒（HIV）發病率的增加和自然殺手細胞的低活動力息息相關。笑或許是有用的認知行為干預（cognitive-behavioral intervention）。」

因此，免疫系統的活動似乎對健康之人的想法和感受能產生重大的影響。而且感受良好能促進免疫系統的健康。這也是我們得努力維持健康免疫系統的另一個理由。

(2.5) 免疫系統在精神失調與發展障礙中所扮演的角色

如上文詳述，對精神方面健康的人來說，免疫系統的活動會影響他的焦慮與憂鬱症狀程度。研究學者早就推測免疫系統的健康與精神狀況之間也互有連結。數十年前進行的報告指出：孕婦在妊娠末三月（third trimester of pregnancy）時暴露在特定流感菌株下會影響胎兒發生精神分裂症（schizophrenia）的可能性。近期有愈來愈多的報告開始將精神狀況與特定類型的感染或免疫失衡連結在一起。

兒科疾病中有一個稱爲「合併鏈球菌感染的兒童自體免疫神經精神異常（Pediatric Autoimmune Neuropsychiatric Disorder Associated with Streptococcal Infection，PANDAS，又被稱爲熊貓症候群）」的新分類，點出免疫活動與心理功能之間的緊密關係。合併鏈球菌感染的兒童自體免疫神經精神異常，似乎包括由自己免疫反應所引起的突發的抽動性疾病（tic disorder）與強迫症（Obsessive-compulsive disorder，簡稱

OCD）。精確來說，免疫細胞在腦部中稱作基底核（Basal ganglia）的區域尋找攻擊腦部細胞的鏈球菌。而這個區塊實際上是一系列不同的結構，遇到刺激時的自主運動（Voluntary movement）、計時、規劃未來、焦慮與情緒化（通常是恐懼）的反應都和這個區塊有關。當這些結構發炎或遭受攻擊時，就會出現一大堆的心理症狀。

其中一種免疫傳輸因子分子的變體會啟動抑制性 T 細胞並鎮靜自體免疫反應。因此，若免疫傳輸因子可以用來平衡熊貓症候群病童的免疫系統與鎮靜自體免疫反應，或許就能減少症狀。如先前所提及，血管活性腸胜肽（VIP）有利於自體免疫疾病的治療。正面來看，目前的想法認為罹患熊貓症候群的孩童長大後症狀就會消失，這或許是因為免疫系統的成熟度。

史賓娜‧安特威格（Sperner-Unterweger，二〇〇五年）總結了免疫系統健康與各種心理疾病間的關聯性，內容如下：

「我們對用在精神分裂症與情感障礙（affective disorder）患者身上，建立於免疫機制上的治療策略進行了調查。此外，一些抗精神病藥物與抗憂鬱劑已知會對免疫系統造成直接或間接的影響。不同的免疫療法被用於治療自閉症，包括免疫傳輸因子、配妥西菲林（Pentoxifylline）、靜脈輸注免疫球蛋白（Intravenous immunoglobulin，IVIG）與腎上腺皮質固醇（corticosteroids）。免疫抑制劑或免疫調節劑在治療像愛滋病與全身性紅斑狼瘡（Systemic Lupus Erythematosus，SLE）這種自身免疫性疾病的神經精神後遺症上行之有效。像自動與被動獲得性免疫（active/ passive immunisation）與非類固醇抗炎藥物（Nonsteroid Anti- inflammatory Drugs，NSAIDs）這類的免疫治療策略也適用於阿

茲海默症的療法。而考量到身心因素，未來的研究應著重在能將不同系統的目標作連結的方法上。」

而關於自閉症，這個不斷使人衰弱的神經認知障礙疾病的病因與治療，基德（Kidd，二○○二年）這麼告訴我們：

「自閉症與類似的自閉症系列障礙（autistic spectrum disorder，ASD）都會在行為、臨床與生化方面出現無數的異常……免疫療法（配妥西菲林、靜脈輸注免疫球蛋白、免疫傳輸因子與初乳）僅對某些病例有益……現有藥品不僅對主要症狀無益，還會帶來明顯的有害影響。個別化且深入的臨床與實驗評估和父母、醫生、科學家的一體化合作才是成功控制自閉症系列障礙的關鍵。」

免疫系統與病症之間的連結肯定有助於解釋自閉症不斷增加的發病率。根據美國自閉症協會（Autism Society of America，網址為 www.autism-society.org）指出，自閉症的發病率每年約成長百分之十至十七。一篇《薩克拉門托蜜蜂報》（Sacramento Bee）的報導（Whitney，二○○三年）指出二○○三年時，加州大學戴維斯分校（University of California, Davis）的研究學者預估加州的情況：

「……平均每天都會增加十一位符合州援服務的嚴重自閉症兒童。平均下來，每一位孩童一輩子所耗費的教育服務成本是四百萬美元。結果是，不僅使用服務的兒童增加，也代表該州的長期財務責任每天都會增加四千四百萬美元。」

過去幾年間，有數十篇報告支持自閉症與免疫之間的連結。早期腦內加劇的免疫活動更被認為有極大的關係（Pardo 等人，二〇〇五年）。不論真正的罪魁禍首為何，柯利（Cohly）與潘哈（Panja）在二〇〇五年都表示以一些病患而言的結果如下：

「低數量的 CD4 細胞加上附隨的 T 細胞極性在 Th1（細胞媒介）和 Th2（抗體媒介）失衡偏向抗體媒介，都證明了細胞媒介免疫力的受損。」

這開始讓自閉症看起來很像是自體免疫病症。

賈桂琳・麥坎德利斯（Jaquelyn McCandless）在著作的《有著飢餓大腦的孩童：自閉症系列障礙的醫學療法指南》（Children with starving brains:A medical treatment guide for autism spectrum disorder）第三版中提出了許多自閉症兒童常見的免疫問題，包括：

● 輔助性 T 細胞水平下降
● 自然殺手細胞功能降低
● T 細胞對活化反應透支

學者猜測，引起這些免疫異常的原因包含病毒感染與 MMR 疫苗（麻疹、腮腺炎、德國麻疹混合疫苗）。MMR 疫苗與自閉症之間的關聯性，無法用簡短篇章概述，所以就不於此提出相關證據。總之，這之間的鏈結實在太繁瑣了。然而，似乎有合理的理由可以懷疑疫苗會對少部分的孩童帶來嚴重的健康影響。單從這點，疫苗被調整到適當的劑量以喚起身體產生抗體與強烈的第二型 T 細胞媒介免疫反應（討論見三十一頁）。

這似乎對身心都不健康。

　　有新的研究指出妊娠期間提高抗體性免疫可能是引發某些自閉症病例的禍首。二〇〇八年，加州大學戴維斯分校的研究學者指出，自閉症兒童母親的免疫系統裡含有會和胎兒腦細胞蛋白質結合的抗體，其提升了妊娠婦女體內亢進的抗體性免疫活動，對胎兒腦部發展造成影響並引發自閉症的可能性。同年，約翰霍普金斯大學（John Hopkins University）的醫師們也報告了類似的發現。

　　因此，疫苗可能會透過對「母親」，而非「孩童」的免疫系統之作用影響孩童罹患自閉症的風險。妊娠期間，免疫功能的平衡也會傾向抗體媒介那一邊，大概是因為強烈的細胞媒介反應可能會導致身體對寶寶出現器官移植時的排斥反應。若母體的免疫系統已經因為孩童時期接種免疫的滯留影響，或當下的自體免疫狀況出現抗體媒介過多的情況，就可能會帶來麻煩，也能解釋自體抗體與胎兒腦部細胞蛋白質的產生。確實，患有自身免疫性疾病的母親，產下罹患自閉症孩童的機率有百分之三十，或更高。

　　免疫系統失調──尤其是抗體媒介亢進──也與其他精神疾病有關係，包括憂鬱症。郎加‧克里希南（Ranga Krishnan）與杜克大學醫學中心（Duke University Medical Center）的同事，測量健康年輕男子的憂鬱程度，並用他們的血液樣本測量促炎性細胞因子（proinflammatory cytokine）的數量。發現即便只有輕微憂鬱症狀的人，血液中也含有高標的促炎性細胞因子。

　　憂鬱症與心血管疾病有關。克里希南與同事指出高標的促炎性細胞因子，除了可以減少憂鬱症與心血管疾病之間的鏈結，包括腫瘤壞死因子（tumor necrosis factor，TNF），也和類風濕性關節炎（Rheumatoid arthritis，RA）及牛皮癬（Psoriasis），這樣的自體免疫性疾病息息相關。

如果憂鬱症與發炎有關，那這兩者之間很可能有相輔相成的關係。這表示促炎性細胞因子或許與感染有關，且會引發情緒改變。情緒變動的結果，包含憂鬱症在內，都會增加促炎性細胞因子的層級。

躁鬱症是和免疫健康有關的另一種病症。躁鬱症的病程通常隨著病毒復發而變化。觀察鋰鹽（lithium，常見於治療躁鬱症及憂鬱症的藥）用藥狀況加強了躁鬱症與免疫系統之間的連結，鋰鹽是治療躁鬱症最有效的方式之一，有強大的抗病毒性與免疫調節作用。阿姆斯特丹（Amsterdam）等人（一九九〇年）與萊比考斯基（Rybakowski，二〇〇〇年）的報告指出鋰鹽除了能減少躁鬱病症，還能減少已染上皰疹病毒的躁鬱病患的病毒爆發頻率。

總言之，免疫系統與心理健全相關。輕度疾病也會引起短暫的憂鬱與焦慮增加。慢性疾病往往會帶來具有影響的慢性問題。免疫失調是自閉症的其中一個原因，但真正原因為何尚未明朗。和憂鬱症相關的發炎可以解釋憂鬱症與心血管疾病之間的連結。而心理治療藥物的一些益處源於它們對免疫系統活動的影響。

②.6 健康的免疫系統需要的不只是藥物

維持健康的免疫系統是一個主動的過程。運動、補給品與一些藥物可以幫得上忙，但若一個人想要保持健康也必須滿足一些非常基本的需求。其中一項基本需求就是曬太陽。

身體裡多數細胞都含有維生素 D 的受體。這種維生素在健康中扮演著好幾個重要的角色。包括提供骨頭鈣質並減少健康細胞發生癌變的可能性。維生素 D 在免疫系統運作中也扮演著重要的角色。事實上，維生

素 D 匱乏被假設爲造成像多發性硬化症與癌症發展這類自體免疫性病症的病理。

陽光是生成維生素 D 的主要推手。皮膚受到太陽紫外線量子轟炸時，就會製造維生素做出回應。研究學者推估人體所需的維生素 D 有百分之九十是由曬太陽所產生的。澳洲研究學者推估皮膚白皙的澳洲人需要在正午時，露出百分之十五的皮膚在太陽下曬上二至十四分鐘，每週三到四次，才會產生足夠的維生素 D（Samanek 等人，二〇〇六年）。膚色較深的人需要曝曬的時間也較長。

太少曬太陽被認爲是發生多發性硬化症的風險因素，可能是因爲產生的維生素 D 變少。一對雙胞胎，其中一位患有多發性硬化症，另一位則沒有，而較常曬太陽的一位較不可能罹患該病症。因爲曬太陽生成維生素對免疫系統健康至關重要。

暴露在日光或全光譜光源（broad spectrum light）下能活化免疫系統並增加健康人體裡的白血球數量。已知陽光和補充維生素 D 能鼓舞情緒與緩解憂鬱症。每天早晨在照度爲一萬勒克斯（lux）的全光譜光源下，照上半個小時就能減輕季節性情緒失調（Seasonal Affective Disorder，SAD）的症狀。

簡言之，儘管人類已經學會不分晝夜地活動，也開發出能夠促進免疫系統健康的藥物與補給品，但單從細胞而言，曬太陽仍是維持基本生理健康的重要作法。

2.7 哺乳與孩童健康──免疫系統的連結

事實上，初乳和之後的過渡乳（分娩後五到十天分泌的乳汁）及成熟乳（分娩後十到十四天後分泌的乳汁）中都含有重要的免疫信息，所以對讀者而言，缺乏母乳及孩童疾病間的關聯問題會被提出來一點也不意外。

《美國公共衛生期刊》（American Journal of Public Health）上刊登了一篇引人入勝關於哺乳與公共衛生的文獻探討，俄亥俄大學（Ohio University）的賈桂琳 · 沃夫（Jacqueline Wolf）提出了有力的論據，當涉及到促進孩童健康時，哺育母乳比配方奶還要好的多（沃夫，二○○三年）：

「……當代研究表明僅餵哺母乳六個月並持續哺乳是維持孩童與女性健康的關鍵。延長哺乳不僅能降低孩童急症的發生率，像腹瀉、耳朵感染、肺炎與腦膜炎，還能減少慢性疾病的發生，例如嬰兒猝死症（Sudden Infant Death Syndrome，SIDS）、肥胖症、兒童期白血病（childhood leukemia）、氣喘與智商不足。延長哺乳的女性在罹患乳癌的機率明顯減少許多。」

她提醒讀者，這並非我們首次處理這個難題。據沃夫醫師指出，二十世紀早期公共衛生官員就已公告：

「為減少嬰兒死亡率，讓我們增加更多喝母乳的寶寶吧。沒什麼比神的賜予更好了。為了你的寶寶──哺乳吧！」

由美強生營養公司（Mead Johnson Nutritionals）為優兒（Enfamil，奶粉品牌）所做的網頁詳盡介紹了一些配方乳與真正的母乳之間的差異。該公司列出了過去幾年來他們在配方母乳所作的重要改進（見下頁）。有鑑於科學仍努力確認母乳的重要成分，因此毫無疑問的是，關鍵成分仍然未知。

二○○五年，美強生宣布他們是第一間增加膳食膽鹼（choline）水平的配方乳製造商，他們將產品中的膽鹼增加至同母乳中一樣的水平。這對孩童來說是一大福音。此外，膽鹼也是乙醯膽鹼（Acetylcholine）的前導物質，它是在學習、記憶與專注力上，具備重要作用的大腦化學物質。

幾年前，筆者與杜克大學醫學中心的史考特・史瓦茲威德（Scott Swartzwelder）進行了一份研究，在懷孕實驗鼠的飼料裡添加了額外的膽鹼，並測量膽鹼對新生鼠腦部功能的影響（李等人，二○○四年）。因而發現懷孕時有攝取額外膽鹼的母鼠所產下的新生鼠，在後來學習迷宮任務的速度比其他老鼠還要快。我們在這項研究中觀察到，攝取高膽鹼母鼠的新生鼠，其海馬體中形成記憶相關腦部迴路的細胞較大，運作功能也較好。這解釋了為何高膽鹼母體的子嗣學習較快，並強調了早期適當營養對健康發展的重要性。

這項計畫及許多像北卡羅萊納大學教堂山分校（University of North Carolina at Chapel Hill）的史提夫・瑞斯（Steve Zeisel）教授（見瑞斯，二○○四年文獻探討）所進行的計畫一樣，皆強調早期攝取膽鹼養分對日後發展的重要性。母乳含有豐富的膽鹼及其他許多重要的養分。配方乳超越母乳的那一天指日可待，但還需要一些時間。這並非配方乳製造商的功夫不夠。問題在於我們對孩童早期真正所需養分的了解少之又少。因為這些問題仍未克服，所以很明顯，母乳還是比配方乳完整得多。

♣ 近乎黃金標準：母乳

一九八〇與九〇年代，更多的進步讓優兒奶粉更接近母乳：

- 一九八一年，修改蛋白質含量，不再像牛乳，較像母乳，其乳清蛋白與酪蛋白的比例（whey-to-casein）為六比四，比例更接近母乳。
- 一九九二年，重新調配脂肪混合物，比例更接近母乳。
- 一九九六年，添加與母乳內相同含量的游離核苷酸（free nucleotides，形成去氧核糖核酸與核糖核酸的基礎。）
- 二〇〇二年，美強生推出優兒 LIPIL（結合了兩種長鏈多元不飽和脂肪酸）鐵質奶粉，混合了二十二碳六烯酸（DHA）與花生四烯酸（ARA），這兩種都是母乳中有助腦部與眼睛發展的重要養分。
- 二〇〇三年中，多數的優兒系列配方奶粉（Enfamil Family of Formulas）都添加了 LIPIL。

（資料來源：www.enfamil.com）

公眾利益科學中心（Center for Science in the Public Interes，CSPI）針對配方產品的過失提出一項發人省思的批判。在一則關於美國食品藥物管理局（Food and Drug Administration，FDA）如何監管產品內容、標籤、品管與其他相關事項的評論中，公眾利益科學中心對配方乳發表了下列聲明（Heller 等人，二〇〇三年）：

「一九八〇年通過的嬰兒配方法案（The Infant Formula Act）訂立了配方奶粉中特定營養素的最少含量與最大含量。美國食品藥物管理局要改寫清單。本機構也被授權建立嬰兒配方奶粉的品質控管要求，且必須監管產品回收。一九九六年七月九日，美國食品藥物管理局頒布了一項提案，建立現行良好生產規範

與審察，建立品質因素的要求，及修正品質管控流程、通知與記錄並彙報要求。將近七年後，美國食品藥物管理局重啟民意徵求期（comment period）接受新資訊。就在法案進入程序時，田納西醫院（Tennessee Hospital）的十名新生兒爆發了阪崎腸桿菌（Enterobacter Sakazaki）感染，並造成一名新生兒死亡。」

這樣的情況，用沃夫的話作結論似乎再適切不過了（沃夫，二〇〇四年）：

「餵養嬰兒應是一件無風險的事，這就是為何美國人傾向餵哺配方乳會如此令人煩惱。我們需要解決這個國際大眾健康問題。但訂定嬰兒所需攝取的母乳量也不是解決辦法。」

2.8 總結

預防及克服各類疾病的關鍵就是健康的免疫系統。暴露在病毒與細菌這些病原時，立即與健康的免疫反應能將生病的天數降到最少，這其中的差異攸關生死。盡可能地讓免疫系統健康就能將我們接觸到疾病或將它散播出去的可能性降到最低。

免疫系統的健康對個人生活品質有重大的影響力。生病的人最能感受這句話，但對健康的人來說感受或許較不明顯。研究鄭重指出即便免疫系統活動僅有些微改變，像接種疫苗後的改變，也可能會透過腦中細胞激素的活動，對心理健康帶來直接的影響。

已經了解基本免疫系統功能的基礎要件與打造及維持健康免疫系統

的重要性後，我們將把焦點放在一種稱為免疫傳輸因子的迷人免疫信使上。你將從下面的章節了解，免疫傳輸因子能用微妙的方式直接影響免疫系統的健康與運作，且極可能治療與預防傳染疾病及其他二十一世紀的免疫病症。

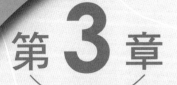

第3章

什麼是傳輸因子？
它們的作用為何？

傳輸因子是一種免疫傳遞者，它們可以幫助身體製造免疫力去抵抗病毒（如 HIV）、細菌（如萊姆病）、分枝桿菌（如肺結核）以及其他媒介所引發的感染。它們也算是一種抗體，且能與抗原結合。一個人所製造的免疫傳輸因子可以「傳遞」免疫力給其他人。

「過去的二十五年來，免疫傳輸因子已經被成功用於治療病毒、寄生蟲與黴菌感染，以及免疫缺陷、腫瘤（neoplasias）、過敏與自體免疫疾病。此外，許多觀察報告也指出它可以用於預防，在感染以前轉換免疫力……因此，出現新的流感病毒時，可以迅速製造出特定的免疫傳輸因子，並將其用於預防與治療已感染的病患。」

——吉安卡洛・彼薩（Giancarlo Pizza）等人，二○○六年

對細菌、病毒與其他病原來說，人體提供了肥美的環境。健康的免疫系統能打敗一些病菌，但有些則需要借助外在的治療，像藥物、飲食調節等。幸運的是，上個世紀見證了許多疾病診治與預防的大躍進。一九二○年代發明的抗生素可以有效抵抗細菌感染拯救生命。二十世紀時，接種疫苗成為廣泛使用的疾病預防措施。抗生素抵抗細菌感染及疫苗抵抗細菌與病毒感染的成功光芒，蓋過了第三項發展的重要性，也就是一九四○年代晚期發現的免疫傳輸因子。

我們將於本章節探索免疫傳輸因子的發現及它們已知的結構與作用。由檢視抗生素的發現與疫苗的發展作為開頭，將免疫傳輸因子的發現與其對醫學及公共衛生的潛在重要性完整地拼湊出來。你將了解，免疫傳輸因子有助於填滿這些醫療措施在疾病治療與預防裡所留下的缺口。

(3.1) 抗生素的發現與二十世紀的疫苗

一九二八年，在倫敦的一間實驗室裡，亞歷山大・佛萊明（Alexander Fleming）觀察到一種稱為青黴菌（Penicillium）的常見黴菌

可以殺死培養皿的細菌。他並不是首位發現青黴菌殺菌特性的人，但他和其他人都沒有太注意這個由一位法國醫學院學生於一八九六年的首度發現。據說，佛萊明博士並非有意發現抗生素。他在離開一會兒後返回實驗室，發現他所培養的細菌樣本染上了討人厭的黴，染上黴素的狹窄區塊周邊的細菌都沒有生長。佛萊明博士確認了黴素的抗菌特性並將它標上「盤尼西林」。之後超過十年的時間，研究學家才在一九三〇年代晚期了解盤尼西林的完整潛力，並找出如何將佛萊明博士的發現量產與治療疾病的方式。抗生素開始在一九四〇年代與五〇年代被廣泛運用，從此開創一個新紀元，由感染及傳染性細菌所造成的死亡率直線下降。

幾世紀前發現的疫苗對二十世紀中期的疾病散播，也有同等重要的影響力。抗生素一個接一個地抹除細菌感染，預防感染疾病散布的疫苗則是以迅猛的速度發展。一九〇〇年代以前有六種疫苗。到了一九七〇年，又陸續加入了十四種程度不一的成功疫苗——包括結核病（tuberculosis）（一九二七年）、斑疹傷寒（typhus）（一九三七年）、流感（一九四五年）、小兒麻痺症（一九五二年）、麻疹（一九六三年）、腮腺炎（一九六七年）與德國麻疹（一九七〇年）。因此，二十世紀真切地成為醫學界的奇蹟發展紀元。

3.2 免疫傳輸因子的發現與其重塑二十一世紀醫學界的潛能

一九四九年，就在疫苗的好處逐漸明朗，而盤尼西林也和在德國開發的磺胺類抗生素（sulfa antibiotics）被視為萬用藥之際，一位研究肺結核的 H・雪爾伍・勞倫斯（H. Sherwood Lawrence）博士在疾病治療與

預防有了另一項重大的發現。他從一位暴露在肺結核（TB）病菌下的病患的白血球循環中提取細胞內液（intracellular fluid）。接著將這些細胞物質注入到沒有暴露在病菌下的病患體內。進行一種稱為延遲性過敏反應（Delayed Type Hypersensitivity）的方式，測試免疫反應，他證明沒有暴露在病菌下的患者的免疫系統，能辨認出肺結核病菌並產生回應，就好像患者的免疫系統已經對抗過這種病菌一樣。換言之，患者對肺結核病的免疫力就這樣透過白血球的萃取液莫名地「轉移」給他人。勞倫斯博士將這種從白血球萃取的內容物稱為可透析白血球萃取物（Dialyzable Leukocyte Extract），因為這種液體是白血球中萃取出來的，接著再濾掉大的顆粒（透析）。接下來幾年，勞倫斯博士開始將可透析白血球萃取物中的神祕組件稱為「免疫傳輸因子」，因為它們會莫名地將一名患者的免疫力轉移給另一位病患。勞倫斯已經是一位經驗豐富的免疫學研究員。他最初發現時的興奮感肯定同等於科學裡其他「尤里卡！（Eureka，意指我發現了）」時刻。

自從發現分子中含有勞倫斯博士稱作免疫傳輸因子的物質，幾十年來的研究都專注於此，免疫傳輸因子能對免疫系統下許多不同的指令，從不同的途徑轉移免疫力，且這些因子（有三種被萃取出來）的尺寸應該也不盡相同。因此，轉移免疫力似乎涉及多重因素，而非一個要素。正因如此，本書中所提到的免疫傳輸因子都為複數型（transfer factor-s）。

(3.3) 免疫傳輸因子從何而來，為何會被製造出來，它們是如何運作？

　　免疫傳輸因子是較短鏈的胺基酸就像核醣核酸（RNA）。它們的確切長度與組合並沒有肯定的數據，但握有從初乳與蛋黃萃取免疫傳輸因子專利權的研究學者推論它們分成三個部分，約有四十五個胺基酸（Hennen 與 Lisonbee，二〇〇二年）。一部分牽制病原；另一部分和 T 細胞結合；第三部分則是前兩部分之間的連結區。雖然核醣核酸所扮演的角色仍不明，但若事實確立，就能用於影響 T 細胞中的基因表現（gene expression），致使採取免疫傳輸因子療法後，改變細胞激素釋放與自然殺手細胞的數量。

　　人們相信免疫傳輸因子是在輔助性 T 細胞中創造出來的，也被稱為 CD4 ＋細胞。這些細胞表面都含有能附著特定抗原的特殊受體，進而引發一連串的活動，導致旺盛的免疫反應，讓抗體對付病原。每一個輔助性 T 細胞都被認為可以釋放免疫傳輸因子，而這些免疫傳輸因子也能附著與輔助性 T 細胞相同的抗原。免疫傳輸因子可能是出現在輔助性 T 細胞上的抗原受體的流動複製分子，但這個論點仍不明。

　　輔助性 T 細胞似乎含有部分免疫傳輸因子分子的特殊結合位點（binding site）。二〇〇〇年，查爾斯‧柯克帕特里克（Charles Kirkpatrick）博士與他的同事確定了免疫傳輸因子中一組固定的胺基酸序列，這意味著所有免疫傳輸因子應該都包含這個特定的胺基酸鏈，再加上其他東西以對應特定病原。接著，他們證明將這組固定的序列注入接受完整免疫傳輸因子分子的實驗老鼠體內，其會阻斷完整免疫傳輸因子的作用，這項發現與另一項發現類似，一些藥物會塑形如神經傳導物質（Neurotransmitters）預防神經傳導物質活化腦部細胞上的目標受體。

柯克帕特里克相信這組固定的序列代表了免疫傳輸因子分子有一部分會與 T 細胞上的受體結合。一旦結合，分子的其他部分就會開始行動，或許會將抗原放進 T 細胞黏膜上正確的結合位置。唯有在控制住這個固定序列時，它才會將免疫傳輸因子的能力完整地封鎖起來以進行結合，抗原才能呈現，如此才能完整地將免疫傳輸因子的作用鎖起來。

當細胞媒介（Th1）輔助性 T 細胞指示免疫反應對抗細胞內感染時，毒殺型 T 細胞則負責追捕已感染的自體細胞並加以摧毀。和輔助性 T 細胞一樣，毒殺型 T 細胞的細胞黏膜上也帶有和抗原有關的受體。免疫傳輸因子似乎能促成輔助性 T 細胞與抗原結合，所以它們可能也有助於促成抗原與毒殺型 T 細胞的結合，因此在幫助毒殺型 T 細胞辨認與摧毀受感染的自體細胞時，它們也扮演著重要的角色。

若上述情況屬實，那麼免疫傳輸因子的作用在某些方面和抗體一樣，都會和抗原結合，並將背負抗原的物件標記為摧毀對象。不同的是，抗體標記的是自由浮動的病毒與細菌，而免疫傳輸因子標記的是受到病毒與細菌感染的自體細胞。免疫傳輸因子的作用也有點像是免疫系統酵素，它會將 T 細胞與受感染的細胞黏在一起。

可能的是，免疫傳輸因子也是間接影響著免疫運作的關鍵要素，或許有藉由刺激 Th1 相關的免疫細胞釋放激素，進而影響後續的免疫活動。柯克帕特里克在研究指出這或許是免疫傳輸因子的運作方式。他與同事對口服免疫傳輸因子的人體受試者進行測試，檢視他們體內各種激素的水平。在這些激素中，唯有迦瑪干擾素（gamma - interferon，INF γ）的水平增加了。為何這個結果會如此引人入勝？只有第一型輔助性 T 細胞、毒殺型 T 細胞與自然殺手細胞才能產生迦瑪干擾素，因此這個結果也指出了免疫傳輸因子活化 Th1 反應途徑的特異性。

迦瑪干擾素是一種重要且強大的激素。它能癱瘓病毒並殺死癌症細

胞。它也能讓新生的白血球細胞分化成 Th1 細胞，這或許部分解釋了免疫傳輸因子招募新細胞加入 Th1 免疫戰役的方式。

雖然合成的迦瑪干擾素被用於治療特定的疾病，像是 C 型肝炎（Hepatitis C），但它的不良副作用及合成迦瑪干擾素與人體迦瑪干擾素間的些微差異，讓它無法達成預期效用。而目前，由免疫傳輸因子刺激所製造的迦瑪干擾素，是否足以取代合成來源的迦瑪干擾素仍未知。

3.4 傳輸因子所傳遞的免疫力

現今所講到的免疫傳輸因子皆為複數型態，會如此命名都是因為它能轉換細胞媒介免疫力，讓原先或已受感染的病患變成沒有被感染的人。通常會以皮膚針刺進行延遲性過敏反應測試，證明一個人體內有少量的病原或部分的病原。如該個體已暴露在該種病原下，且免疫系統運作正常，巨噬細胞（Macrophages，縮寫為 mø）就會吞噬病原，並向輔助性 T 細胞與毒殺型 T 細胞呈現針對病原的抗原。接著這些細胞會釋放細胞激素和細胞媒介免疫反應的附加物質相呼應。接觸點會在二十四至七十二小時內出現細胞媒介免疫反應，發紅腫脹，因此被稱為「延遲性過敏反應」。若測試者沒有暴露在病原下，測試初期就會出現一些紅腫現象，但不會有延遲性反應（delayed reaction）。

毒葛（poison ivy）就是現實生活中的延遲性過敏案例，過敏者會因毒素出現於皮膚發癢紅腫不適的情形，時間長達數小時或數日。（詳盡的有毒植物資訊請見新斯科細亞省博物館（Nova Scotia Museum）的網頁：http://museum.gov.ns.ca/poison/default.asp）。

將外顯宿主（會對病原出現延遲性過敏的人）的免疫傳輸因子放進

一個無過敏的人體內（不會對病原產生延遲性過敏），原本不會過敏的人隨後也出現過敏反應。換言之，免疫傳輸因子以某種方式將細胞媒介免疫力從外顯宿主傳給從未感染過的宿主。

為了讓這種情況發生，免疫傳輸因子必須藉由某種方式讓個體無染的免疫系統了解病原，並在病原進入體內後，刺激能對抗病原的 T 細胞與其他免疫細胞產生。從實用面來看，由免疫傳輸因子構成的小分子載有先前打過免疫戰爭的記憶，這組密碼能以人傳人，讓未染病的人輕而易舉產生免疫力。

讓我們詳盡地來看一個關於傳輸肺結核免疫力的理論範例，就像勞倫斯博士首次觀察到的一樣。先找來兩位患者。一位患者已經染上一種或兩種會引起結核病的分枝桿菌，分別是結核分枝桿菌（Mycobacterium tuberculosis，又稱「結核桿菌」）與牛型分枝桿菌（Mycobacterium bovis）。另一位患者則無。因此，已感染患者的輔助性 T 細胞已經帶有與分枝桿菌對應的抗原的免疫傳輸因子。未感染個體的輔助性 T 細胞則尚未發展出這樣的免疫傳輸因子。只要從感染個體的輔助性 T 細胞中萃取細胞內液，可透析白血球萃取物所載有的免疫傳輸因子就能被施加在無染個體上。可透析白血球萃取物裡的免疫傳輸因子，帶有所有未感染宿主的免疫系統在結核桿菌進入身體時，做出快速有力反應的所需必要資訊。以這點而論，免疫傳輸因子讓從未染病的人不用先染上分枝桿菌就能對結核病免疫。針對結核病進行的延遲性過敏反應測試所呈現的結果證明了傳遞免疫力的真實性。

3.5 免疫傳輸因子與疫苗的不同？

　　免疫傳輸因子和疫苗皆能讓人產生免疫對抗傳染性疾病。免疫傳輸因子和疫苗的差別就在於它們幫助身體產生免疫的方式不同。免疫傳輸因子會直接將細胞媒介免疫力傳給宿主，並隨時預備宿主的身體可以使用 Th1 媒介免疫反應在病原進入身體時，迅速攻擊並摧毀病原。這種記憶能在體內維持多久仍是未知數。

　　透過疫苗接種產生免疫力的過程並不同。有時會將減毒病原與整個非活性病原注入無染宿主體內。然後 B 細胞就會對病原上的抗原產生抗體。如先前所討論的，這些抗體會附著在抗原上，然後癱瘓病原或標記該病原讓其他免疫細胞摧毀病原。如果病毒真的進入體內，記憶性 B 細胞（memory B cell）會被留下且能在短時間內製成抗體。

　　雖然疫苗的作用通常到此為止，但有一點非常重要，從某些案例中推測輔助性 T 細胞偶爾會在疫苗接種的過程，刺激帶有病原獨特性（pathogen-specific）的免疫傳輸因子產生，且不論使用的是活性或非活性病毒，它們仍然能滲入宿主細胞裡。（倘若宿主細胞在它的細胞黏膜上出現病毒抗原，就應該要產生免疫傳輸因子。）因此，可以合理地假定，儘管多數疫苗多傾向於活化抗體媒介免疫力，但在某些情況下，疫苗的效用仍取決於它們啟動抗體媒介「與」細胞媒介免疫力的能力（疫苗與抗體媒介免疫力的討論請見第一章三十五頁）。

　　補充免疫傳輸因子會規避導致細胞媒介免疫的初始免疫反應需求。它們讓患者以為出現過反應的免疫系統再次發生反應。我們不知道 B 細胞是否會導致免疫傳輸因子產生特定的抗體，但似乎不太可能。

　　免疫傳輸因子與疫苗在運用層面上也不一樣。只要牛隻或雞隻暴露在相關的病原下，便會迅速生成免疫傳輸因子，接著就能從牛隻初乳

或蛋黃中萃取出該病原（連同其他）的免疫傳輸因子。簡單快速。像H5N1 流感病毒這種高致病性新病原的免疫傳輸因子可以被製造出來並在數星期裡散布出去。和疫苗不同，免疫傳輸因子可以透過郵寄，並口服獲得。而且也非常安全。相較之下，疫苗難以生成，且速度緩慢，接受者可能會產生可怕的後果。雖然有些疫苗可透過吸入獲得，但多數疫苗仍須藉由施打取得。讓我們以使用流感疫苗的接種過程作爲例子。

流感疫苗有兩種，注射型與吸入型。每年，全球的研究學者都會齊聚一堂召開會議確定三種最有可能會蔓延的病毒株。接著藉由將病毒注入受精雞蛋中，並任其在接下來的十一天內不停複製，製造流感疫苗。製造疫苗的時程非常漫長，且必須在流感季的前六到九個月就要開始。這讓疫苗製造者難以計畫周全，想要快速製造出 H5N1 這種新病株的疫苗更是天方夜譚。

流感疫苗中會包含三種預計會流行的病株抗原。施打或吸入疫苗後，免疫系統需兩星期的時間產生抗體及建立防禦。然疫苗只有當你暴露在三種病株之一或相似病株抗原時才能發揮效用。否則還是難逃生病一途。疫苗的整體效用每年不等，且會因年紀、健康與疫苗打造者的遠見有所不同。一般而言，流感疫苗可以減少百分之五十至九十的感染率。如果你選擇接種疫苗，並有健康的免疫系統，光是降低感染率就值得了。

以下與免疫傳輸因子作比較。製作免疫傳輸因子非常快速，足以因應即將爆發的新流感病株，而傳統疫苗還在漫長的製作時程，只要有新的病株，就能迅速製造出免疫傳輸因子。

據義大利籍研究學者吉安卡洛・彼薩與他們同事等人指出（二〇〇六年）：

「禽流感……是發生流感的一大威脅。大家都認為發生這種流

感是遲早的事。這件事情關係重大，因為在事件發生以前沒有任何有效的疫苗可用，也製造不出疫苗。我們提出預防感染與治療感染患者的細胞媒介免疫力使用參數。在過去二十五年來，免疫傳輸因子（TF）……已成功用於治療病毒、寄生蟲與黴菌感染，及免疫缺乏症、腫瘤、過敏與自體免疫疾病。此外，許多觀察報告也指出免疫傳輸因子可以預防感染，並在感染前改變免疫力……因此，針對新流感病毒的獨特免疫傳輸因子可以迅速被製造出來，並用於預防及治療已感染的患者。」

如第一章所述，流感病毒會產生大量的抗原微變。病毒會隨著時間發生變異，它們的抗原也會跟著改變。正因抗原微變，所以目前為止尚未有方法能讓人對所有的流感病毒免疫，且新型疫苗也必須要在每個流感季節來臨以前製造完成。的確，二〇〇九年初，美國疾病管制暨預防中心（CDC）宣布高度吹捧的流感疫苗克流感（Tamiflu）對該季任何流感病毒都無法發揮半點效用。免疫傳輸因子或許對這類型的病毒出奇有效，是因為其效用取決於它們製造的速度。

最後，免疫傳輸因子與疫苗的主要差異之一在於兩造的安全性。疫苗的副作用雖然少見，但卻可能帶來相當嚴重的影響。據美國疾病管制暨預防中心指出，可吸入性流感疫苗：克流感，特別會讓孩童產生一系列的神經精神副作用，包括神經質與譫妄（Delirium，精神錯亂）。這種疫苗在日本更是被廣泛運用，因而發生許多相關的死亡事件，其中多半都是自殺。免疫傳輸因子的使用研究報告中從未出現過類似的副作用。事實上，本書將在下一個章節中討論到免疫傳輸因子的副作用有時會在治療輕微感冒或類流感症狀的前幾週出現。這些影響都是免疫傳輸因子似乎開始產生作用的訊號。

我們將在第六章討論到，疫苗不太可能會因為免疫傳輸因子問世就完全被拋腦後，但免疫傳輸因子肯定能為疫苗錦上添花，而在某些情況下，甚至可作為主要的免疫方式。像和子宮頸癌有關的人類乳突病毒（Human Papillomavirus，簡稱 HPV）疫苗就很適合替代成免疫傳輸因子。免疫傳輸因子的重要性只要透過 C 型肝炎病毒和諾羅病毒（Norovirus）就能輕易地評估出來。

此外，正在進行的研究也指出，短短幾年內，替代傳統疫苗的新方式將會問世。二〇〇九年初，麻州波士頓的「達娜法伯癌症研究所」（the Dana-Farber Cancer Institute）、加州聖地牙哥拉荷雅（La Jolla）的「桑福德——伯納姆醫學研究所」（Sanford-Burnham Institute for Medical Research）、美國疾病管制暨預防中心與美國國家過敏性與傳染性疾病研究院（National Institute of Allergy and Infectious Diseases，NIAID）的研究學者報導了一項重大的突破，他們嘗試透過新穎的方式戰勝流感病毒。他們發現大多流感抗體會附著在變化迅速病毒的蛋白質上。然而，還是有少數抗體會附著在多個流感病毒共享的穩定區裡。一旦和此區域結合，流感病毒就會呈現不能改變形狀的情況，且會引發細胞內感染。未來展望是對抗流感病毒的人類抗體能作為接種方式注入未感染者體內。並讓標靶抗體與免疫傳輸因子的結合效用加倍。

③.6 為何用傳輸因子活化免疫系統能緩解自體免疫病症？

自體免疫病症就是失調的免疫系統攻擊「自身」組織，而不是「外來」組織。後果取決於受到攻擊的細胞位置與它們如何受到攻擊。表面

上，似乎做任何會促進免疫系統活動的事都可能會讓病症惡化。但是，免疫傳輸因子已被建議且能有效幫助身體對抗數種公認的自體免疫疾病，如類風濕性關節炎。那它是如何運作的呢？

如前一個章節所述，免疫傳輸因子可能是以某種方式平衡了免疫系統功能，它提升與 Th1 相關的反應並和緩 Th2 的活動，這兩種免疫力的失衡被認為是產生過敏與許多自體免疫病症的元兇。但並非所有的自體免疫病症都跟這類失衡情況有關。在抗體媒介（Th2）免疫活動過多的案例中，免疫傳輸因子將平衡導往細胞媒介的能力，會觸發 B 細胞減少自體抗體，並促進健康。然而，如多發性硬化症這類的自體免疫病症被認為與 Th1 免疫力過度活躍，而非 Th2 免疫力過度活動。由於免疫傳輸因子主要增加的是 Th1 的反應，所以似乎對這類型的病症起不了作用。

重要的是，我們必須了解 Th2 與 Th1 的區別，這兩種媒介免疫都不是十全十美的，且免疫反應也不會每次都分配地恰到好處。還有，隨著新的數據不斷出現，目前對自體免疫病症機制的看法也開始改變。例如，過去一直認為 B 細胞之所以會產生自體抗體是為了回應 T 細胞的刺激。二〇〇八年，耶魯大學的研究學者指出 B 細胞要產生自體抗體並不需要 T 細胞。B 細胞的表面有一種稱為「類鐸受體」（Toll-Like Receptor，TLR）的特殊受體。微生物上的蛋白質會活化類鐸受體。但現在發現，自體細胞的去氧核糖核酸與核糖核酸片段也能活化這些受體，並刺激 B 細胞製造自體抗體對抗自體細胞。B 細胞會召集 T 細胞，自身免疫的惡性循環就此展開。這些數據指出像多發性硬化症這種明顯以 Th1 為主要導向的病症，只是反映出身體努力與劣種 B 細胞抗衡的情況。

免疫傳輸因子也有可能能直接對自體免疫活動造成影響，而非只是 Th1 導向的一般免疫活動運作轉換。勞倫斯博士指出可透析白血球萃取物裡還有不同種類的免疫傳輸因子。他將一種或部分稱為「導入因子」

（inducer factor）。這些免疫傳輸因子會啟動細胞媒介反應對抗疾病。另一種免疫傳輸因子為「抑制因子」（suppressor factors），包含了似乎能藉由活化抑制 T 細胞鎮定過度免疫反應的免疫傳輸因子，且能作為治療基礎，因為這種免疫傳輸因子能幫助患者克服一些自體免疫病症。勞倫斯博士本人如此說道（Lawrence 與 Borkowsky，一九九六年）：

> 「非免疫白血球群和導入因子一起培養時，它們擁有回應特定
> 抗原的能力……免疫白血球群和抑制因子一起培養時，它們對
> 特定抗原的反應就會被阻斷。」

　　進行動物實驗研究後，更加強了抑制因子改善自體免疫疾病症狀的關鍵可能性。一九九四年，史坦西科瓦（Stancikova）和同事指出他們將可透析白血球萃取物中的抑制因子稱作「抑制部分」（suppressor fraction），在輔劑性關節炎（Adjuvant arthritis）老鼠中，其提升關節炎生物標記（biological marker）的效果比其他免疫傳輸因子還要優越。（輔劑性關節炎是一種誘導實驗免疫炎症動物模型，其特徵是多發性關節炎，發病機制和病理特徵與人類的類風濕性關節炎（RA）相似，是 RA 的動物模型。）

　　我們對自體免疫疾病的了解少之又少。免疫傳輸因子似乎對某些患者有利，像是類風濕性關節炎，但對其他病症就無效，例如多發性硬化症。隨著自體免疫疾病與免疫傳輸因子運作方式的相關資訊增加，免疫傳輸因子對自體免疫疾病的效用也愈漸明朗。我們將在第四章中重溫這個議題。

如傳輸因子真擁有這麼多醫學潛力，為何我們鮮少聽到？

二〇〇七年八月二日在世界衛生組織的網站上搜尋「免疫傳輸因子」，找不到任何符合的內容。一年半後，二〇〇九年一月十二日再次搜尋，得到類似的結果。美國國家衛生研究院（National Institutes of Health，NIH）的網頁只能找到一些關於免疫傳輸因子的花絮。如果免疫傳輸因子真的有幫助治療及預防疾病的潛力，為何這些重大機構看起來興趣缺缺？

過去這半個世紀以來，醫學界沉浸在錯誤的認知中，認為疾病管理在正軌上，且我們現所使用的大眾衛生方針非常合理。我們冀望製藥商鎮守新的疾病並加以治療，且認為唯有那些有藥物可使用的病症才重要。抗生素繼續在大部分的細菌感染創造奇蹟，但卻削弱了醫生跟上科學腳步與尋找更好方式的動力，或許可以使用非藥物之類的治療方式。雖然人類免疫缺陷病毒（HIV）／愛滋病，讓人們警覺到病毒肆虐且無有效的治療方式，但在主流西方文化中似乎仍未命中要害。許多醫生仍天真地堅信病毒感染的危險性不比細菌感染，且不需要治療。在專業分工的時代裡，多數醫師並不慣於嘗試了解與治療涉及多重器官系統的複雜病症，但許多免疫疾病與感染病症皆屬這類的情況。

二〇〇三年《新英格蘭醫學期刊》（The New England Journal of Medicine）裡的一篇文章或許能為當下的醫學學說與公共衛生實際情況之間的斷層作了最好的闡釋，其中指出，多數執業醫師的醫學知識落後了十至二十年，且以陳舊訓練為基礎，進行醫學決策。

或許是因為對現今的疾病管理方法有著錯誤的信心，所以許多醫師才會沒有跟上科學文獻的進步，並小覷大部分的病毒感染，免疫傳輸因

子才會繼續被埋沒，至少在美國是這樣。二〇〇四年，俄羅斯衛生署（Russian Ministry of Health）依據自己的臨床研究報告，同意將免疫傳輸因子作為治療許多免疫疾病的第一線治療法。

也可能許多西方的研究學者與醫生對免疫傳輸因子瞭若指掌，只是不願意接受罷了。他們習慣認為免疫力僅與疫苗及抗體有關，而病毒感染不過是自然發作並自癒的感染。

維薩（Viza，一九九六年）完美地為目前醫師們不願接受免疫傳輸因子的應用作出闡述，並希望這樣的情況能有所改變。儘管從文章發布至今已經超過十年，但他所做的論述仍然屬實。

> 「在歸納科學的範疇中，主流典範（dominant paradigm）鮮少面臨正面的挑戰，特別是它已經相當成功的時候，唯有孔恩（Kuhn）所說的『科學革命』能夠推翻它。因此，免疫傳輸因子的概念會遭到藐視，甚至被無視一點也不足為奇……（然而）因為醫藥科學無法控制愛滋病蔓延，所以已經成功用於治療或預防病毒感染的免疫傳輸因子，現在或許能更快地克服先前的偏見與排斥。」

我們將在下個章節中讀到，過去五十年來，有超過一千篇關於免疫傳輸因子的文獻，且都在 MedLine 資料庫（由美國國家醫學圖書館所建置的資料庫）中找的到。免疫傳輸因子在幫助身體克服特定疾病狀況時的安全性與有效性，比多數藥品的安全性與有效性獲得更多支持。醫學法則改變不易。我們衷心期盼「典範轉移」（Paradigm Shift）的那一天很快就會來臨！

3.8 總結

　　我們在本章節中討論何謂免疫傳輸因子，它們是如何被發現的，以及作用爲何。和多數旨在促進免疫系統健康的補給品不同，免疫傳輸因子有一長串的科學文獻支持其效用。全球各地的實驗室和診所針對這個題材進行了數以百計的研究。而免疫傳輸因子對打擊現有感染症非常有效，且能用於增強公共免疫、對抗疾病。它們就像是促進細胞媒介免疫力的抗體，而非抗體媒介免疫力。我們將在下個章節中更詳盡地著墨於已發表的免疫傳輸因子研究，並檢視臨床醫師的實際運用報告。

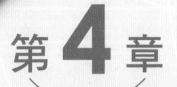

第4章

關於傳輸因子的
疾病治療與預防

關於傳輸因子運用於醫療的研究已經有超過一千
項的科學論文出版，而我們將去探討這些研究中
對它們在癌症、關節炎、肺結核、HIV 病毒、皰
疹、肝炎以及許多疾病治療上的功用。若它們可
以把免疫力轉移到另一個人身上，就能有效避免
引發感染。

過去半世紀以來，數以百計的研究報告都在檢視免疫傳輸因子幫助身體對抗疾病的能力。有些報告非常成功，有些則否。直到前陣子，製造高純度、穩定的免疫傳輸因子製劑仍沒有標準化的協議，這對新研究的進行或決定舊有研究的失敗原因都困難重重。不過，現在已經有標準化的程序了，應有助於未來免疫傳輸因子治療和預防疾病的效用，且更容易評估這類研究的成果。

我們將於本章節探討免疫傳輸因子與疾病的研究發現。為簡單起見，本書將透過編整運用免疫傳輸因子製劑治療或預防疾病的理由進行論述。研究結果將依疾病種類彙編分類。所有本章節中討論到的研究摘要，甚至其他研究摘要都可以在附錄中找到。

重要的是，我們要在開始之前，討論本章節與其他章節中的「治療」一詞。補給品是不能合法使用「治療」這個字詞的，唯有通過美國食品藥物管理局認證的藥物才能聲稱具有「治療」疾病的功效。法規的本意是為了大眾的最佳利益著想，但實際上卻並非總是如此。我們在前一個章節中討論到免疫傳輸因子如何影響健康的機制。它們只能幫助免疫系統，而無法「透過」免疫系統運作，對疾病狀況造成影響。因此，當我們在本章節中討論到免疫傳輸因子能有效「治療」疾病狀況時，只是在簡化「免疫傳輸因子如何『幫助免疫系統』對抗疾病」的說法。

先撇開這點不談，我們在這章會檢視免疫傳輸因子在治療及預防疾病的效用。我們從審視免疫傳輸因子對抗廣泛、複雜的疾病的成功與失敗開始，我們對這些疾病的了解很少，且病因眾多，其包含了癌症、肌痛性腦脊髓炎／慢性疲勞綜合症、多發性硬化症及其他疾病。接著，我們會探討免疫傳輸因子治療特定感染症的效用，包括由皰疹病毒、黴菌、分枝桿菌、細胞壁缺陷細菌及其他病原所引發的病症。最後，我們將著重在免疫傳輸因子真正在疾病管理範疇中大放異彩的領域，也就是透過

個體間免疫力的轉移預防疾病。

(4.1) 疾病治療

超過五十年的時間，在 MedLine 上搜尋免疫傳輸因子，大約有一千篇相關的著作。這些報告中，其中六百份的著作為研究免疫傳輸因子在疾病治療與預防上的醫療價值。所有人一致認為，這塊研究網絡會變得更寬廣，並揭示更多相關的著作。我們將探討利用免疫傳輸因子治療疾病的研究。

♣ 癌症研究

在癌症患者身上，或在實驗室裡從事活「體外癌細胞培植」，投入免疫傳輸因子的研究已有近百個。癌細胞指的是分裂異常的細胞，他們會侵蝕鄰近正常細胞所在的位置，進而吸取該細胞的養分，干擾身體功能正常運作。

癌細胞的名稱，通常描述其對身體造成損害的基礎能力，及其所入侵的正常細胞類型。例如，血癌（leukemia）是由於血液裡的白血球（leukocytes）分裂異常所造成的癌症；淋巴瘤（Lymphomas）與淋巴結（lymph nodes）裡免疫細胞的異常分裂有關；在脂肪、骨骼、肌肉等部位產生的癌細胞稱為惡性腫瘤（sarcomas）；而於肺部、乳房、大腸、膀胱、攝護腺處所產生的癌細胞則為惡性上皮細胞腫瘤（carcinomas）。

癌症始於單一細胞無法停止分裂行為，而該現象發生的原因可能是有某種物質促使細胞不斷分裂，或者傳遞細胞凋亡的訊號（像是細胞自毀程序）失去作用。所幸，當此分裂異常現象發生時，位於細胞膜的蛋

白質會變換其作用，讓免疫細胞，尤其是淋巴球，將這些「自體細胞」視作「非自體細胞」，並消滅之。

根據實驗室內的「活體外研究」，免疫傳輸因子是否強化了淋巴消滅癌細胞組織的效力，這點還有待考量。二○○六年在墨西哥，法蘭可‧莫里納（Franco-Molina）與其他研究人員從乳牛的白血球細胞中取出「可透析白血球萃取物」，驗證其是否可以抑制乳癌細胞分裂並進一步消滅癌細胞；實驗後，研究人員證明「可透析白血球萃取物」的劑量與消滅癌細胞之間的依存效果為正相關，也就是說「可透析白血球萃取物」的劑量越高，其消滅癌細胞的效力就越強大。而「可透析白血球萃取物」對癌細胞以外正常、健康的細胞不會有影響，這說明其萃取物及免疫傳輸因子的組成，對於免疫系統處理病原體特別有助益，同時不會對其他健康組織造成危害。許多「活體外研究」將含有免疫傳輸因子的萃取物實施在癌細胞上進行實驗，亦顯示了同樣良好的結果。除此之外，該項研究也在動物以及人類身上進行了活體實驗。

二○○五年，皮畾達（Pineda）跟他的同事針對老鼠身上源自神經膠質細胞病變所產生的膠質瘤，進行了免疫傳輸因子的效果實驗；他們在這迷人的實驗結果報告上寫下了研究發現：

「免疫傳輸因子大幅縮小了腫瘤，增生了活化 T 細胞（CD2＋）、輔助 T 細胞（CD4＋）、毒殺型 T 細胞（CD8＋）還有自然殺手細胞（NK cell）的數量，同時腫瘤細胞的死亡比例也增加了。」

即使老鼠跟人不一樣，這些研究資料仍舊帶來非常大的希望。小型腫瘤與四種類型淋巴球的增生程度，都和細胞媒介型免疫防禦機制息息

相關。

　　針對免疫傳輸因子在不同癌症患者身上所產生的療效，許多研究都進行了實驗。一九九六年，有一例針對傳統療法沒有反應的攝護腺癌研究，義大利籍的吉安卡羅・彼薩研究員等人，記錄了其所進行的治療法，該項研究創始人將免疫傳輸因子與攝護腺癌細胞中的抗原做結合，每月為病患注射一次，並紀錄之：

> 「若傳統療法不起作用，罹患第三階段攝護腺癌患者的存活率便會非常低。研究報告結果建議採用體液媒介與細胞媒介免疫（CMI）來對付攝護腺腫瘤相關抗原（TAA），這些觀察結果顯示，以活體外製造的免疫傳輸因子為第三階段攝護腺癌患者治療，無論是在活體內外，都能轉移細胞媒介免疫來對抗膀胱與攝護腺腫瘤相關抗原。五十位參與本研究的患者，每個月以肌肉注射的方式接受約二到五單位的特定免疫傳輸因子。接著，患者注射時間從一年到九年都有，結果顯示有兩位患者病情完全緩解，部分緩解的有六位，有十四位患者沒有進一步的轉移性疾病產生。參與本研究的患者，其存活期中位數為一百二十六週，比文獻中記載的同期患者存活率高。」

　　因此，比起一般罹患攝護腺癌患者的預期存活率，免疫傳輸因子的治療法在該研究中明顯地延長癌症患者的壽命；縱使這項發現為癌症治療帶來希望，但在癌症患者病情發展的過程裡，因研究缺乏實際控制組（實際控制組的患者接受除了免疫傳輸因子外的一切治療），而難以判別免疫傳輸因子實際所扮演的角色究竟為何。

　　同年，彼薩等人的研究採用了實際控制組。在該研究裡，實驗組有

九十九位罹患小細胞肺癌（small cell lung cancer）患者接受免疫傳輸因子治療法，而在實際控制組中，則有兩百五十七位肺癌患者未接受免疫傳輸因子治療。兩組對照，接受免疫傳輸因子治療法的患者，其存活期明顯比未接受免疫傳輸因子治療法的患者來得長。

一九八七年，華格納（Wagner）等人在研究報告中記載，有三十二位罹患子宮頸癌的婦女接受免疫傳輸因子治療，其免疫傳輸因子提取自她們丈夫健康的白血球細胞；同時，實際控制組的二十八名子宮頸癌女性患者則無接受免疫傳輸因子治療。接下來的兩年內，受試者經子宮切除手術切除癌細胞組織後，實際控制組二十八名的患者，有十一位病情復發，復發率爲百分之四十；相較之下，實驗組的三十二名病患復發者有五位，復發率僅爲百分之十五。

整體而言，免疫傳輸因子治療癌症的研究效益明顯表示，免疫傳輸因子除在實驗室的實驗環境下可以消滅癌細胞外，對實際處於某些狀態下的病患們也是有效用的。然而，明確指出這方面的研究結果變數有多大，事實上是很重要的。果然，跟上述研究同年度，史琵勒與米勒（Spitler與Miller，一九八七年）便針對免疫傳輸因子治療法在癌症方面的文獻，發表重要的考察評論，總結如下：

「臨床實驗顯示，免疫傳輸因子針對不同惡性腫瘤的作用結果仍有變數。在非隨機臨床實驗中，三百位接受評估的病患裡，約有三分之一的患者獲得臨床受益回報。而隨機研究的結果同樣變數很大。一些隨機臨床實驗主張無病存活率與長期存活的臨床受益率是提升的，但其他的研究報告卻記載，免疫傳輸因子根本不具臨床受益……這份有關免疫傳輸因子在治療惡性腫瘤的臨床效益的文獻回顧，導出了一個結論──免疫傳輸因子

療法可能不是有效的癌症療法。即使它對某些惡性腫瘤確實有效，但在大多數患者身上卻未必可以單獨發揮顯著的效果。或許，免疫傳輸因子在治療腫瘤這方面所扮演的角色，應該會是其他療法的輔佐藥劑，像是手術治療、放射性治療、化學治療。為了適當評估這些可重複比對的研究結果，將必須經過再研究的成果進行標準化，而這標準化成果則可以透過適當的品質控制程序加以評定。」

上述段落中提到，該文章所參考、根據的研究法，早於為了獲取高純度有效免疫傳輸因子萃取物而發展的標準化流程，這項技術開展於一九九〇年代。所幸，現今已經可以獲得這樣的藥劑，運用免疫傳輸因子治療癌症的大規模研究，後來也成立了基金會並進行運作。至少，根據過去十多年的研究，只要病情沒有往壞處逆轉，這樣的治療途徑可望延長癌症患者的生存期。

放射線治療與化學療法在治療的過程中，對患者體內的健康細胞會造成嚴重不良的影響，尤其那些增殖快速的細胞。實際上，這當中有很大部分原因是這些療法傾向於干擾細胞分裂，這樣才可以在不殺死患者的情況下將癌細胞有效移除。為了進行對抗病原體的戰役，免疫細胞必須快速分裂，於此同時，放射線療法與化學治療即會大幅削弱免疫系統進行分裂的能力。

古巴的研究人員證實了以下論點：「由於免疫傳輸因子能刺激淋巴細胞生成，自然也就能有效修復癌症療法給免疫系統帶來的損傷。」費南德茲等人（Fernandez et al）於一九九三年於八位正處在化療階段的白血病患者身上，進行免疫傳輸因子對免疫標記的影響實驗，並比對十四位同樣處於化療階段未接受免疫傳輸因子療法的白血病患者的情況（控

制組）。比對後發現，免疫傳輸因子強化了大量白血球細胞恢復的速度，而相對於控制組，實驗組病患發生伺機性感染的機率也比較低。

二○○四年，俄羅斯衛生部的研究人員，記載了以市售免疫傳輸因子製劑，輔助開刀後胃癌患者復原的益處。免疫細胞與細胞激素的活化程度，代表了免疫活性的強化與再平衡。所根據的報告如下：

「實驗組設置了二十五名病患加入免疫傳輸因子的臨床研究，而這二十五名病患都是在胃癌的臨床分期上，介於第二期與第三期的患者。對照組一樣由二十五位患者組成，其性別、年齡、疾病分類也同樣符合實驗組的疾病分期。兩個組別的胃癌患者均進行了手術治療，在手術後期間，都接受了標準程序的免疫療法。為了刺激非特定免疫系統做出反應，實驗組的病患每日進行免疫傳輸因子複方（TF PLUS）投藥三次，每次服用一顆膠囊，為期三十天，期間同時配合標準療法。在結束綜合療法的過程後，該研究並沒有中斷附加免疫傳輸因子的給藥，這延續療法與病患的臨床改良一樣，對免疫系統、干擾素及細胞激素狀態都顯示有益。血液淋巴細胞裡的輔助型 T 細胞（CD3 ＋、CD4 ＋）、毒殺型 T 細胞（CD8 ＋）、以及血液樣本裡的自然殺手細胞也都增加，並且都明顯活化了細胞媒介免疫反應。在體液媒介免疫反應方面，腫瘤壞死因子（TNF-a）及介白素 1b（IL-1b）的增生數也開始趨向正常化。」

另一則近期的研究，由法蘭可‧梅林納等人（Franco-Melina et al.）在二○○八年提出了引人注目的證據：免疫傳輸因子是癌症治療中的強效輔助藥劑。二十四名罹患非小細胞肺癌的受試病患分成兩組，一組

接受標準化療，另一組所接受的治療則含有名爲強效免疫 C 反應蛋白（ImmunePotent CRP）的免疫傳輸因子藥劑。實驗後發現，免疫傳輸因子對治療成果有相當顯著地影響，作者的紀錄如下：

「強效免疫 C 反應蛋白的投藥，能夠引發免疫調節活性（指增加白血球細胞總數與 T 淋巴細胞次群：CD4（＋），CD8（＋），CD 16（＋）與 CD56（＋），同時維持二氫睪固酮（DHT）的濃度），延長病患生存期。這顯示免疫防禦機制在非小細胞肺癌患者身上有著抗化療副作用的成效……我們的研究顯示，強效免疫 C 反應蛋白給藥與放射治療、化療同時進行，可以維護患者免疫系統並延長病患的生存期。」

另外，也有研究指出，在對抗由免疫系統功能被抑制而產生的伺機性感染方面，免疫傳輸因子扮演著幫助癌症患者的重要角色。根據凱奇爾（Ketchel）等人在一九七九年的發表：

「我們採用免疫傳輸因子治療十五名患者，其中大部分患者罹患白血病，有些病患感染黴菌、病毒、或是結核桿菌，但對正規治療法均無反應。有七成受評患者在接受免疫傳輸因子療法後，其感染狀況便得到控制。顯然免疫傳輸因子的臨床實驗結果是有益的，同時也是一項值得進一步探討的治療方式。」

因此，免疫傳輸因子除了在作爲癌症附屬療法有相當的效益潛力之外，還能幫助免疫系統進行自我修復、避免手術治療及化學治療所帶來的傷害，以及降低癌症患者在化療過程中的感染機率。

❧ 肌痛性腦脊髓炎（ME）／慢性疲勞綜合症（CFS）

　　肌痛性腦脊髓炎（ME），又稱慢性疲勞綜合症（CFS）或慢性疲勞免疫缺乏症候群（CFIDS），患者會產生間歇性認知障礙（俗稱腦霧），或有全身不適、站立時頭昏眼花、容易痠痛疲勞、睡眠品質低下等其他症狀。其病因尚不清楚，病情可能慢性發展但也可能急速惡化，通常伴隨病毒感染疾病。

　　　肌痛與腦脊髓炎併發，代表腦袋與脊髓裡產生了疼痛炎症

　　許多案例顯示，為肌痛性腦脊髓炎（慢性疲勞綜合症）所苦的患者，其 Th1 型（細胞媒介）免疫系統活動微弱，可能是因為某種的 Th2 型（抗體媒介）免疫反應機制長期活化的關係。為了殺死受病毒或細菌感染的細胞，Th1 型免疫反應與巨噬細胞、毒殺型 T 細胞、自然殺手細胞的活化息息相關。肌痛性腦脊髓炎（慢性疲勞綜合症）權威——蘭希・克莉瑪斯博士，在最近的報告中提出，將患有肌痛性腦脊髓炎（慢性疲勞綜合症）的女性，按照其體內自然殺手細胞活動頻率分組觀察之後發現，那些體內自然殺手細胞活動頻率低於正常值的患者，認知障礙症狀較為嚴重，活動力更低，身體機能在日常生活的運作也更顯困難。

　　Th1 免疫反應若低下，無論是先天因素或是後天造成，都等於將患者暴露在易感染伺機病原的環境之下。人類皰疹病毒第六型（HHV-6）為八種皰疹病毒中的一種，患有肌痛性腦脊髓炎（慢性疲勞綜合症）的人接受測試是否感染該病毒後，大多數結果呈現陽性反應。人類皰疹病毒第六型亦好發於多發性硬化症患者身上，這說明了可能與罹患該綜合症的病人同樣處於免疫機制失調的狀態有關。

　　感染人類皰疹病毒第六型與肌痛性腦脊髓炎（慢性疲勞綜合症）症

狀之間的關係，根據柯根寧（Kogelnik）等人於二〇〇六年發現，透過一種叫做 valganciclovir 的抗皰疹病毒劑前驅藥，似乎能降低一些罹患肌痛性腦脊髓炎（慢性疲勞綜合症）病人感染人類皰疹病毒第六型的機會。在之後的章節我們會討論到，包含人類皰疹病毒第六型在內，脊髓與腦神經感染若受到不同變種的皰疹病毒感染，會造成擴散性背痛與反覆性的劇烈頭痛。這或許也可以解釋肌肉疼痛與肌痛性腦脊髓炎（慢性疲勞綜合症）之間的關係。該主題會在稍後進行討論。

活動後的全身乏力最令肌痛性腦脊髓炎（慢性疲勞綜合症）患者感到沮喪，即使他們再怎麼想藉由運動來強化身體，許多患有此症狀的病人還是無法辦到；對他們而言，運動通常不是增進健康，而是加重病情。疾病預防控制中心（CDC）將活動後全身乏力的現象定義為「身體或精神疲勞的復發症狀」。如果發生症狀，實際上讓罹病個體只能從事負擔性較低的工作。

研究說明，由 Th1 型領導的免疫系統記號，像是自然殺手細胞，其數量在經過個體進行中等強度的運動後便會增加。但像上述提到的，許多肌痛性腦脊髓炎（慢性疲勞綜合症）患者，體內自然殺手細胞受活化的程度，低於一般人應有的基礎值；或許運動能短暫強化 Th1 細胞媒介免疫反應，促進免疫系統發生作用，讓不管感染何種病原的患者都可以阻斷該病原在體內扎根。而隨著免疫戰爭強度的增加，這可能又會引發病情、累加免疫系統辨識經驗，同時因為病患身體尚無法抵抗病原，所以在一兩天之內會感覺更虛弱。這就是疾病預防控制中心提到的「復發症狀」，也就是在身體完全恢復到正常的狀態前，會不斷處於生病的狀態。

因為免疫傳輸因子能增加毒殺型 T 細胞、巨噬細胞、自然殺手細胞的活化程度，邏輯上可以假設，免疫傳輸因子治療法可讓肌痛性腦脊髓炎（慢性疲勞綜合症）患者，尤其是那些體內自然殺手細胞數量稀少的

病人大大地獲益。藉由降低 Th2 型免疫反應規模與其活動結果所導致的症狀（如過敏現象、自體免疫行為等），可相對強化 Th1 細胞媒介免疫反應，來平衡免疫防禦機制。茵希‧克莉瑪斯醫師等人在二〇〇一年回顧治療策略時提到，矯正 Th1/Th2 免疫反應平衡能使肌痛性腦脊髓炎（慢性疲勞綜合症）病患恢復健康；同一年，這個論點被帕塔加‧蒙尼洛等人（Patarca-Monero et al，二〇〇一年）在慢性疲勞綜合症的專門研討會上引用：

「在慢性疲勞綜合症患者身上可以看出，其體內受免疫系統領導的免疫細胞活化功能低下，而輔助 T 細胞的 Th2 型細胞激素反應，在淋巴細胞受到活化時，卻占有先機。Th2 型免疫防禦機制會分泌細胞激素，如：細胞白介素（-4、-5 及 -10），這有利於 B 型淋巴細胞作用，製造免疫球蛋白。因此，Th2 型免疫防禦發動的優勢在於它與病症的一致性，像是自體免疫或過敏現象，都是因為免疫球蛋白分泌異常的關係。許多慢性疲勞綜合症療法均提到，可以降低 Th2 型免疫防禦在慢性疲勞綜合症病患身上所產生的優先反應，從而提高 Th1 型免疫防禦的反應效率，這有助於巨噬細胞與自然殺手細胞發揮其作用。尤其是自然殺手細胞，它們天生具有直接殺死入侵微生物與癌細胞的作用，但這作用在未接受治療的慢性疲勞綜合症（Th1 型免疫活化能力低下）病患身上是很難發揮其功效的。」

一些著名的肌痛性腦脊髓炎（慢性疲勞綜合症）用藥，像是 Ampligen、Kutapressin 和異丙肌苷（Imunovir），似乎都具有將 Th2 型免疫防禦的免疫反應轉向 Th1 型，使兩者的免疫防禦達到平衡的功能。

亞伯丁大學的研究人員，威廉斯等人（Williams et al, 2005），在二〇〇五年發表了抗生素治療法，爲部分肌痛性腦脊髓炎（慢性疲勞綜合症）病患帶來福音，抗生素療法增強了 Th1 型與 Th2 型免疫反應的細胞激素分泌，像是報告中提到的 moxifloxacin 抗生素與 ciprofloxacin 抗生素，或是優先增加 Th1 型相關細胞激素分泌的開羅理黴素（clarithromycin）。至少在短時間之內，這些抗生素或許可以爲病患矯正體內的 Th1 / Th2 免疫反應平衡。

上述所討論的抗生素，包括 Ampligen、Kutapressin 和異丙肌苷在內，並不直接影響 Th1 / Th2 免疫反應平衡的矯正，而且在許多病患身上並不起作用。但免疫傳輸因子卻能透過免疫細胞天生即可解讀的方式，有效地直接刺激 Th1 型免疫防禦產生反應。

即使已經有邏輯表示可將免疫傳輸因子用於肌痛性腦脊髓炎（慢性疲勞綜合症）的治療，但這方面相關的研究卻還屬少數，而在這些有限的研究中並沒有明確敘述其對於免疫調節作用的影響，因此難以判斷免疫傳輸因子療法在個案中成敗與否的關鍵究竟爲何。無論如何，即使爲數不多，仍有研究十分肯定免疫傳輸因子在治療肌痛性腦脊髓炎（慢性疲勞綜合症）上的優異表現。也許在未來，包含針對人類皰疹病毒第 6型與其他類似病毒的治療，能更普遍投入新的標準化免疫傳輸因子的研究，並釋出更多統一的研究成果。

來自馬里蘭貝賽斯達國家癌症學會的保羅・李凡教授，在一九九六年發表了三則將免疫傳輸因子用於治療肌痛性腦脊髓炎（慢性疲勞綜合症）病患的相關研究。所有文章都收錄在同一期的「Biotherapy」期刊裏，其中有兩篇是和義大利籍的吉安卡羅・彼薩研究員等人共同撰寫的，除這兩篇和保羅李凡發表的三則研究外，另外還有一篇研究揭示將免疫傳輸因子用於治療肌痛性腦脊髓炎（慢性疲勞綜合症）的可能性。

根據李凡教授所發表的第一篇研究表示，免疫傳輸因子對皰疹病毒，包含人類皰疹病毒第四型（EBV）、人類皰疹病毒第六型（HHV-6）以及巨細胞病毒（CMV）在內，有著特殊的影響，其可能對肌痛性腦脊髓炎（慢性疲勞綜合症）患者有所助益，因為多數接受測試的患者都有良好結果。而且在另外兩則小型研究的原稿中，記載了研究人員在肌痛性腦脊髓炎（慢性疲勞綜合症）患者身上，實驗免疫傳輸因子療法的過程與結果。

其中一則的研究裡，亞伯拉許博士跟他的研究員們於一九九六年，為兩位檢查人類皰疹病毒第六型結果呈現陽性的病患，投以免疫傳輸因子治療。其中一位患者為二十四歲的男性學生，感染人類皰疹病毒第六型後，其體內巨細胞病毒抗原也隨著增高，並且承受著典型的肌痛性腦脊髓炎（慢性疲勞綜合症）症狀。有意思的是，跟一般肌痛性腦脊髓炎（慢性疲勞綜合症）患者的情況不同，這位男性患者體內原本應該會因感染病毒而受到抑制的自然殺手細胞數量，居然也跟著增加了。

另一位受試患者，是同樣呈現肌痛性腦脊髓炎（慢性疲勞綜合症）症狀的二十七歲女學生，她頭痛、注意力集中困難、記憶困難，還出現抑鬱狀態，除此之外，還包含喉嚨痛、淋巴腫大等不是肌痛性腦脊髓炎（慢性疲勞綜合症）患者必定會出現的其他症狀。檢查後發現，她不只感染人類皰疹病毒第六型，也感染了人類皰疹病毒第四型。

上述提到的第一位患者，根據實驗結果顯示，但其體內的人類皰疹病毒為第六型，在投以免疫傳輸因子治療兩個月後獲得消除。同樣在第二名患者身上，人類皰疹病毒第六型跟第四型感染症狀，在經過五個月的免疫傳輸因子治療後，也都解除了。

儘管第一名患者身上的人類皰疹病毒感染獲得解除，但其在臨床上並沒有表現出明顯地進步。相反的，第二名患者在健康方面卻獲得了大

幅度的改善。實驗人員是這樣記載的：

> 「第二名患者的身體狀況持續獲得改善，到後來已經恢復到可
> 以進行正常活動。她的狀況在兩年後完全恢復正常。」

　　上述提到關於兩位患者之間不同的恢復狀態，原因並不清楚。然而，對這兩位患者健康改善狀況在臨床指標上有所相異的情形，其實不需要感到驚訝；研究中記錄，兩位患者所展現發病的臨床症狀大不相同。他們都會感到疲勞；但卻不是兩者都像第二名病患一樣喉嚨痛與淋巴腺腫大。兩者都感染人類皰疹病毒第六型，但只有第二名病患的人類皰疹病毒第四型檢測呈現陽性反應。該兩位患者之間還有多少症狀上的差異也並不明確。

　　第二次研究實驗由李凡博士與達文奇等人在一九九六年主持，在該實驗中，分別將免疫傳輸因子投於二十名患有肌痛性腦脊髓炎（慢性疲勞綜合症）的病人以進行治療，其中有十二名患者接受的免疫傳輸因子專門對抗巨細胞病毒與人類皰疹病毒第四型的「免疫傳輸因子預備一號」；有六名患者則接受廣效性免疫傳輸因子：「免疫傳輸因子預備二號」；剩下兩名患者，一名接受對抗人類皰疹病毒第四型與人類皰疹病毒第六型的專效免疫傳輸因子：「免疫傳輸因子預備三號」。另一名則按先後順序，先接受「免疫傳輸因子預備一號」，再接受「免疫傳輸因子預備三號」。研究裡，資料顯示可能全部的受試者，均以口服藥劑的方式接受免疫傳輸因子投藥。

　　可惜的是，實驗主持者表示該實驗亦加入了「安慰劑對照」設計，但實際上卻不然。所有病患均接受免疫傳輸因子的投藥治療，而病患們身上展現出的不同現象，都是來自免疫傳輸因子在治療過程中，因為受

4

到時間、免疫傳輸因子萃取物性質影響所產生的差異。

　　臨床上顯示健康狀況得到改善的，接受「免疫傳輸因子預備一號」的十二名患者中有七名，另外三名為接受「免疫傳輸因子預備二號」的受試者；此外，有接受「免疫傳輸因子預備三號」的患者（包括先接受免疫傳輸因子預備一號之後再接受免疫傳輸因子預備三號的患者），在臨床上也獲得症狀改善。改善部分包含了喉嚨痛、肌肉疼痛、關節痛、頭痛，精神不集中的狀況。疲勞沒有被列於獲得改善的項目，但病患的疲勞程度依舊被假定是一個受影響的變數。在實驗過程中，即使病情有所進展，仍有一名患者因為症狀明顯地惡化而退出，也有一名因痤瘡而退出。在上述實驗裡，臨床症狀改善與人類皰疹病毒第六型、巨細胞病毒和人類皰疹病毒第四型的存在並沒有確切的關聯性。

　　最後，以方法論的立場來看，該實驗並不完美，而且受試者們呈現出各種不同的臨床症狀及病毒感染狀態。即使如此，免疫傳輸因子還是對於超過半數（百分之六十）的患者有所助益。

　　第三個實驗，同時也是最後一個實驗，則使用免疫傳輸因子治療因肌痛性腦脊髓炎（慢性疲勞綜合症）引起併發症狀的病患。位於布拉格的漢娜等研究人員，在一九九六年進行免疫傳輸因子對兩百二十二名患有免疫細胞不全（CID）的病人的影響評估，其中有些患有衰弱性疲勞，以及（或者）有感染人類皰疹病毒第四型與巨細胞病毒。其實，免疫細胞不全泛指任何一種免疫系統功能缺陷的情形，其成因涉及 Th1 型（細胞媒介）和（或）Th2 型（抗體媒介）免疫調節的抑止與失衡。

　　受試者在八週的過程中，全程接受六劑免疫傳輸因子注射，並在八週前後均實施免疫系統功能檢測。對於受病毒感染的患者，則在注射藥劑裡添加了免疫球蛋白 G（immunoglobulin-G）作為其補充維生素。

　　本研究中的受試者年齡從十七歲到七十七歲都有，受試年齡層相當

廣泛。爲了測試年齡對免疫傳輸因子療法是否產生影響，研究人員將受試者依照年齡分成三組：十七歲到四十三歲一組（一百二十三名受試者）、四十四歲到五十三歲一組（五十二名受試者）、五十四歲到七十七歲一組（四十七名受試者）。

免疫傳輸因子療法對大多數的患者來說是很有效的，無論是在削弱病毒活動能力、增加 T 細胞數量、或在改善臨床症狀方面都是如此。有意思的地方在於免疫傳輸因子對不同年齡組別病患身上產生的效用，有相當顯著地不同。研究人員記載如下：（括號當中的字爲標示說明）

「根據臨床階段測試，病患接受 Immodin（免疫傳輸因子）治療後，呈現的結果如下：A 組（最年輕的組別）裡，一百二十三位裡有九十八位病患完全康復，有另外十二位患者部分症狀得到改善，剩下十三位（佔全組的百分之十點六）沒有成效；B 組（年齡層居中的組別）裡，五十二人裡有二十七位完全康復，十九位部分症狀改善，剩下六位（佔全組的百分之十一點五）沒有成效；C 組（年齡層最大的組別）裡，十五位完全康復，十八位部分症狀改善，剩下十四位（占全組的百分之二十九點八）沒有成效。」

這個研究所獲得的數據，顯示了免疫傳輸因子對於受試者的益處，尤其能幫助年輕的受試者完全康復。的確，研究人員肯定多數年輕患者是「被治癒」的，代表臨床症狀（例如：疲勞、頭痛、肌肉疼痛等）的消失。這對年輕的病患來說，是令人充滿希望的消息。

T 細胞數量隨著免疫傳輸因子療法而增加，與年齡相關的臨床症狀改善比例也是依照這樣的模式運行。臨床症狀在受試者身上改善的比例，

以「由年輕到年老」作區分來看，分別為百分之八十九、百分之八十八與百分之七十。如此與年齡相關的作用，可能肇因於隨著年齡的增加所造成的 T 細胞數量減少和免疫系統的健康程度下降。或許，高年齡層受試者身上的免疫系統，對於像免疫傳輸因子之類的免疫調節劑反應較不靈敏。

　　針對免疫細胞不全（CID）症狀的實驗結果，雖然跟肌痛性腦脊髓炎（慢性疲勞綜合症）有所不同，但卻集合了同樣體內淋巴細胞總數稀少的肌痛性腦脊髓炎（慢性疲勞綜合症）患者作為特定次群。如先前所述，肌痛性腦脊髓炎（慢性疲勞綜合症）的患者裡，並非所有人都呈現體內淋巴細胞稀少的狀態；而將研究免疫細胞不全患者所取得的數據，與兩則早於免疫細胞不全實驗的較小型研究資料結合後，所得到的結果即能說明，免疫傳輸因子對體內免疫細胞數量（包含淋巴細胞、T 細胞與自然殺手細胞）稀少的那些肌痛性腦脊髓炎（慢性疲勞綜合症）患者來說，確實是有特殊效益的。

　　近年來，儘管新的公認肌痛性腦脊髓炎（慢性疲勞綜合症）生化指標沒有再出現，但對那些受此病症折磨的患者而言，檢測體內的自然殺手細胞，能讓他們在了解病情的狀態下，決定是否採用包含免疫傳輸因子在內的療法。重述以上說法，根據有限且可用的資料顯示，體內自然殺手細胞稀少的患者，也許就是透過免疫傳輸因子來增進免疫能力的最佳受益候選人。

　　另外尚有針對免疫傳輸因子使用於治療肌痛性腦脊髓炎（慢性疲勞綜合症）的研究提出可靠證明，肌痛性腦脊髓炎（慢性疲勞綜合症）、皰疹病毒感染，與 Th1 型（細胞媒介）免疫力之間確實存在相關性；研究也清楚地說明，免疫傳輸因子確實對治療皰疹病毒（請見後續章節）和加強 Th1 型（細胞媒介）免疫反應，有著極大的效用。總言之，這些

都是相當具說服力的理由，讓免疫傳輸因子可以在設計良好的研究中，有效地投入治療感染疱疹病毒或 Th1 型（細胞媒介）免疫反應微弱的肌痛性腦脊髓炎（慢性疲勞綜合症）特定次群患者。

誠如上一篇章所討論，科學常規的演變十分緩慢。在二〇〇六年，疾病預防控制中心（CDC）對大眾實施了認識肌痛性腦脊髓炎（慢性疲勞綜合症）的教育活動，並對其進行基本症狀的評估，肌痛性腦脊髓炎（慢性疲勞綜合症）在當時都還被統稱為慢性疲勞綜合症（CFS）；但疾病預防控制中心與其他相關單位，對於免疫傳輸因子用於慢性疲勞綜合症的議題，卻沒有提及。

🍀 纖維肌痛症（Fibromyalgia）

通常講到肌痛性腦脊髓炎（ME）／慢性疲勞綜合症（CFS），就會同時提到纖維肌痛症（FM）。雖然這些病症有許多相同的症狀，包括疲倦、頭痛、腦霧、大腸激躁症、睡眠障礙等，但還是有許多不同的病徵。最大的差別在於纖維肌痛症患者會有全身慢性加劇的痛覺，與特定身體部位的疼痛處。纖維肌痛症患者全身有十八處（兩邊各九處）會出現劇烈疼痛。這些痛點分布於背部，從頭部耳後向下到膝蓋內側之間。美國風濕病學會（American College of Rheumatology）指南指出，身體出現十一處或更多痛點的患者被診斷為纖維肌痛症。

目前為止，雖然有其他研究報告以一些纖維肌痛症患者作為受試者，但尚未有任何檢視免疫傳輸因子用於纖維肌痛症的報告。最近肌痛性腦脊髓炎／慢性疲勞綜合症的研究都著重於免疫系統的功能障礙，纖維肌痛症的研究則去蕪存菁地著墨於腦部與脊髓處理疼痛訊號的過程與肌肉產生疼痛的問題。纖維肌痛症患者輸送疼痛信號的神經元變得對疼痛信號特別敏感，這表示這些細胞非常注意疼痛信號，甚至可能還有效

地放大了這些信號。對照組的健康受試者與纖維肌痛症患者腦部多巴胺（dopamine，腦部細胞所使用的神經傳導物質）的分泌型態也有不同。多巴胺藉由在神經元上插入專門的受體在腦部活動上發揮作用。多巴胺在行為與經驗中所扮演的最終角色，取決於多巴胺在腦部作用的位置。多巴胺的水平在某些區域中與愉悅感有關，在某些區域則與動作有關，在其他區域則會影響疼痛知覺。

麥基爾大學（McGill University）疼痛研究中心的研究學者（Woode等人，二○○七年）最近指出纖維肌痛症患者的特定腦部區域，包括基底核，面對疼痛反應時，增加多巴胺的速度非常遲緩。而健康對照組的情況則是：反映的疼痛等級與多巴胺的釋放水平成正比；但纖維肌痛症患者的情況則否。的確，他們所反映的疼痛等級比對照組來得高，但大腦基底核中所釋放的多巴胺卻比較少。有些纖維肌痛症患者的多巴胺水平只有些微波動，甚至檢測不到任何改變。

基底核中減少的多巴胺釋放量有助於解釋另一個實驗室最近的發現。德國的研究學者（Schmidt-Wilcke 等人，二○○七年）在研究中發現纖維肌痛症患者的基底核中的灰質（gray matter）量有增加的現象。灰質反映部分的神經元，亦即接收多巴胺訊號的細胞。若基底核中的多巴胺水平過低，等待多巴胺訊號的神經元就會為了接收微弱的多巴胺訊號進行分支，並有效地變大。理論上，這樣會導致該區的灰質增加。因此，若纖維肌痛症患者基底核中的多巴胺水平有限，那麼就能預測灰質的量會增加。

纖維肌痛症患者的多巴胺水平過低與疼痛加劇間的連結，也有助於解釋為何有些抗抑鬱劑能有效減少許多纖維肌痛症患者的疼痛感。過去，這樣的效果被解釋為源於血清素（serotonin）水平的增加。這或許是真的，因為血清素參與了脊髓調節疼痛訊號的處理過程。然而，這樣的

效果也可能源於腦內多巴胺水平的增加。所有的抗抑鬱劑，包括被標示為選擇性血清素再吸收抑制劑（Selective Serotonin Reuptake Inhibitors，SSRIs）的藥劑似乎都能增加多巴胺的水平。

若多巴胺水平過低真的是造成纖維肌痛症患者疼痛的原因，那麼提高多巴胺水平應能減緩疼痛。華盛頓特區的風濕病學家荷曼（Holman）與邁爾斯（Myers）於二○○五年表示接受普拉克索（Pramipexole）超過十四週的纖維肌痛症患者，有百分之四十二的人疼痛等級都減少超過百分之五十，普拉克索是一種能增加腦內多巴胺水平的藥物。相較之下，接受安慰劑治療的患者，僅有百分之十四的人有類似的疼痛減緩狀況（荷曼與邁爾斯，二○○五年）。

目前許多纖維肌痛症患者都接受抗抑鬱劑威博雋（Wellbutrin，或作bupropion）或抗猝睡症藥物普衛醒（Provigil，學名為 modafinil）以治療疲倦。這兩種藥物主要的作用都是增加多巴胺的水平（Murillo-Rodriguez等人，二○○七年）。這或許能確定這類患者的疼痛是否能獲得紓緩。

顯然，肌痛性腦脊髓炎／慢性疲勞綜合症與纖維肌痛症的相關研究正朝向不同的方向。近期的研究指出，在某個層面上，纖維肌痛症的病理可能與腦部與脊髓對疼痛信號的處理有關，或許和多巴胺釋放減少與特定腦部區域的尺寸與結構改變有關。很可能纖維肌痛症的病理與許多肌痛性腦脊髓炎／慢性疲勞綜合症的病例一樣，都是由感染症或免疫功能失調所引起的，但這仍有待商榷。

在考量到補充免疫傳輸因子的安全性與它們的潛在益處後，確定它們是否能有效幫助纖維肌痛症個別病例最好的方式就是：在醫師的建議下，服用數個月的免疫傳輸因子。

♣ 類風濕性關節炎（Rheumatoid arthritis，簡稱 RA）

類風濕性關節炎（RA）被歸類為關節炎的其中一個分支病症，也就表示「關節發炎」。關節炎的病因依其被賦予的名稱而有所不同。

類風濕性關節炎是一種讓身體衰弱的慢性病症。發病時，身體似乎會攻擊關節裡的健康細胞，造成發炎與疼痛。檢驗顯示，百分之五十到九十五的成年類風濕性關節炎患者都有高水平的「類風濕因子」（rheumatoid factor）或免疫球蛋白 M（immunoglobulin M，IgM）。我們在第一章的時候已經談到免疫球蛋白就是抗體的另一種說法。高水平的免疫球蛋白表示發炎是由異常升高的 Th2 抗體媒介反應所引起的，也就是抗體指示免疫細胞攻擊「自體細胞」。

人體每一個可動關節的骨頭末端都包覆著一層稱為滑膜（synovium）的黏膜。當免疫細胞進入滑膜下的關節液，攻擊自體細胞並引起發炎時，就會發生類風濕性關節炎。

與類風濕性關節炎有關的免疫反應中，有一種促炎性細胞因子是「腫瘤壞死因子」（tumor necrosis factor），簡稱 TNF。目前許多製藥公司控制類風濕性關節炎的方法都著重於降低腫瘤壞死因子的水平。這些藥包括恩博（Enbrel）、瑞米凱德（Remicade）與復邁（Humira）。這些藥物並非針對類風濕性關節炎免疫活化的根本病因作用，而是抑制免疫系統的慢性活化作用。這些藥物創造了奇蹟，但有個事實也日益清晰，那就是這些藥物對免疫系統的抑制作用也會產生有害的副作用。

梅約診所（Mayo Clinic）的研究學者二○○六年時，在《美國醫學會期刊》（Journal of the American Medical Association）發表了一份數據分析，其數據來自好幾個使用瑞米凱德與復邁的臨床實驗（恩博被排除在外，但有一種類似的藥物）。分析顯示，接受瑞米凱德與復邁的類風濕性關節炎患者罹患癌症的機率高出三點三倍，得到嚴重感染症的機率

也高出了兩倍。

製造腫瘤壞死因子阻斷劑的藥商與美國食品藥物管理局都知道這樣的疑慮。恩博的網頁（www.enbrel.com）清楚地陳述了這樣的資訊。其中提到的副作用包括：「嚴重的神經系統疾病，像是多發性硬化症、癲癇或眼部神經發炎」。同時，請注意恩博文本裡誤用了「治療」（treat）一字。免疫抑制劑（immunosuppressants）幾乎不能「治療」疾病，更確切地說，它們只能幫忙控制症狀。意即，免疫抑制劑無法治癒任何一種疾病。

 專欄

服用恩博時我需要知道哪些重要資訊？

恩博是一種稱為腫瘤壞死因子阻斷劑的融合蛋白質，它會阻斷人體免疫系統製造腫瘤壞死因子的作用。患有類風濕性關節炎、僵直性脊椎炎（ankylosing spondylitis）、乾癬性關節炎（psoriatic arthritis）與乾癬（也做牛皮癬）這類免疫疾病的患者體內有過多的腫瘤壞死因子。恩博能將體內腫瘤壞死因子的量降回正常水平，幫助治療你的疾病。這麼做的同時，恩博也會降低你的免疫系統對抗感染的能力。

所有藥物皆有副作用，包括恩博。服用恩博可能產生的副作用包括：

嚴重的神經系統疾病如多發性硬化症、癲癇或眼部神經發炎，
少數的報告指出會引發嚴重的血液疾病（有些有致命的可能）。

醫學研究指出，服用任何一種腫瘤壞死因子阻斷劑，包括恩博的人，罹患淋巴瘤（lymphoma，一種癌症）的機率比一般人高。類風濕性關節炎與乾癬性關節炎患者罹患淋巴瘤的風險可能會高出數倍。

包括恩博在內的腫瘤壞死因子阻斷劑的角色，在淋巴瘤的發展裡仍然未知……。

一份研究幼年型類風濕性關節炎（Juvenile rheumatoid arthritis，JRA）患者的醫學報告指出，患者成年後發生感染症、頭痛、腹痛、嘔吐與噁心的症狀和一般人比起來較頻繁。

如先前所討論的，免疫傳輸因子在許多方面能幫助重建細胞媒介（Th1）／抗體媒介（Th2）免疫反應間的平衡，包括增加自然殺手細胞、毒殺型 T 細胞與巨噬細胞的水平。免疫傳輸因子應能減少抗體媒介免疫的活性，將反應曲線拉向細胞媒介（Th1）。若抗體媒介免疫活動在自體免疫疾病的病理中真有影響，那麼免疫傳輸因子或許能藉由幫助免疫系統重拾平衡，並對這些疾病產生作用。關於類風濕性關節炎，見證的傳聞比比皆是，但已發表的文獻卻有限。所以，公開支持免疫傳輸因子能幫助類風濕性關節炎患者的資料也不多。有趣的是，這些數據強調了一個重點，許多研究學者認為類風濕性關節炎和細胞媒介免疫過度活化有關。若此論點為真，那麼免疫傳輸因子對類風濕性關節炎的效用不但有限，可能還會加劇病症的嚴重性。但這種情況似乎沒有出現。

一九八五年，喬治史庫（Georgscu）進行有史以來，在類風濕性關

節炎疾病管理上，最大的免疫傳輸因子效用檢視研究報告。兩年內，持續追蹤五十名女性患者的狀況，並每三個月作一次評估。前六個月，患者接受非類固醇消炎止痛藥作為治療基礎，並於每週注射免疫傳輸因子。六個月之後，則改為每月注射一次。作者指出，「有三十五位（百分之七十）病患獲得極佳、非常好與良好的結果」，讓他下了結論，他說：

> 「這份研究報告證實了以下的事實，亦即免疫傳輸因子的特別
> 免疫療法對類風濕性關節炎的治療有重要的助益。」

　　三個全都在一九七〇年代進行的小型研究，檢視了免疫傳輸因子對幼年型類風濕性關節炎的影響，其中的兩項研究有正面的結果（Kass 等人，一九七四年；Grohn 等人，一九七六年），一項為負面結果（Hoyeraal 等人，一九七八年）。有趣的是，在結果為負面的研究中，免疫傳輸因子的製備不但沒有改善幼年型類風濕性關節炎的症狀，連通常會隨著免疫傳輸因子施用而改變的免疫活動也沒有發生。事實上，確實有許多受試者出現 T 細胞水平下降的情況，和其他人一貫的免疫傳輸因子療法報告相反。這樣的發現讓人質疑這份研究中，免疫傳輸因子製備的可行性。

　　免疫傳輸因子對類風濕性關節炎發揮正面作用的確切做法我們不得而知。如先前所提及的，它們能藉由將傾向抗體媒介反應的免疫活動拉往細胞媒介反應，進而有效平息可能會形成某些關節炎病症的自體免疫活動。也有可能是免疫傳輸因子直接抑制過度活化的免疫反應。本章節隨後將會討論到這個議題。此外，長期以來，一些形式的關節炎病症都被推測是由細菌感染所引發，而這需要強大的細胞媒介反應才能抵抗。在這類型的病例中，免疫傳輸因子能幫助身體消除潛在的感染，有助於對抗關節炎。

研究同時也指出，免疫傳輸因子和上述藥品一樣，會降低腫瘤壞死因子的水平。古巴的科學家於二○○五年提出一項研究報告，他們評估免疫傳輸因子對包括腫瘤壞死因子在內的細胞激素之影響，白血球在受到脂多醣（lipopolysaccharide，簡稱LPS）刺激後，會對抗這些細胞激素，脂多醣為細菌細胞壁的一部分（Fernandez. Ortega等人，二○○五年）。從可透析白血球萃取物中所呈現的免疫傳輸因子得知，腫瘤壞死因子是受到抑制的。同一間實驗室也於一年前發表了類似的發現。

想想像復邁與恩博這些帶有潛在危險性的藥物，其功用就是要抑制腫瘤壞死因子。雖然免疫傳輸因子抑制腫瘤壞死因子的功效是否比藥有效仍有待商榷，然而，若要比較這些物質截然不同的安全性，及免疫傳輸因子對免疫健康的額外益處，即便免疫傳輸因子的效力低於藥品，它仍然會是首選。

♣ 多發性硬化症——證明並非所有病症都能藉由平衡細胞媒介／抗體媒介免疫反應來醫治

多發性硬化症（MS）是一種複雜的疾病。往往在成年後開始發作，但也可能發生在孩童或青少年時期，女性的發病率大於男性，且多發生在白種人身上。若一對同卵雙胞胎中有一人患有多發性硬化症，則另一人罹病的機率介於百分之二十至五十，這表示該病症基因遺傳的傾向（genetic predisposition）。如第二章所述，維生素D匱乏被認為是造成多發性硬化症的原因之一。的確，一對同卵雙胞胎中，若其中一人患有多發性硬化症，健康的那個通常較常曬太陽，日曬對維生素D合成極為重要。

多發性硬化症發病可以是慢性或突發性。該病症是漸進性的，意味著其通常會隨著時間惡化。最初，病徵往往會遵循一個復發與緩解的模

式發生，在這個模式裡，靜止期後通常會發病。隨著時間增加，大多數病患的症狀會逐漸發展，也會愈來愈常發病。所有的病例中，有百分之五十的多發症硬化症最終會致命，另外有百分之十五的多發性硬化症患者會希望結束生命。

有種稱為髓磷脂（myelin）的脂肪物質包繞在腦部與脊髓中多數神經元周圍，當這種物質開始消失時，就會發生多發性硬化症。神經元之間藉由釋放化學物質傳遞訊息，同時也是透過同樣的方式讓我們的肌肉可以動作，讓我們可以說話。這些化學物質開始釋放時，會有一個極小的電子震盪，它會沿著神經元抵達延伸的地方，也就是軸突（axon）。軸突就像是一條手臂，能觸及其他的神經元或肌肉。軸突被髓磷脂包覆，髓磷脂是由腦部與脊髓中的主要細胞，神經膠細胞所生成的。因為一些原因，罹患多發性硬化症時，患者的髓磷脂鞘（myelin sheath）會減少，進而讓神經元出現脫髓鞘（demyelination）現象。沒有髓磷脂，電子震盪就無法有效抵達軸突。沒有電子震盪，化學物質就無法在細胞間傳遞。若無法釋放化學物質，信號就無法發送，受影響的系統就無法運作。

導致多發性硬化症狀的就是這個過程——由脫髓鞘造成的信號傳遞不良。病徵類型將取決於脫髓鞘的神經元為何。因為動作障礙是最明顯的症狀，所以多發性硬化症通常會被定義為與動作障礙有關的病症。不過，多發性硬化症也有一連串的「隱性」病徵，包括認知與情緒上的障礙，取決於發病的區域。這類病徵有性功能障礙，包括男性勃起障礙與皮膚感覺改變，像是麻木與刺痛感，也都很常見。

這個病症引起脫髓鞘的真正原因仍未知，但一般認為該病症與自體免疫過程有關，過程中，身體的免疫細胞會脫序地攻擊形成髓磷脂的神經膠細胞。也有可能是因為這些神經膠細胞被感染，而免疫系統為了要清除感染，所以攻擊神經膠細胞。和其他病症一樣，只要涉及自體免疫，

4

都再再反映我們目前缺乏對病原的知識，對它們所引起的免疫反應也不了解。無論如何，髓鞘的減少都會為多發性硬化症患者帶來嚴重的問題。

　　一直以來，多發性硬化症都被認為可能是細胞媒介／抗體媒介反應曲線失衡所造成。因為大多數的免疫病症，無論明確病因為何，細胞媒介／抗體媒介反應都會因為身體試圖要保護並修護自己而出現失衡的情況，這種情形通常一目了然，不必多作解釋。有趣的是，在多發性硬化症的病例中，免疫活動似乎傾向細胞媒介，而不是像其他許多自體免疫病症一樣傾向抗體媒介。

　　若多發性硬化症與免疫功能常見的缺陷或失衡有關，那麼用能幫助身體增強免疫活動與重建 Th1 ／ Th2 反應平衡的物質，像是免疫傳輸因子，來治療多發性硬化症患者，或許可以改善他們的預後（prognosis）。但不幸的是，情況未如預期，至少以免疫傳輸因子而言是這樣。許多研究都試圖要透過施用免疫傳輸因子改善多發性硬化症的症狀。失敗的報告可追溯回一九七六年。根據一份報告指出（Behan 等人，一九七六年）：

「為研究免疫傳輸因子對多發性硬化症的效用，在臨床過程上，從多發性硬化症患者親屬及非親屬捐贈者身上取樣本進行製備，對十五位男性患者與十五位女性患者進行研究。有些患者接受免疫傳輸因子，有些患者則接受安慰劑（生理鹽水）。在不同的神經科醫師與患者的主觀評估下，三組獨立的臨床檢查結果顯示，接受免疫傳輸因子與接受安慰劑的患者都沒有任何差異。」

　　一九七八年，一項更正式的研究結果出爐，五十六名多發性硬化症患者接受雙盲研究一年的時間，意味著直到研究的最後，所有人才知道

哪些人接受的是免疫傳輸因子，哪些人接受的是安慰劑。但並未觀察到任何改善。免疫傳輸因子可能要花上數個月，甚至是幾年的時間，才會顯現有利的作用。也有可能是免疫傳輸因子的強化免疫功用，儘管未能扭轉病程，但它還是能幫助減緩疾病的漸進。而確實有許多研究都認為情況可能是這樣。

　　一九八六年時，一項在英國進行的大型雙盲研究報告公諸於世，其研究免疫傳輸因子對抗多發性硬化症的效用。研究作者（Frith 等人，一九八六年）的結論是，免疫傳輸因子減緩了疾病漸進的速率，至少要治療十八個月後，才會出現有利的作用。基本上，免疫傳輸因子療法最初並未改善多發性硬化症患者的健康，但接受免疫傳輸因子治療的患者的疾病嚴重程度，似乎比其他未接受免疫傳輸因子治療的患者來得輕。

　　目前，美國食品藥物管理局核可了數種可用於治療多發性硬化症的藥物，這些藥物以發炎免疫反應時所釋放的自然細胞激素為基礎。其中一種已被廣泛沿用多年的藥物就是立比扶（Rebif）。立比扶為一種合成的干擾素 beta-1a，是免疫細胞用於傳遞的許多細胞激素之一。免疫細胞碰到病毒或細菌感染時，就會釋放干擾素。它們會刺激毒殺型 T 細胞、自然殺手細胞與巨噬細胞生長，將身體拉往細胞媒介主導的狀態。本質上，干擾素會讓新生與現有的免疫細胞知道身體出現病原。干擾素也能刺激受感染的身體細胞進行細胞凋亡（apoptosis）或細胞程式死亡（Programmed cell death）。死亡的細胞無法被病毒作為複製工具，所以自身破壞在這種情況下是最好的方式。

　　儘管多發性硬化症被認為是一種 Th1 主導的病症，且像立比扶這類的藥物也是將身體導往較多的 Th1 活動，但還是有令人信服的臨床研究指出立比扶對多發性硬化症患者大有裨益。雖然它們無法停止疾病漸進，但可望降低復發率。舉例來說，在一項大型的臨床研究中，有五百六十

位患者分別以立比扶或安慰劑進行爲期兩年的治療。和安慰劑相比，立比扶大約降低了百分之三十的復發率，但它並未大幅地減緩疾病從復發／緩解到持續常態發作的進展速率。

近期一份來自西班牙的研究報告（de Andres 等人，二○○七年）指出，立比扶中的干擾素，會刺激一種亞型 T 細胞，也就是抑制性 T 細胞的活動。這些細胞會抑制 B 細胞的活動，B 細胞會產生抗體且被視爲 Th2 免疫反應的核心細胞。它們也是產生負責自體免疫病症抗體的細胞。因此，合成干擾素最終可能會藉由抑制 B 細胞，導致自體免疫反應降低。進一步的間接證據顯示，像立比扶這類 B 細胞抑制劑之所以能發揮臨床作用是因爲皮質類固醇（corticosteroids）也能有效縮短多發性硬化症患者的發病時間。此外，皮質類固醇也會引發 B 細胞的細胞死亡，這可能是它們平息自體免疫反應的方式之一。若立比扶與皮質類固醇對 B 細胞的活動有相同抑制作用，那麼立比扶或許也是透過這個方式發揮療效。

愈來愈多人使用低劑量的那曲酮（Low Dose Naltrexone，簡稱 LDN）作爲治療多發性硬化症的免疫療法。值得一提的是，那曲酮對免疫系統的影響與免疫傳輸因子的作用十分相近。那曲酮會阻斷鴉片感受體的活化，進而有效地阻斷濫用鴉片所誘發的愉悅感，在患者過量攝取鴉片後，將他從死亡邊緣救回來。只要極低的劑量，那曲酮就能對鴉片感受體產生微妙的阻斷作用，接著就會因爲身體試圖要重建體內平衡增加內生性嗎啡（腦內啡）的活動。有愈來愈多證據指出這個過程對廣泛的免疫相關病症有大幅臨床受益，從多發性硬化症到慢性萊姆病到人類免疫缺陷病毒（HIV）都有效。合理的解釋似乎是因爲腦內啡會透過自然殺手細胞黏膜上的 β- 內啡肽（Beta-endorphin）受體激發自然殺手細胞。因此，以低劑量那曲酮（LDN）進行夜間治療後，腦內啡活動的反彈引發自然殺手細胞活動的增加，其很可能將所有的免疫反應拉往 Th1

導向，且以某種方式規避與多發性硬化症有關的自體免疫反應。

　　雖然多發性硬化症眞正的病因仍未知，但最近的研究指出，大多數多發性硬化症患者，幾乎高達百分之九十五的人，有人類皰疹病毒第六型（HHV-6）感染症的檢測結果呈陽性，也就是我們先前討論到肌痛性腦脊髓炎（ME）／慢性疲勞綜合症（CFS）時提到的皰疹病毒。若這種病毒眞的是罪魁禍首，那麼用針對人類皰疹病毒第六型的免疫輔助藥品來治療患者，應有助於緩解疾病的症狀。專門針對人類皰疹病毒第六型的免疫傳輸因子現有補充品可用，且可以口服。但目前爲止，尚未有任何研究對人類皰疹病毒第六型免疫傳輸因子製劑針對多發性硬化症的效用進行評估。這樣的研究將會非常詳實，因爲它們不論成功或失敗，都能讓研究學者決定人類皰疹病毒第六型，在多發性硬化症的病理中是否扮演了關鍵的角色，又或者多發性硬化症患者體內有這種病毒的存在，只是反映了免疫功能的異常，與常見的伺機性感染的易感性。

　　抵抗多發性硬化症的人工合成化合物醋酸格拉默（glatiramer acetate）所產生的影響，讓我們更了解此病症的病理生理學，且值得於此多作探討。醋酸格拉默以可舒松（Copaxone）爲名在美國與加拿大販售，它是由包繞在神經細胞周圍的髓磷脂中所找到的四種胺基酸聚合而成的。如先前所論及的，多發性硬化症就是製造髓鞘的神經膠細胞遭到攻擊。在典型的免疫反應中，巨噬細胞會吞噬病原並向 T 細胞顯示其抗原，然後它們就會合作增加對病原體的戰鬥。而格拉默會取代被提交給 T 細胞的髓磷脂相關抗原。於是，免疫系統就會被欺騙，並停止攻擊髓磷脂。此外，格拉默所誘發的過程會導致抑制性 T 細胞對腦部進行一種特別的運動，它們會抑制更多針對髓鞘的免疫反應。在臨床實驗中，接受格拉默進行爲期兩年治療的患者，病症都減少了百分之三十。雖然每天都需要注射藥劑，但其安全性似乎不在話下。細節請參考亞儂

（Arnon）與亞洛尼（Aharoni）於二〇〇四年的文獻評述，他們檢視了創造該聚合物的研究學者提出的機制。

　　總結而言，多發性硬化症就是包繞在神經軸突上的髓鞘發生潰變，進而干擾這些細胞的能力，使其無法傳送訊號、帶動肌肉運動、傳遞感覺（例如：觸覺）資訊等。這種病症似乎有免疫基礎，但它的性質仍不明。免疫傳輸因子似乎對治療多發性硬化症沒有效用，雖然免疫傳輸因子可以鎖定一些可能造成該疾病的特定病原，但目前仍未進行相關測試。可能的話，若能確定致病的特定病原，那麼免疫傳輸因子或許會是最佳的解決方式。其他的免疫調節劑，包括合成干擾素（例如：立比扶）與低劑量的鴉片感受體阻斷劑（那曲酮）也有用。

　　若免疫傳輸因子真的無法改善多發性硬化症，本書就只會簡要地帶過這一段，甚至根本不會提及。然而，深入探討多發性硬化症的已知與未知病因後，筆者希望讀者能了解，免疫傳輸因子之所以無法改善像多發性硬化症這樣的病症，很可能是因為這些疾病的病因都非常複雜，不是免疫傳輸因子療法中的固有病症。雖然多發性硬化症為自體免疫疾病，但它通常是因為 Th1（細胞媒介）免疫活動過多，而非 Th1 免疫活動過少。所以可以合理的假設，因為免疫傳輸因子是將身體導往 Th1 活動，所以才會無法在這類疾病上發揮效用。最近的數據指出，引發多發性硬化症的主要細胞可能不僅是因為 Th1 / Th2 所造成的。亦即，該病症的引發可能涉及到輔助性 T 細胞 17（簡稱 Th17）的活動減少，它也被稱為抑制性 T 細胞（Leceta 等人，二〇〇七年）。

4.2 傳輸因子對特定病毒、細菌、分枝桿菌及真菌的治療

前幾章節所探討的病症如癌症、肌痛性腦脊髓炎（ME）／慢性疲勞症候群（CFS）、纖維肌痛症（FM）、類風濕性關節炎（RA）及多發性硬化症（MS）等，皆屬成因複雜、不易深入了解的疾病。由這些病例中可推測傳輸因子在某些患有癌症、肌痛性腦脊髓炎／慢性疲勞症候群病患身上頗具成效，能降低病患在化療期間受到感染的機會。相較之下，傳輸因子較少應用在纖維肌痛症（FM）和多發性硬化症（MS）病患身上，其因可能是傳輸因子不能產生消滅這類疾病的元素。此外，醫界對傳輸因子在 RA 病患的治療成效也持保留態度。

至今，這些疾病的起因仍是不解之謎。臨床醫學治療或生物標記上，同一個疾病的確有諸多難以預測的變數。

舉例來說，一位類風濕性關節炎的病患可能會出現病毒感染的症狀，而其他病患則沒這種情況。有些肌痛性腦脊髓炎（ME）或慢性疲勞症候群（CFS）的病例會出現傳輸因子抑制 Th1 細胞（包括低層級的自然殺手細胞）免疫活動，而其他病患的 Th1 細胞則維持正常功能。因此，要找出為什麼傳輸因子適用於某些疾病症狀（而有些又不適用）的原因有如登天般困難。而這對藥物效用及免疫相關病情治療的醫學研究造成不少困擾。

就現況而言，傳輸因子對單一病原體的成效較為顯著。我們之前研究發現，並非所有患有肌痛性腦脊髓炎（ME）或慢性疲勞症候群（CFS）以及共存感染人類皰疹病毒第六型 HHV-6 或 CMV 都有成效，但影響最主要關鍵在於病毒感染。從病毒感染相關病例可看出傳輸因子對抗病毒的功能對普羅大眾的健康占舉足輕重的地位。史蒂芬波（Stephen Boch）

在二○○○年提出以下看法：

「以現在醫療現況，病毒感染的問題日漸升高，如中耳炎、麻疹、慢性疲勞症候群、人類皰疹病毒、巨噬細胞病毒、後天免疫缺乏症候群（愛滋病）、肝炎以及西尼羅病毒等。我們使用廣泛的藥物治療，從干擾素到治療愛滋病抗過濾性病毒的齊多夫定（Azidothymidine，AZT）、從抗上呼吸道感染和皮膚皰疹病毒的華樂沙到神經胺酸抑制劑的瑞樂沙。然而，儘管我們使用了高科技的免疫藥物來對抗病毒，這場病毒戰果似乎並不樂觀。因此在治療病毒感染時，傳輸因子提供了一種適用於基礎層級的治療法。」

　　傳輸因子使用在特定病原體上的臨床研究，比起用在病症難以定義的研究，有以下幾種優點。第一，病患接受治療後，傳輸因子可明顯準確地決定病原體是否存在。從實驗控制組的表現和研究結果可清楚地看出這項優點。第二，傳輸因子可依病原體的特性量身訂做，因此，傳輸因子能大幅提升 Th1 細胞免疫活動，但提升細胞免疫活動不一定能戰勝病毒。傳輸因子能提升細胞免疫活動，也能直接影響特定疾病產生的微生物。

　　我們將於本段落檢視傳輸因子對抗特定病毒、細菌、分枝桿菌及眞菌感染等的成效。

♣ 皰疹病毒

　　較爲人知的皰疹病毒有八種，包括出現在臉部、生殖器上的單純皰疹病毒（HSV-1 型和 HSV-2 型）、俗稱水痘的帶狀皰疹病毒（VZV）、

巨細胞病毒（CMV）、造成單核細胞增多症的人類皰疹病毒第四型（EBV）以及造成肌痛性腦脊髓炎（ME）、慢性疲勞症候群（CFS）及多發性硬化症（MS）的人類皰疹病毒第六型。研究評估，傳輸因子的功用甚廣，能更廣泛地對抗病毒。以下是幾個相關研究：

可汗（Khan）和他的研究團隊在一九八一年探討十六個病例中發現傳輸因子能預防生殖器皰疹 HSV-1 型和 HSV-2 型病毒的復發。療程中，病人接受每月或每日的傳輸因子注射。八名病患不再有病毒復發的狀況，而另外八名則是減緩了復發的頻率。研究中，大約一半的病人在研究初期 T 細胞的數量並不高，在使用傳輸因子治療後，所有的病患 T 細胞的數量都有增加。

彼薩和他的研究團隊發現四十四位患有單純皰疹病毒（HSV）的病患中，二十二位屬生殖器皰疹病毒感染，另外二十二位則患有面部皰疹感染，在傳輸因子的治療中皆呈現對單純皰疹病毒（HSV-1 型和 HSV-2 型）的陽性反應。同一個實驗室則在一九九六年由莫迪瑞等人驗證了單純皰疹病毒的傳輸因子能減少皰疹病毒在眼睛內部的蔓延。

最近，市面上出現了一些能夠減少單純皰疹病毒（HSV-1 型和 HSV-2 型）發作的藥物。這些藥物成分含有艾賽可威（acyclovir，一種專門治療皰疹的藥物）。艾賽可威劑量多寡會影響人體對皰疹病毒的反應。究竟艾賽可威是否真能抑制皰疹病毒的發作呢？答案是肯定的。每日服用艾賽可威，就能有效地縮短皰疹發作的時間。若是只有在皰疹病毒發作時才服用艾賽可威，藥效反應就沒有這麼明顯了。

艾賽可威看似能瓦解皰疹病毒內的感染細胞。皰疹病毒將自身的 DNA 注入在寄生細胞的 DNA 裡，寄生細胞成了病毒的加工廠，不斷地複製皰疹病毒。艾賽可威在某種程度上能阻斷這種過程。然而，因為艾賽可威這種藥物能直接對症下藥，殺死病毒，但不能幫助人體調整身體

對皰疹病毒的免疫功能，所以艾賽可威只能提供短暫、治標不治本的治療。此外，如果病毒源是因為個體免疫力不足而造成的感染，那麼艾賽可威不能解決這樣的問題。

誠如上述，傳輸因子也能達到艾賽可威的藥效，降低皰疹的發作。醫學上有一些研究比較了艾賽可威藥物和傳輸因子的異同。厄斯特拉達帕拉（Estrada-Parra）和他的研究團隊對二十名患有 HSV-1 型單純皰疹病毒的病患給予傳輸因子的治療。其研究結果認為，傳輸因子是治療單純皰疹病毒的一種媒介。

以上幾項研究的結果皆受限於傳輸因子的治療成效沒有辦法和艾賽可威的藥效做直接的比較。研究發現，傳輸因子的優點其實是基於病患先前服用艾賽可威和其他藥物的結論，而非實際同時治療病患的比較結果。

有鑑於此問題，一群研究者在一九九八年直接比較了傳輸因子和艾賽可威對於治療大人小孩都會得到、俗稱水痘的帶狀皰疹病毒（VZV）的成效。這項研究中，一共有二十八名確診患有皰疹病毒的病患參與。醫療團隊給予他們七天的傳輸因子或艾賽可威藥物治療，並在七天後觀察病患兩周。這項研究為雙盲研究，施測者和受試者皆不知道哪一組是實驗組，哪一組是對照組。顧名思義，就是參與研究的醫生和病患對研究療程並不知情。結果顯示，傳輸因子比艾賽可威能在短時間內降低皰疹的發作。除此之外，只有傳輸因子能夠增加 T 細胞的數量，並增加個體免疫細胞的免疫功能。

除了醫療研究外，醫學上也有病患接受傳輸因子治癒皰疹的成功案例。一般是在傳統治療失敗後來進行。這樣的案例是值得參考的，但不能以偏概全，一概而論。

瓊斯和他的研究團隊在一九八一年提出：「這個個案是一位四歲的小男孩，連續兩年來患有發燒、起疹、腹痛、關節痛等疾病。他被診斷發現患有人類皰疹病毒第四型（EBV）和巨細胞病毒（CMV）合併感染。過去兩年中，小男孩的尿液含有巨細胞病毒反應，而試管淋巴細胞則對巨細胞抗體沒有反應。在僅使用牛痘傳輸因子治療後，醫療團隊發現小男孩的尿毒症狀消失了，而且體內增加了對抗巨細胞病毒的免疫細胞。」

一九八四年，溫克曼（Winkelmann）和他的團隊則發現：「一名患有長期免疫調節疾病（血小板缺乏紫斑症、大水皰性類天皰瘡、腎病變和溶血性貧血）的二十九歲女士，患有全身性帶狀皰疹病毒及水痘性肺炎。病患有呼吸失調症狀，需要呼吸協助治療。後來病患使用傳輸因子治療帶狀皰疹病毒後，快速地復元。我們相信這個嘗試能為相同病例帶來幫助。」

由於人類是複雜生物，而且容易受到外界影響，包括因為病患或是醫生期待而使病情好轉的安慰劑效應。實驗室的動物就不像人類一樣會受到外在環境影響。醫學實驗使用動物進行藥物測試傳輸因子是否能有效對抗皰疹病毒。維薩（Viza）等人在一九八六年對白老鼠注射單純皰疹病毒（HSV-1 型和 HSV-2 型）中的傳輸因子，測試傳輸因子能否有效預防對人體有害的皰疹病毒。單純皰疹病毒傳輸因子能保護動物免於死亡。有趣地是，若給實驗室動物注射致命劑量的單純皰疹病毒，輸入巨細胞病毒中的傳輸因子並不能為動物帶來一線生機；換句話說，巨細胞病毒中的傳輸因子不能保護動物免於單純皰疹病毒的感染。

這項研究的發現讓醫療人員注意到傳輸因子的重要性，尤其在對病

毒來源瞭若指掌的情況下，傳輸因子最能發揮作用。藉由提升免疫系統能力，用途廣泛的傳輸因子能改善病患的預後狀況。

這些傳輸因子對抗病毒的成效與葛蘭素史克（GlaxoSmithKline）的理論有所牴觸。葛蘭素史克是藥物怯疹易（Valtrex）的發明商。怯疹易是一種由艾賽可威組成的藥物，電視廣告宣稱怯疹易是唯一能減少皰疹復發的藥物。這項藥物由美國食品藥物管理局認證，非一般健康補給品，而是需經處方認定才可核發的藥物。然而，科學家認為在醫學研究中，從特定皰疹病毒中取出的傳輸因子和藥物艾賽可威相比，前者可說是頗占上風，對於醫治皰疹病毒有較高的成效。

廣告指出，怯疹易只對具有健康免疫系統的人體有效。傳輸因子能改善免疫細胞指標，但如同前面幾個醫療案例所述，傳輸因子對免疫系統能力較差的病患也有成效。

史丹佛大學醫學中心的科學家們建議可使用克毒癒（Valcyte）來治療前幾章談到的肌痛性腦脊髓炎（ME）和慢性疲勞症候群（CFS）的患者。而且是初期會有類似流感的症狀，並且呈現人類皰疹病毒第六型陽性反應的患者（Kogelnik等人，2006）。因此，如果史丹佛醫學團隊能檢驗人類皰疹病毒第六型的傳輸因子是否更有幫助，那將會是人類的福音啊。

♣ 皰疹引起的頭痛（週期病毒性腦炎）

當皰疹感染皮膚附近的細胞時，口腔和生殖器周圍會冒出明顯可見的帶狀皰疹。考量到皰疹病毒可能會藏在神經束裡，不時對人體造成影響，因此我們可以合理的假設推論皰疹發作與神經束病毒有關，包括藏在神經束表面或頂端的皰疹病毒，使人體感到疼痛。根據一項統計，十位患有生殖器皰疹的女性病患中就有一位遭受皰疹引起的頭痛所苦。

克萊因施密特（Kleinschmidt-DeMasters）和吉爾登（Gilden）在二
○○一年提出報告，有些皰疹病毒（包括帶狀皰疹病毒、伴隨著單核白
血球增多症的人類皰疹病毒、人類皰疹病毒第六型、巨細胞病毒、口腔
型單純皰疹病毒、和生殖器單純皰疹病毒）皆會對健康的人體造成腦炎
和復發性腦膜炎。就這個疾病而言，皰疹絕對是造成患者頭痛的元兇。

二○○八年十一月三十日於 Herpes-coldsores.com 網站上提到一則病
患的實例，該病患說：「過去五天內，我有三起皰疹發作的情況，昨天
我嚴重頭痛，在我下巴周圍和脖子前、後都有痛感，就像是一連串的頭
痛。再也沒有比這更痛的狀況了。」

從有頭痛病人的主訴可以推知皰疹引發的頭痛會持續七到十四天，
伴隨著典型的皰疹病症。

皰疹造成了個體神經束的感染發炎，影響到脊髓和腦，造成個體頭
部和背部的疼痛。病患受到疼痛不是來自於皰疹外在傷口，而是源自身
體內部神經感染、發炎造成的非創傷性疼痛。醫療人員使用核磁共振和
其他掃描器材無法找到這些不尋常的疼痛，因為這些疼痛來自受到感染
的神經束，而不是個體痛覺神經所接受到的痛覺。

如果一個病患頭痛和皰疹同時併發，這時就可以合理相信特定皰疹
傳輸因子能夠減少兩個病情的發生。如果沒有使用特定皰疹傳輸因子，
則可改用常見的抗皰疹病毒藥或是多效的傳輸因子作為替代，就好像用
蜂斗菜能夠減緩偏頭痛的問題。皰疹引起的頭痛就像是口腔及生殖器的
皰疹，一旦免疫系統占有優勢，這些問題就能夠長期改善。

♣ 酵母菌感染

一些研究已探討傳輸因子在治療酵母菌感染的成效，特別是慢性皮
膚黏膜念珠菌病（CMC）。事實上，酵母菌感染常反應出多樣特性，例

如會在指甲、皮膚或黏膜產生症狀。這些感染大致上皆來自於假絲酵母菌。大部分病患有同樣的特點——缺乏體內的細胞媒介免疫能力。就像患有愛滋病的病患，其 Th1 細胞免疫力一般都不足。

傳輸因子或許能針對特定病原體產生 Th1 細胞媒介免疫能力，但對於患有慢性皮膚黏膜念珠菌病的患者而言，他們體內的細胞媒介免疫能力則無法對抗假絲酵母菌，因此研究結果建議這些患者接受傳輸因子療法治療。一九九六年，馬西和他的團隊在十五位患者身上使用特定的慢性皮膚黏膜念珠菌病的傳輸因子做治療，大約六成以上的患者被偵測到體內含有細胞媒介的免疫反應。這個結果和延遲性過敏實驗（一種透過皮膚內接種反應抗原而誘發延遲性過敏反應的實驗）如出一轍。病患接受治療後，傳輸因子的細胞媒介免疫反應的數量會提升至百分之八十四。根據該作者認為，十五位接受傳輸因子治療的慢性皮膚黏膜念珠菌病患者中，有十四位獲得明顯地改善。

菲德（Fidel）等人在一九九三年發現，假絲酵母菌會造成女性陰部感染、鵝口瘡和腸胃酵母菌過度增長。傳輸因子能根除上述這些情況。照理而言，傳輸因子應該是治療此疾的一項福音，但傳輸因子這個治療方法對實驗室的白老鼠而言，似乎只能幫助牠們去除體內假絲酵母菌的感染。

♣ 結核病

結核病（TB）是一種由兩種不同的分枝桿菌（結核分枝桿菌和牛分枝桿菌）造成的疾病。分枝桿菌，又稱做結核桿菌，由沒有細胞壁的細胞構成的菌種。有別於一般細胞，沒有細胞壁的結核桿菌能躲過人體內的免疫系統，並且能躲藏在體內，造成人體不適。結核桿菌不像一般病毒容易受到抗生素影響。事實上，結核病患者通常必須接受六到九個月

的長期治療。這段期間，醫生會給予患者三到四種抗生素治療結核病。

二〇〇七年春天，美國境內發布了結核病患緊急應變令。這項應變令起因來自一位患有超抗藥結核病的律師，他無視於美國傳染病管制局的建議，搭乘客機出國，引起全國上下的恐慌。從這篇新聞報導不難看出結核病的危險性。

當坐收漁翁之利的藥商們大發結核病藥物財時，荷商葛蘭素史克藥廠於二〇〇九年一月列出了治療「白色瘟疫」（結核病）的藥物清單（請參考網站 www. gsk. com）。其中，就有一種專門治療結核病的疫苗BCG。不過，美國結核病的發生率不高，所以仍不被醫院當作正式用藥。

夏伍德‧勞倫斯醫生在幫助一位患有結核病的患者轉移細胞媒介免疫系統時發現了重要的傳輸因子。他的重大發現被許多實驗室當做仿效的對象，許多醫療研究人員複製勞倫斯醫生的實驗流程而有不同的發現。

結核病是全球流行的傳染疾病，像是非洲、東歐、俄羅斯和日本等國家，皆是結核病傳染率極高的疫區。有時候患有結核病病史的患者，也會出現再度感染的病例。傳輸因子對於結核病的復發應該能提供預防的成效，或減緩結核病的嚴重性。傳輸因子也能治療結核病造成的感染，包括那些對抗生素無反應的感染症狀。

羅克林（Rocklin）曾在一九七五年對一位患有結核病的患者提出以下看法：「我們對患者施行七個半月的抗生素治療。儘管我們在試管內培養的抗生素有產生臨床反應，但用在患者身上卻不是如此。患者後來在三個月內接受六劑的傳輸因子透析，在這之後，病患終於有了臨床、細菌學上以及 X 光的反應。」

跟傳統抗生素療法比起來，傳輸因子至少提供了另一項治療結核病的不錯選擇。

♣ 人類免疫缺陷病毒（HIV）

自一九八三年，首例人類免疫缺陷病毒被診斷出來後，至今已奪走全球兩千多萬人的生命。人類免疫缺陷病毒是一種反轉錄病毒，由核糖核酸內的蛋白球組成。這個病毒包含一種酵素能夠把核糖核酸轉換成人體基因，而且能使人類基因與寄生細胞結合。兩者一旦結合，就會產生致命的人類免疫缺陷病毒。最後，寄生細胞會與細胞外的液體結合，使其他細胞受到感染。

儘管有報導指出，HIV 病毒大多和同性戀有關，但只有百分之四十的患者為男同性戀間傳染。百分之三十的病患則是來自異性接觸，百分之二十五患者是因為共用受汙染的針頭導致感染，剩下的百分之五則由母體垂直感染。

人類免疫缺陷病毒主要影響輔助性 T 細胞。HIV 病毒先黏著在細胞膜上，然後再將病毒傳入細胞內。病毒會入侵免疫系統，好比航空站的調度員一樣，直接接管免疫系統功能。沒有輔助性 T 細胞和免疫系統的運作，人體對於 HIV 病毒或其他病毒根本束手無策。HIV 病毒除了會直接影響輔助性 T 細胞外，它還會影響到自然殺手細胞和巨噬細胞。HIV 病毒會潛伏在這些細胞中，不知不覺對人體造成傷害。

HIV 的病原體成熟後，就會變成我們熟悉的後天免疫缺乏症候群（AIDS）。二〇〇四年美國國家衛生研究院提出：「無藥可治的 HIV 病毒已變本加厲地影響我們的免疫系統。關鍵的 CD4 ＋輔助 T 細胞會因為受到感染而影響人體。一個健康的人體血液中，每立方毫米就含有八百至一千兩百個 CD4 ＋輔助 T 細胞。如果人體感染到 HIV 病毒，這些細胞數量會大幅減少。當 CD4 ＋輔助 T 細胞降至每立方毫米只有兩百個時，人體受到病毒攻擊的機會會大幅增加。多數科學家認為，HIV 和 AIDS 疾病會造成 CD4 ＋輔助 T 細胞直接死亡，接著影響人體的正常功

能。舉例來說，得到 HIV 病毒的患者，體內的信號分子會錯亂，導致病患體內無法下達正確命令對抗病毒。服用藥物能夠保住人體體內的 CD4 ＋輔助 T 細胞，延緩 HIV 對免疫功能造成的傷害。」

換句話說，儘管有些研究人員相信輔助性 T 細胞會因為對抗外來的 HIV 病毒而減少，但事實證明，CD4 ＋輔助 T 細胞的減少是因為人體受到 HIV 病毒的破壞。所以無論如何，輔助性 T 細胞的減少會相對地加重 Th1 免疫反應的負擔。最後，人體會無力對抗體內感染和 AIDS 造成癌症的能力。

HIV 是一種複雜的病毒，而且是一種會快速突變的病毒。這個惡名昭彰的疾病讓醫療研究人員相當頭痛。HIV 病毒會在十到十二年間發展成 AIDS 疾病。發作時間的快慢依個人身體健康狀況和外在環境而異。

HIV 病毒的感染過程引起科學家尋找治療愛滋病和對症下藥的方法。有些藥物能阻擋病毒對輔助性 T 細胞的傷害，有些藥物則防止 HIV 病毒侵入人體體內基因造成 DNA 感染。多數由美國食品及藥物管理局認可的抗病毒藥物能干擾 HIV 病毒的複製。

人類免疫缺陷病毒到愛滋病的發展過程會不斷地攻擊人體的細胞，包括了 Th1 免疫反應能力以及輔助性 T 細胞。看起來傳輸因子能夠協助治療 HIV 病毒，這是因為傳輸因子能提升輔助性 T 細胞、毒殺型 T 細胞、自然殺手細胞以及巨噬細胞的數量。當傳輸因子不能支援免疫系統對抗 HIV 病毒的時候，至少我們能確定傳輸因子可以拖延 HIV 轉變成 AIDS 的時間，藉增加輔助性 T 細胞數量，讓 HIV 病毒無法演變成 AIDS 疾病。

目前，只有一些研究深入探討傳輸因子對 HIV 或是 AIDS 的療效。卡瑞（Carey）等人在一九八七年測試傳輸因子是否能控制九位感染 HIV 患者的免疫系統能力，並探討傳輸因子能否拖延病毒發展成 AIDS 的可能。實驗結果認為：「傳輸因子能改變患者體內某些部分的免疫組織。」

4

一九九六年，吉安卡洛・彼薩（Giancarlo Pizza）和他的同事口頭發表了一篇關於傳輸因子控制 HIV 病毒的文章。內容提到，在二十五位感染 HIV 的患者中，有二十位受到穩定的醫療照顧。在此研究中，並非所有病患接收傳輸因子的治療後，輔助性 T 細胞有所增加。在這些病患中，十一位病患增加了細胞數量，而有趣地是，也有十一位病患的細胞數量在接受治療後減少。

HIV 病毒本身具有控制輔助性 T 細胞的能力，因此病毒也能控制患者體內細胞的活動力。所以上述研究觀察到的細胞數量本質上是無意義的。但十四位喪失輔助性 T 細胞功能的病患中，有十二位接受了傳輸因子的治療，隨後這些病患的細胞活動力提升了。作者認為，這個病例的觀察結果可以當做未來醫療團隊的參考。

同年，彼薩（Pizza）和他的研究團隊直接將實驗組和對照組做比較。醫療人員將實驗組別分為兩組，一組給予標準的抗病毒藥物（齊多夫定 Zidovudine）治療法，而另一組則結合了抗病毒療法和 HIV 傳輸因子治療法。研究團隊發現，後者體內的毒殺型 T 細胞及白細胞介素 IL-2 皆有增多的趨勢。另外，人體體內的免疫傳達功能和 T 細胞的反應也略趨正常。有意思的是，實驗組和對照組的輔助性 T 細胞數量皆沒有因為實驗內容的不同而改變。

二〇〇二年俄國科學家格尼托夫的研究報告指出，傳輸因子在控制 HIV 病毒擴散上扮演著舉足輕重的角色（Granitov 等人，二〇〇二年）。這個研究探討 HIV 患者身上免疫細胞的數量。醫療團隊給與實驗組十五位病患進行單獨的傳輸因子治療。在控制組的十位病患則使用一般 HIV 抗病毒藥物治療。治療時間持續七天，一星期後進行免疫測量。

研究發現，傳輸因子會增加輔助性 T 細胞和毒殺型 T 細胞的數量。激素的釋放模式會改變傳輸因子在輔助性 T 細胞的活動。十五名受測者

中有十名，體內抗原和抗體的循環免疫複合物降低到正常水平。控制組的受測者可能會產生正面或負面變化。格尼托夫認為，「我們已經推論傳輸因子能改善 HIV 患者體內的免疫系統狀態，並且能對抗疾病的病原體。而在後續的研究中，我們需要不斷地努力，找出一個最理想的治療方法。」

二〇〇〇和二〇〇四年，兩篇來自古巴哈瓦那生物研究中心的研究，結果指出傳輸因子干擾 HIV 病毒複製的過程（Ojeda 等人，二〇〇〇年；Fermandez-Ortega 等人，二〇〇四年）。研究認為，如果病患明顯受到 HIV 病毒影響，病情能被診斷，那麼醫療人員就能夠給予病患傳輸因子的治療來對抗病毒。這樣的方式若和現今使用的抗病毒療法結合，將能發揮更大的功效。

在 HIV 病毒的案例中，病患體內的 Th2 免疫細胞活動失調及 Th1 細胞無法正常運作的情況下，運用傳輸因子療法，並同時給予病患低劑量的那曲酮，更能夠發揮它的優點。微量那曲酮會阻礙鴉片受體，造成體內的腦內啡增加。最後發現，自然殺手細胞會刺激腦內啡到乙腦內啡的受體。微量的安全用藥，能夠增加自然殺手細胞的數量。目前研究人員尚不知接下來的發展為何，但整體而言，免疫功能的改變可能會造成自然殺手細胞活動的增加。而這個過程能幫助人體對抗 HIV 病毒。馬里（Mali）的臨床實驗就是使用低劑量的那曲酮來治療 HIV 病毒。這個研究團隊是由賈桂琳（Jaquelyn McCandless）碩士和傑克（Jack Zimmerman）博士兩夫妻組成。

基於安全考量，及其他像是防止細菌感染、降低對 T 細胞的衝擊、細胞因子釋放，加上成本因素，傳輸因子是最適合治療 HIV 病毒和 AIDS 疾病的首選。

♣ 傳輸因子和 HIV 疫苗

　　雖然人類正積極尋找能治療 HIV 病毒的藥物，但目前似乎尚未有
一個定數。人類努力地嘗試找出對抗病毒的平衡點，以研發疫苗爲例，
HIV 疫苗的發展似乎已在二○○八年畫下了句點。追根究柢，一開始的
邏輯假設錯誤是導致 HIV 疫苗發展停滯的原因。HIV 並非一種能以疫苗
控制的疾病。本質上來說，現在所研發的 HIV 疫苗不能提高人體體內對
抗 HIV 病毒的細胞媒介免疫能力。疫苗的本質是好的，對於抗體媒介免
疫能力來說，或許在某些特定病例有效，但在對抗像 HIV 這種狡猾的病
毒時，並不能產生預期的效果。

　　不同於其他病毒，對抗 HIV 需要大量的 Th1 細胞媒介免疫系統活動。
HIV 病毒會侵入接近身體表面的巨噬細胞內，接著感染淋巴結中的 Th1
細胞。這個過程會讓體內的抗體來不及發揮作用。的確，疫苗能增加免
疫抗體的活動力，但這只是暫時，並非長久之計。

　　上述情形能解釋爲什麼在二○○八年默克 V520 疫苗爆發 HIV 感
染危機。這個疫苗的本質是用來引起體內細胞媒介免疫力。筆者懷特
（White）在二○○八年發表一項聲明：

> 「V520 疫苗是用感冒病毒製成，在這裡是用腺病毒 5 型，
> V520 疫苗被拿來顯現出結合 HIV 病毒內部物質的蛋白質，而
> 不是病毒外殼的蛋白質。醫界希望 V520 疫苗能夠讓毒殺型 T
> 細胞辨識受到 HIV 病毒感染的細胞並殺死這些病毒。換句話
> 說，這個疫苗希望能使用細胞媒介免疫細胞來治療 HIV 病毒，
> 但到後來這個願景並沒有成真。」

　　V520 疫苗的功效事與願違，也許是因爲疫苗比較能引起抗體媒介免

疫力。相對地，細胞媒介免疫力則沒辦法達到一定的成效。這些疫苗原本是用來治療感冒病毒的，尤其是對那些尚未割包皮，容易得到 HIV 病毒感染的男性而言。邏輯上來說，這些疫苗無意間抑制了免疫反應和細胞媒介免疫能力。懷特再次提出：「默克 V520 疫苗確實成了對抗 HIV 病毒的開路先鋒，在注入 V520 疫苗後，患有腺病毒 5 型感冒病毒的病患容易受到 HIV 病毒的感染。此病例讓先前的假設得到了驗證。根據推測，先前感染過感冒病毒的人會產生抗體媒介的反應。因此，抑制越多細胞媒介反應。」

　　這個失敗的教訓讓科學家們提出以下建議。科學家認為，細胞媒介免疫能力的潛力能預防 HIV 病毒。一封寫給醫學期刊的信中提到了細胞媒介的後續研究，研究者重新評估了 V520 疫苗的價值，卻避重就輕地探討細胞媒介預防 HIV 病毒的議題。以下摘錄期刊的內容（White，二〇〇九年）：

　　「檢討後續研究 HIV 疫苗失敗的主因發現，使用細胞媒介流程來治療 HIV 病毒並不是一個錯誤的假設。換句話說，HIV 疫苗後續研究的成敗並非在研究假設的部分。其關鍵主因應該是研究團隊在一開始預設引起細胞媒介免疫能力的疫苗設計。」

　　信中並沒提到傳輸因子，而是繼續討論如何有邏輯來達到用細胞媒介免疫方法來預防 HIV 病毒。究竟，HIV 傳輸因子能否提供 HIV 疫苗幫助嗎？前幾章中，我們探討過傳輸因子用來治療 HIV 病毒感染的案例。接下來，我們將看看一則懷特在二〇〇八年撰寫的摘要，探討傳輸因子對治療 HIV 病毒的潛力。

「如果能在 HIV 病毒發作前給予患者特定的 HIV 傳輸因子，人
體體內的病毒感染量可能會減少。且不會引起不正常和不必要
的抗體媒介免疫活動。理論上，萃取自乳牛初乳或蛋黃的特定
HIV 傳輸因子能重組細胞媒介免疫系統，幫助破壞 HIV 病毒的
感染。傳輸因子分子的一部分會黏著在受感染細胞的病原體表
面上，其他的傳輸因子分子則會和 CD4 ＋輔助性 T 細胞結合，
並攻擊病毒。如果在 HIV 病毒發作前，人體體內下達這樣的指
令，那麼病毒就會受到牽制，不會擴散至其他部位」。

　　簡言之，相較於 HIV 疫苗，傳輸因子更能提供患者對抗 HIV 病毒
的能力。現在，這些疫苗不是無法控制 HIV 病毒，就是造成 HIV 病毒
增加的反效果。就連鼎鼎大名的疫苗研究者喬那司（Jonas Salk），嘗試
發明 HIV 疫苗（Gorman 和 Park，一九九五年），最後還是徒勞無功，
拱手讓負。目前尚未有研究能夠確保特定 HIV 傳輸因子可以預防 HIV
病毒感染，這些醫學研究並不能拍胸脯掛保證 HIV 傳輸因子能有效地治
療 HIV 病毒。但願，HIV 傳輸因子能在未來某日為人類帶來希望，成功
預防 HIV 的感染。

♣ 意外證據證明細胞媒介免疫能力對抗 HIV 病毒的重要性

　　二〇〇八年秋天，一位住在德國、患有白血病和 HIV 的美國籍病人
接受了骨髓移植治療而獲得痊癒。捐贈過程中產生了很少見的基因變化，
使得 HIV 病毒不容易侵入體內健康細胞。換句話說，基因異常讓體內的
細胞媒介免疫發揮了作用。更精確地說，藉由從特定捐贈者移植骨髓到
患有 HIV 病毒的患者身上，患者體內會自行發展出一套新的免疫系統來
對抗 HIV 病毒。

同年，懷特在醫學網站（Medical News Today）上發表了他的研究發現。他認為細胞媒介免疫系統能扮演治療和預防 HIV 病毒的角色。而傳輸因子可取代骨髓移植和改變免疫系統的方法。文中描述：

「骨髓移植或許不能最有效地、舒適地幫助病患重建對抗 HIV 病毒的免疫系統。但是，醫學上也有其他能重建免疫系統、不用讓患者冒著生命危險的方法。疫苗是其中之一，但疫苗穩定性不大，不能保證能完全地對抗 HIV 病毒。疫苗重建免疫系統的過程是激發體內產生對病毒表面蛋白質或病原的抗體……。在病毒入侵宿主細胞前，抗體可以提供足夠的保護；一旦宿主細胞受到感染，傳輸因子免疫細胞會立刻進駐宿主細胞內對抗病毒。這需要更多的實驗驗證傳輸因子的效果，但已經完成的實驗結果指出，人體體內會派出免疫細胞阻止病毒感染，因此傳輸因子能在初期對抗病毒的感染。HIV 病毒，伴隨著一些細胞內不相關的病原體，像是萊姆病，它能同時在抗體媒介運作期間，抑制細胞媒介對抗病毒。這種疾病能夠隱藏在體內某處。特定的傳輸因子能引起免疫系統尋找病毒蹤跡，且能在過程中，避免產生抗體媒介的反應並導向正途。」

基因異常的存在意外地讓人體體內的細胞媒介免疫系統產生對抗 HIV 病毒的能力。就目前的醫療技術而言，藉由使用細胞媒介免疫能力的傳輸因子提供了最佳對抗疾病的方式。

♣ 幽門螺旋桿菌及潰瘍

胃腸潰瘍或穿孔是造成一般人腹部疼痛的主因。壓力或飲食失調是

目前造成這種疾病的原因。一般認為，幽門螺旋桿菌會造成細菌感染。根據美國疾病管制局的統計，十二指腸潰瘍的病例中，有超過百分之九十的病患是受到幽門螺旋桿菌感染造成，另外大約百分之八十的病患因受到這種的感染而造成胃潰瘍。因此，美國食品藥物管理局公布八個治療潰瘍的療法。這些治療方法皆使用了制酸劑和抗生素。

二○○四年，一項來自俄羅斯健康管理局的研究發現，傳輸因子可用來治療潰瘍等疾病。這個研究雖然沒有控制組，但這項發現為研究潰瘍感染的醫療團隊增添了傳輸因子這個新療法。

醫療團隊將三十五位患有十二指腸潰瘍的病患分為兩組。第一組有十五位病患，這些患者持續十天服用奧美拉唑（用來治療潰瘍的藥物）和阿莫西林和克拉霉素兩種抗生素。第二組則是使用十天上述藥物的雞尾酒療法，並在接下來的一個月內接受傳輸因子療程。研究發現，接受傳輸因子治療的第二組病患復原能力較快，和第一組相比，第二組成員能在體內產生自然殺手細胞和增加 T 細胞水平。更在百分之七十三的病例中發現，抗生素能將潰瘍感染斬草除根。而在結合抗生素和傳輸因子療程的第二組中，百分之九十五的病患能夠成功治癒潰瘍病毒。

整體而言，傳輸因子治療潰瘍或其他相關感染疾病的數據資料，在醫學上占有重要的一席之地。

4.3 ▶ 使用傳輸因子預防細菌和病毒的大流行

「傳輸因子」如其名，能將細胞媒介免疫系統傳輸到各個宿主細胞中。本書前幾章曾提到傳輸因子具有治療結核病的能力。但這個過程是如何進行的呢？

傳輸因子似乎是人體對抗病毒、分枝桿菌或是細胞壁缺陷細菌等病原體的重要主力。此外，傳輸因子能夠在病毒扎根前抑制感染。傳輸因子能讓沒有免疫力的白血球細胞轉變爲具有免疫力的白血球細胞，並且激發輔助細胞、毒殺型 T 細胞、自然殺手細胞和巨噬細胞。這些細胞增長後，能提升 T 細胞的數量，依據推測，傳輸因子能經由干擾病原體細胞，使這些新生的 T 細胞鎖定病原。除此之外，藉由附著在感染體內細胞的病原體上，傳輸因子能成功讓毒殺型 T 細胞破壞這些受感染的細胞。

　　大體而言，注入傳輸因子能讓人體減少在對抗病毒時所產生的反應。傳輸因子能傳輸「記憶分子」到受到感染的宿主細胞內，只要傳輸因子接受者的免疫細胞有相關的病毒記憶，傳輸因子便能在病原體上發揮效用。因此，一旦病毒進入人體，傳輸因子就可以立即地發揮作用。而在病毒入侵人體前，傳輸因子會預先注入體內進行防禦工作，進而移除感染原的細胞，並防止病毒、分枝桿菌或細胞壁缺陷細菌等入侵。

　　讓我們來看看一個傳輸因子保護患者免於受到病毒感染的有趣實例。一九八○年，史迪勒（Steele）和他的研究團隊使用傳輸因子治療患有白血病的年輕患者，幫助他們對抗因帶狀皰疹病毒引起的水痘。以下是研究者的發現：「三十一位患有白血病的病人體內沒有免疫能力對抗水痘病毒，醫生讓病患分爲兩組，一組爲實驗組，該組接受傳輸因子的透析治療，而另一組則爲對照組，接受安慰劑。接下來十二到三十個月間，研究團隊採取雙盲研究來測驗傳輸因子在醫療上的功效。實驗組有十六位病患，這些病患接受傳輸因子的透析治療；而對照組的十五位病患則受到病毒感染後，多數人體內抗體都增加。實驗結束後，對照組的患者中，十五位中有十三位患者身上帶仍有帶狀皰疹水痘病毒；但實驗組的患者僅有一位患有此症狀。」

　　因此，當沒有能力對抗水痘病毒的白血病患者接受傳輸因子的治療

時，幾乎每位患者體內都能產生對抗病毒的免疫能力。這些有力的證據告訴我們，傳輸因子能夠成功地傳輸免疫細胞，提升體內對抗病毒的免疫能力。

傳輸因子不僅能保護病患免於病毒感染，更能對抗醫學界可辨識的病原體。傳輸因子為人類提供了治療傳染疾病或病毒感染的解藥。

(4.4) 結論

醫學研究認為，傳輸因子能夠幫助免疫能力不足的患者對抗病毒。從白血球萃取的傳輸因子價格昂貴，而且不一定都能適用在普羅大眾身上。然而，如果是從乳牛初乳或是雞蛋中萃取的傳輸因子則可以避免上述的困擾。在接下來的章節中，我們將會繼續探討傳輸因子的供應問題及使用限制。

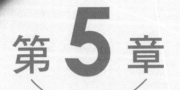

第5章

免疫傳輸因子的
可得性與用途

免疫傳輸因子是在人類的血液中被發現的,同時也能在哺乳動物的初乳與蛋黃中發現。由於近代科學的進步而成功地從這些來源之中萃取出免疫傳輸因子,現在它們也能以營養補充品的形式來使用。我們將找出營養補充品勝過藥物的原因。我們也將基於一些臨床的實驗去探討關於免疫傳輸因子的用途。

誠如先前章節所談論，免疫傳輸因子是一種微細的分子，該分子能引導免疫系統辨識侵略者，特別是那些會引起細胞內感染的侵略者。發現於一九四九年，免疫傳輸因子的出現並沒有受到關注；因為若要用於疾病治療及預防，傳輸因子必須純化且大量生產；在當時，那樣的技術尚未出現。

直到最近，研究人員才又開始熱衷對免疫傳輸因子的效益進行評估，並採用相似於勞倫斯博士當初所使用的研究策略。明確地說，取得白血球細胞的來源，最好從那些曾經暴露在有病原體的環境而今已恢復健康的個體中選擇；並將來自其白血球細胞裡的可透析白血球抽取物，以注射方式投入目標患者體內進行研究實驗。

產製高純度免疫傳輸因子的草案在過去二十年內已有重大的突破，科技的發展讓基礎的各項研究可以不必再繼續採用人類白血球細胞，而利用免疫傳輸因子於疾病治療與防治的相關協議，且在標準化方面也有加速的進展。

初乳指的是母體生產後第一次分泌的母乳，研究人員發現初乳裡存在有免疫傳輸因子，包含人類初乳、乳牛初乳及其他哺乳類動物的初乳都含有免疫傳輸因子。此外，雞蛋裡也同樣含有免疫傳輸因子。嬰兒在攝取母親的初乳後，免疫傳輸因子會產生輔助型 T 細胞，並刺激自然殺手細胞、毒殺型 T 細胞與巨噬細胞生成。

使用乳牛初乳與雞蛋作為免疫傳輸因子來源，使研究人員可以針對各種病原體製作特殊的免疫傳輸因子，像是不同類型的皰疹病毒，乃至於引起萊姆病的細菌。而在將免疫傳輸因子從初乳或雞蛋裡萃取出來前，則會先將作為萃取主體的乳牛或雞禽暴露在病原環境裡。但為了使免疫系統產生免疫傳輸因子以對抗病原體，作為萃取主體的牛隻與雞禽是否需要挑選為易感染病原體這點，則是個重要但仍無解的議題。最近的假

設是牛隻與雞禽並不需要易感染於病原體，因爲免疫傳輸因子原本就是免疫系統功能的基礎元件，似乎每一種類的動物身體都具備且能共用這樣的機制，故由乳牛及雞禽身上所提取的免疫傳輸因子，對人類免疫系統功能所產生的影響，應該與人類身上產出的免疫傳輸因子一樣。

從初乳與雞蛋中提取免疫傳輸因子的技術，在改變將來對於疾病的治療與預防方面，是一項極具潛力的重要發展。大部分與發展的標準化程序息息相關的技術，都是爲了將純化的免疫傳輸因子從可用的來源中，包括可透析白血球抽取物在內，提取出來。這項技術由美國研究人員，查爾斯·柯克帕特里克（Charles Kirkpatrick）等人首創。自一九七〇年代起就一直進行免疫傳輸因子的研究，倘若沒有他的努力，今日非但沒有免疫傳輸因子的使用與發展，其還有可能在作爲研究主題被提出時便受到美國的禁止。埃加斯·莫尼斯（Egas Monis）在一九四九年因爲發明了前額葉切除手續（該手續與破壞腦內白質組織有關，一般都稱作前額葉切除手術）而獲得普立茲醫學獎。在將免疫傳輸因子的優點投入疾病治療與預防這方面的研究成果，柯克帕特里克顯然優於莫尼斯。

如今，純化免疫傳輸因子已可用補充品的形式取得，但仍有一個問題待問：「免疫傳輸因子應該要作爲膳食補充品讓大眾可以直接購得？還是應由製藥公司銷售、且需由醫生開立處方箋才能獲取？」

5

5.1 由乳牛初乳與雞蛋提煉的免疫傳輸因子合法補充品

膳食補充品健康及教育法案（DSHEA），於一九九四年針對補充品的製造、販售及行銷爲根據，頒布了相關規定。依據本條例，美國國會

對膳食補充品的定義如下：

「膳食補充品是為一種含有『膳食成分』的口服產品，其作用是為飲食的補充品。產品裡的『膳食成分』可能包含了維生素、礦物質、草本或其他植物類、胺基酸，以及像酵素、器官組織、腺體、代謝物等可作為補充日常膳食攝取總量不足之用的他類膳食物質。膳食補充品可以是萃取物，也可以是濃縮品，可製作成藥錠、膠囊、軟膠囊、液體劑或粉末。除此之外，還可以被作成營養棒，同時其外包裝上絕對不可以將本營養棒標示作為一般食品，或膳食、減重食品的品項。無論是何種形式的膳食補充品，在膳食補充品健康及教育法案裡皆將其歸類為一般食品底下的特殊類別，而非歸類於藥品中，並明文要求所有的補充品都應該清楚標示其為膳食補充品。」

接下來的段落尤其重要。

「若有膳食補充品，其標籤或標示上載明了可治療或預防某種特殊疾病或症狀，以這種方式推銷販售的商品，均會被視為未經批准且違法的藥物。為了維護作為膳食補充品的產品定位，其標籤與標示（註）上的內容，均必須符合膳食補充品健康及教育法案於一九九四年所頒布的規定。」

含有免疫傳輸因子的產品會被明確地標示為膳食補充品。這些膳食補充品裡的免疫傳輸因子成份皆來自於食物，像是牛乳或雞蛋。免疫傳輸因子會以特別的方式增強免疫系統，如此一來，免疫系統即可協助身

註　標示指的是標籤上作為製造商用來推銷或行銷特殊產品的附屬文件。

體進行自我恢復。含有免疫傳輸因子的膳食補充品，並非是可以直接對抗疾病或解除免疫反應的藥物，而供應商更不應宣稱其產品在治療特殊症狀方面擁有效果。實際上，供應商應該反過來表明其產品並不能診斷、治療、治癒或預防疾病。

曾經有過幾起案例，一些廠商在兜售含免疫傳輸因子的產品時，太過強調其含有跟藥物相同的效益，以致跨越了藥物與補充品之間應標示的分際。在這些案例裡，美國聯邦食品藥物管理局便依照法定程序寄了信函給這些廠商，信上詳細描述了違反條例的具體情況，並要求廠商更改產品標示用語。而也有其他案例是，違反條例的廠商拒絕遵守美國聯邦食品藥物管理局的相關規定，當局便直接下令廠商停止製造與販售含免疫傳輸因子的產品。

在下方段落可以見到，兩封來自美國聯邦食品藥物管理局寄給免疫傳輸因子製造商的部分信件內容，摘取內容均已刪除廠商名稱。而誠如信件裡所詳述的，主張補充品可以藉由加強身體原有機能來幫助身體對抗病原體這點，尚屬合法範圍，這樣的主張即為「結構與功能訴求」。但是，補充品絕不可以直接標示為可對抗病原體或是可治療疾病的藥品。

如下頁所示，列舉的第一封信提出了兩個考量點，一個是美國聯邦食品藥物管理局提及在膳食補充品行銷方面的內容，以及在法律角度的說明之下，所明確劃分的膳食補充品與藥物之間的差別。膳食補充品的效益，在於藉由增強器官原有之免疫功能，來幫助身體克服疾病，而非用來治療身體所罹患之疾病症狀。即使該膳食補充品帶來的效益的確可以幫助身體對抗疾病，但製造商或販售商在宣稱以及推銷該產品時仍需特別注意，不可過度渲染，宣稱該膳食補充品本身即能使消費者達到「治癒疾病」的功效。基於為人民健康安全著想，法規制定得非常詳細。只要廠商在販售含免疫傳輸因子的膳食補充品時，對於行銷產品這方面要

二〇〇四年十一月一日

編號：CL-04-HFS-810-108

親愛的 ___ 先生：

此信為告知您美國食品藥物管理局已經審查您的網頁，網址為 http://www.---.com/---，按照聯邦食品藥物及化妝品法【21 USC §321（g）（1）】的201節（g）（1）條款規定，認為「---」、「---」與「---」以藥品來進行推銷。該網站上所宣稱的療效將這些產品確立為藥品，因為它們的用途被定為治癒、緩解、治療或預防疾病。宣稱療效行銷產品違反了法規……

若移除廣告與產品上的診斷、治癒、緩解、治療或疾病預防等字樣，並遵守所有適用條例與美國食品藥物管理局規範，就能以補充品合法販售……

根據此法案，經《膳食補充品健康及教育法案》修訂，若符合特定條件，膳食補充品可以合法販售，且能主張產品對身體結構或機能的影響（人體生理結構和機能訴求）屬實並無誤導性。然而，除非美國食品藥物管理局授權使用，否則宣稱有預防、診治、緩解或治癒疾病（疾病訴求）的膳食補充品都被視為藥物。產品的預定用途可以透過產品商標與標籤、目錄、使用手冊、音頻與影像、網站或其他推廣產品的周邊手法建立。美國食品藥物管理局公告了一份最終法規，旨在釐清人體生理結構和機能訴求與疾病訴求間的差異。這份文件可於下列網址查詢〈http://vm.cfsan.fda.gov/~lrd/fr000106.html〉（彙編於21 C.F.R 101.93（g））。

膳食補充品計畫處　處長

--- 敬上

十足地小心，消費大眾即可放心接受該項補充品。

抗生素與免疫傳輸因子之間的對比突顯了藥物與補給品間的差異。確實，關於抗生素是唯一可以治癒疾病的藥物這點，值得商榷。免疫傳輸因子增強了免疫系統攻擊致病病原的能力。它們藉由加強免疫系統的健康做到這點，且也「只有」加強免疫系統的健康。僅止於此，它們並未直接攻擊疾病，僅增強免疫性能運作。免疫傳輸因子相當於生化輔助酶群（Co-enzymes），運作的方式也和多數維生素補給品相似。它們的存在讓免疫系統加強原本的運作。此外，和許多維生素補給品一樣，免疫傳輸因子取自食品。

下一頁是一封美國食品藥物管理局寄給一間販售免疫傳輸因子的公司的另一封通知，管理局認為該公司的販售行為過於積極，且模糊了補給品與藥品間的界線。在這個例子中，美國食品藥物管理局的疑慮似乎非常合理。事實上，這間公司確實也廣泛地宣稱免疫傳輸因子治療疾病的療效。

很顯然，美國食品藥物管理局非常重視補給品的販售方式。多數情況下，我們這些普羅大眾應該感激這樣的作法。幸好，免疫傳輸因子恰好符合補給品的分類。它們取自食品（牛奶與蛋），且能幫助身體，特別是免疫系統，能更有效的運作。它們並未直接攻擊疾病，僅透過免疫系統本身發揮影響。這一點確實和其他補給品相同，諸如藉由增強心臟的力量來幫助身體免於或克服心臟疾病，抑或藉由加強腦部健康，減緩與年齡相關之失智症的補給品。免疫傳輸因子由身體製造，且通常無法在體外發揮效用。因此，在身體中加入更多的免疫傳輸因子就是完美的「補充」典範。

詳細點出藥品與補給品兩者間差別，並證明免疫傳輸因子為補給品的目的在於，要讓讀者知道，若販售免疫傳輸因子的公司沒有謹慎行銷，

親愛的 ＿＿＿ 女士：

　　美國食品藥物管理局已經審查您的網頁，網址為 http://www.＿＿＿
＿.com。根據聯邦食品藥物及化妝品法【21 USC §321（g）】201（g）（1）
條款，以及公共衛生服務法【42USC §262（i）】351（i）款之規定定義，
認定您取自乳牛初乳的「免疫傳輸因子」產品以藥品與（或）生物製品
來進行推銷。

　　您的免疫傳輸因子產品，包括 ---、---、---、---、---、----、---
與 --- 等在內，皆因在網頁中所宣稱的療效，以及所建立的預定用途，
被認定為藥品及（或）生物製品。網頁中對免疫傳輸因子的描述如下：

　　「免疫傳輸因子能持續有效預防及治療病毒感染症。」

　　「對急性發作的病症【不論是單純皰疹病毒或帶狀皰疹病毒】皆有
立即的效果。」

　　「許多免疫傳輸因子的成品，都能在感染病毒時給予重要的免疫支
持活動，適用的病毒包括：人類皰疹病毒第六型（HHV-6）、人類皰疹病
毒第四型（EBV）、巨細胞病毒（CMV）、單純皰疹病毒（HSV）與帶狀皰
疹病毒（HZV）。」

　　「有許多罹患不同病症的患者都嘗試過我們的產品，包括慢性疲
勞綜合症（CFS）、纖維肌痛症（FM）、波斯灣戰爭症候群（Gulf War
Syndrome）、罹患萊姆病後的症狀（罹患萊姆病之後所出現的慢性疲勞

綜合症與纖維肌痛症）、多發性硬化症（MS）、癌症、唇皰疹／生殖器皰疹、帶狀皰疹（俗稱皮蛇）與其他神經性病症與人類免疫缺陷病毒患者。」

此外，我們注意到您的免疫傳輸因子產品與 --- 股份有限公司是相同的商品，該公司因為無照販售產品遭到定罪。精確而言，http://www.---.com 與 http://www.---.com 網頁指出您從 --- 有限公司獲得免疫傳輸因子，而 --- 有限公司使用由 --- 股份有限公司所開發的專利過程生產這些免疫傳輸因子產品，其製造過程涉及從被注射人類病毒的牛隻初乳中分離出免疫傳輸因子。

二〇〇四年，--- 股份有限公司遭到聯邦政府起訴，因其使用該專利過程製造免疫傳輸因子，這些產品皆為未經許可的新藥品與無認證的生物製劑，該公司並在無生物製劑許可症的情況下經銷各州。請注意，該公司已承認違反《美國法典》第十八篇第三百七十一條規定（合謀），並處以罰金；且將注射過的牛隻安樂死，以及放棄所有美國食品藥物管理局查獲的初乳。

您應立即採取行動，改善上述的違法行為。若不立即改善這些違法行為，我們將不作任何通知直接採取查封與（或）禁令的監管措施。

請於收到此信十五個工作日內，以書面通知本辦事處貴公司處理或改善這些違法事項，並防止再次發生的的步驟。若無法於十五個工作日完成改善動作，請說明延緩之原因與完成改善的時間。

生物製劑品質及合法性董事室
--- 敬上

抑或是製藥工業開始清楚地意識到治療免疫相關疾病，像是肺結核與肌痛性腦脊髓炎（ME）／慢性疲勞綜合症（CFS）這類疾病的可觀獲利，並不斷地遊說美國食品藥物管理局，那麼免疫傳輸因子可能就會因此從市場上消失。幸好，免疫傳輸因子正好符合膳食補充品的類別，且應可長久地供應給大眾。

5.2 免疫傳輸因子的大小及口服投藥後的吸收狀況

嬰兒會吞下免疫傳輸因子、生長激素與其他初乳中的重要成分，並透過消化系統完整吸收。不過，因為新生兒的消化系統尚未完整，所以也讓這些東西有機會進入體內。許多成分如果讓成人透過口服的方式，其並無法吸收。而就這產生了一個疑問——免疫傳輸因子可以僅透過口服被身體吸收嗎？

雖然許多口服投藥的成效都非常成功，但過去這五十幾年來，大多數的學者研究免疫傳輸因子時，都對健康白血球細胞進行了萃取物研究。如先前所論述的，現在已經可以購買到含有免疫傳輸因子的膠囊狀補給品。但重要的是，在口服後，由短鏈胺基酸組成的免疫傳輸因子是否能被身體完整吸收，還是會在消化的過程中被破壞。先進的技術讓這些加強免疫力的成份可以被製成粉狀販售且能口服，但唯有成品進入體內後能具有生物效用才有用。

免疫傳輸因子有多大？無人有確切的解答。柯克帕特里克於二〇〇〇年如此寫道：

「目前為止，都還未確認免疫傳輸因子的一級結構與運作機制。不過，近期的研究顯示，免疫傳輸因子可以純化到高度的同質性，而且被純化過的免疫傳輸因子似蛋白質，並具有特定的免疫力。」

換言之，免疫傳輸因子被認為是類蛋白質，而且不同種類的免疫傳輸因子對免疫系統活動有不同的影響。

蛋白質為胺基酸鏈。健康的人體不會直接從胃腸道吸收蛋白質。而是會先被酵素分解為較短鏈的胺基酸，像是三胜肽（tripeptide）（三個胺基酸以兩個肽鍵連成的三元體分子）、二胜肽（dipeptide）（兩個胺基酸以肽鍵連成的二元體）、或稱作蛋白分解酵素（Protease）與胜肽酶（Peptidase）的單一胺基酸。雖然二元或三元胺基酸聽起來不多，但事實上，體內一些重要的胜肽（peptide）就是這樣的大小。只有三個胺基酸長的穀胱甘肽（Glutathione，GSH）是一種抗氧化劑及甲狀腺促素釋素（thyrotropin-releasing hormone，TRH，簡稱甲釋素），是甲狀腺功能的核心荷爾蒙。而第四章中所討論到的新型多發性硬化症治療用藥，醋酸格拉默，才僅由四個胺基酸組成。

如第三章中所討論的，柯克帕特里克與他的同事發現，無論免疫傳輸因子的種類為何，它們全都有一組固定的胺基酸序列。肯定就是這組固定序列讓免疫傳輸因子可以附著在輔助性 T 細胞上，並直接影響它們的活動。這組胺基酸鏈中有時會攜帶核醣核酸（RNA），給予每種免疫傳輸因子明確的指示，並（或）讓免疫傳輸因子附著在特定的抗原上。

這組固定序列的長度似乎不僅三個胺基酸長。事實上，它的長度有十個胺基酸。柯克帕特里克與他的同事並未檢視免疫傳輸因子分子的活性成分之長度。不過，可以根據免疫傳輸因子的分子量猜測它們的長度，

5

其分子量約爲五千道爾頓（Daltons，簡稱 Da）。就以前研究顯示，最重的胺基酸爲色胺酸（Tryptophan），有兩百〇四點二二道爾頓。因此，假使完全從色胺酸中製出免疫傳輸因子的活性成分，一個五千道爾頓的分子中將包含約二十五個胺基酸，比一般情況下，健康人體透過腸道吸收的胺基酸鏈還要長出許多。漢寧與萊森畢（二〇〇二年）用他們的專利從初乳與蛋黃中萃取免疫傳輸因子，指出免疫傳輸因子可能由四十五個以上的胺基酸組成。

　　無論免疫傳輸因子的大小爲何，證據都顯示口服免疫傳輸因子有一定的比例可以被人體吸收。吸收的方式爲何，吸收的量爲何，以及有多少比例具有生物效用現在仍未知。但無疑的是，它們確實進入體內，並影響免疫系統活動。證據來自一份已發表的研究，研究中使用口服製劑，並測量它們對身體的影響，另外。還有案例研究的軼事證據顯示，患者在初期治療時，會引發一些輕微的類流感症狀。

　　柯克帕特里克在一份一九九六年的手稿中，對免疫傳輸因子的吸收提出了最直接的有效證據。他與同事對透過皮下或直接吃下免疫傳輸因子的實驗鼠，進行延遲性過敏反應測試。他們發現免疫傳輸因子可以透過兩個途徑傳遞免疫力。他們也在口服投藥後測量了人體的免疫標記，並發現迦瑪干擾素的水平增加了，這是一種只有 Th1 相關輔助性 T 細胞、毒殺型 T 細胞與自然殺手細胞才能產生的激素。

　　簡言之，無論免疫傳輸因子的大小爲何，都能進入體內並對免疫相關活動發揮作用。

5.3 它們的安全性為何？

根據文獻，免疫傳輸因子非常安全，即便是透過注射的方式也很安全，超過六百份使用注射免疫傳輸因子的臨床研究中，鮮少有不良反應出現的報告。因爲它們很小，所以不會直接引發任何「針對它們」的免疫反應。換言之，免疫系統不會攻擊免疫傳輸因子。不過，免疫傳輸因子卻相當能活化免疫系統。許多使用者在治療的第一個月，都會出現某些程度的輕微類流感症狀。這通常被視爲好的徵兆，因爲這代表免疫系統正在起作用。

有些零星的臨床醫師報告，給予自己與（或）患者大量的劑量。但僅有少數人有輕微的免疫活化症狀。

患有免疫相關病症的人，其病症通常會在接受免疫傳輸因子後先出現惡化的情況，之後才會好轉。傳統上，這被視爲療癒過程的一部分。若患者感到不適，那是因爲免疫系統正在慢慢地活化，但仍未能摧毀引發疾病的媒介，接著免疫傳輸因子會提升免疫系統，讓它可以加把勁對抗病原，這樣的過程一定會讓有些患者感到更加不適。而這樣的復原之路，對有些長期飽受病毒或細菌疾病之苦的患者來說，是自相矛盾的影響，因爲他們同時會感受到病情好轉，卻又覺得更不適。疾病的症狀，包括心理病症在內，都會在復原之路中加劇。因此爲了預防萬一，安排這種療程，最好儘量避免進行重要的事務。

希望能在飲食或治療時程中加入免疫傳輸因子的患者，應在醫師的監督下施行，其中一項關鍵的原因就是，復原前疾病的症狀通常會先惡化。

當身體在短時間內殺死大量感染細胞時，就會出現一種稱爲吉海反應（Jarisch-Herxheimer Reaction）的毒物反應，其以兩名德國皮膚科醫

師爲名。補給免疫傳輸因子的頭幾個月，身體可能會難以抵抗深植體內的感染，像是萊姆病，甚至眞菌過度生長的問題，這些都是因爲微生物死亡，而肝臟爲了清除體內毒素過度運作所產生的情況。

簡言之，免疫傳輸因子相當安全。它們的作用是促進免疫系統的健康，讓免疫系統能攻擊病原。增強免疫系統健康的過程中，可能會引發輕微感冒或類流感症狀，但症狀都能在短短幾天內改善。而有慢性疾病的患者，則常會發生吉海反應，亦即大量壞菌死亡後的身體反應。若對這點有疑慮，建議減緩剛開始服用的劑量與速度。

⑤.4 哪裡可以找到免疫傳輸因子？

直到最近，免疫傳輸因子不僅用於醫院裡，而且大多位於美國境外。它們過去都是在實驗室中，從人類白血球細胞取出，且只爲病患特製，大眾或多數臨床醫師都不適用。但過去這十年來，一切都改變了。許多公司開始採用專利製造過程，從牛隻初乳與雞蛋中萃取出免疫傳輸因子。現在，許多地方都能取得這樣的萃取物。

作者撰寫本書的第一個版本時，很輕易就能取得用以對抗特定病原的免疫傳輸因子，像是人類乳突病毒（Human Papillomavirus，簡稱HPV）與人類免疫缺陷病毒。但不幸的是，這樣的日子並不長。完成原稿的一個月內，美國食品藥物管理局便關閉了其中一間，生產特定病原免疫傳輸因子的主要製造商。儘管仍然可以找到特定疾病的免疫傳輸因子來源，但必須透過大量的網路搜尋或諮詢知識淵博的醫師才能找到。此外，目前有些實驗室提供客製化生產的服務，從患者的血液樣本中製造特定疾病的免疫傳輸因子，並將患者交由醫師監督照護。

幸好，目前仍可輕易取得用途廣泛的免疫傳輸因子，這表示它們都是從牛隻初乳與（或）動物蛋黃中萃取而來，而這些動物並未被刻意暴露在疾病媒介下。雖然無法針對像是慢性萊姆病、人類免疫缺陷病毒或任何一種皰疹病毒這類已知疾病進行抵抗，但用途廣泛的免疫傳輸因子仍是效用強大的免疫調節劑，它能對健康產生極大的影響、建立對感染症的抵抗力、幫助身體對抗所有類型的細胞內感染，以及藉由幫助重建細胞媒介與抗體媒介免疫活動間的平衡，平緩部分自體免疫反應與過敏。的確，前個章節中所討論到的多數研究中，指的都是用途廣泛的免疫傳輸因子，但不論它們的病原特異性為何，免疫傳輸因子補給品都能加強細胞媒介免疫反應。

　　下頁表格中列出許多公司目前有生產的幾樣產品。價格可從這些公司的網頁上查到。雖然消費者可以直接購買這些產品，但和許多可以影響身體健康的補給品一樣，最好還是能在訓練有素的醫師指示下使用。

5

目前可以取得的一些免疫傳輸因子產品 *	
研究營養品公司（Researched Nutritionals）（www.researchednutritionals.com）	
免疫傳輸因子之多元免疫劑（Transfer Factor Multi-Immune）	從牛隻初乳與雞蛋中萃取的廣效免疫傳輸因子，加上能增強免疫系統健康的廣泛成分（維生素 B_{12}、六磷酸肌醇（inositol hexaphosphate，簡稱 IP-6）、綠茶萃取物、石榴萃取物、椎茸（shiitake mushroom）、舞菇（maitake mushroom）等）。
美國福萊生醫研究室（4Life Research）（www.4life.com）	
免疫傳輸因子之三因子（Transfer Factor Tri-Factor）	從牛隻初乳與雞蛋中萃取的免疫傳輸因子，用途廣泛。
免疫傳輸因子之三因子加強版（Transfer Factor Tri-Factor Plus）	萃取來源與用途同上，但增加了更多支持免疫系統健康的養分（Beta-葡聚糖（Beta-Glucan）、椎茸與舞菇、蟲草（Cordyceps）等）。
保健公司（ProHealth）（www..prohealth.com）	
免疫傳輸因子必備劑（Transfer Factor Essentials）	從牛隻初乳與雞蛋中萃取的廣效免疫傳輸因子，加上更多已知能支持免疫系統健康的養分（Beta-葡聚糖、硒（Selenium）、鋅等）。
生物製藥科學研究室（Biopharma Scientific）（www.biopharmasci.com）	
NanoPro PRP	含有該公司所說的「富脯胺酸多肽（Proline-Rich polypeptide，簡稱 PRP）」初乳成分。這些似乎是免疫傳輸因子的代名詞。這個產品獨特的地方在於其採用了一層特有的脂質可以提升吸收程度。同時也包含了許多增強免疫的養分（榖胱甘肽、硒與均量的乳糖酶（Lactase）幫助消化牛奶）。
* 此清單並未詳盡包含所有公司，本書也並未替表格中的公司或產品背書。	

　　務必要讓讀者清楚地知道，表格中所列出的公司絕對沒有宣稱自己的產品有抵抗疾病的效用。這麼做會模糊補給品與藥品間的界線，且美國食品藥物管理局明顯無法接受。此種說法為保有當前區分補給品與藥

品之系統的完整性，法規排除公司能宣稱補給品可以治癒疾病的說法。本書中所涵蓋之關於免疫傳輸因子補給品治療病症的潛在效用之討論，為作者根據科學文獻所提出的意見。這些觀點並非出自生產或販售這些產品的公司。

5.5 初乳補給品與免疫傳輸因子間的不同之處

免疫傳輸因子出現在雌性哺乳類分娩後的第一道奶水中，也就是初乳。初乳中的免疫傳輸因子，似乎在編整嬰孩的輔助性 T 細胞與刺激淋巴細胞與巨噬細胞生長中扮演著重要的角色。現在可以買到補給品形式的初乳。那何不直接食用初乳呢？

除了少量的免疫傳輸因子外，初乳中還包含了許多不一樣的成份，我們必須考慮這些額外的成份是否適合於一些特定的情況。根據美國藥典（Physicians Desk Reference，線上網址為：www.PDRhealth. com），牛隻初乳中含有大量蛋白質與數種不同的成份：

「牛隻初乳中所包含的其他物質，包括酪蛋白（casein）、乳鐵蛋白（lactoferrin）、Alpha- 蛋白（Alpha-Lactalbumin）、β-乳球蛋白（beta-lactoglobulin）及像是第一類胰島素（Insulin - like growth factor-1，簡稱 IGF - 1）、第二類胰島素（Insulin - like growth factor-2，簡稱 IGF-2）、轉化生長因子（transforming growth factor-β，TGF-β）與表皮生長因子（Epidermal growth factor，EGF）等生長因子。此外，牛隻初乳還包含了維生素、礦物質、脂質與乳糖。牛隻初乳中也可能包含了初乳素

（Colostrinin），也就是已知的脯胺酸多肽（PRP）。」

一旦生初乳進行過濾，這些成分將大大減少：

「微量過濾後的牛隻初乳主要由乳清蛋白（whey protein）與相
關的免疫球蛋白，以及第一類胰島素、第二類胰島素、轉化生
長因子與表皮生長因子組成。其他像是乳糖、脂肪、酪蛋白與
乳白蛋白等物質，幾乎都在牛隻初乳進行微量過濾的過程中被
濾掉了。」

還記得新生哺乳類的胃腸道，比較容易讓蛋白質與免疫球蛋白（抗
體）進入體內。但這並不是，也不應該是成年哺乳類的情況。因此，微
量過濾後的補給性初乳中所涵蓋的生長因素與免疫球蛋白有些可能可以
進入體內，但大多數都會在進入體內以前就被分解掉。

一般而言，當新生的牛犢被餵哺初乳時，牛隻身上的微生物會往上
進到母牛乳囊（乳腔）中。在那裡，母體的免疫細胞會製成特定病原的
抗體與免疫傳輸因子。然後，這個免疫資訊會透過哺乳傳遞給牛犢。母
體分泌三至四天的初乳，之後新生牛犢才會換成人工餵養，並對母牛擠
奶。

初乳中含有特定病原的免疫訊息，像是萊姆病的抗體與免疫傳輸因
子，其都能藉由將部分病原注入乳腔內刺激牛體產生，乳腔中的免疫細
胞會回應病原，並產生正確的免疫訊息傳遞回牛體。或者，農夫可以放
一隻壁蝨在牛身上，祈求壁蝨咬牛！最後，初乳中應該就會包含萊姆病
及其他任何牛隻暴露在其中的免疫訊息。

在一篇名為《通用口服疫苗——免疫牛乳的傳奇》（Universal Oral

Vacine — The Immune Milk Saga）的精采文章中，美國關節炎信託基金會（The Arthritis Trust of America）安東尼 · 迪 · 法比歐（Anthony di Fabio）過去數十年來，不斷地探索初乳在健康方面的運用（迪 · 法比歐，一九九八年）。他轉述一個引人入勝的故事，一位名叫賀柏 · 桑德斯（Herb Saunders）的酪農為一位名叫柏克萊 · 彼得爾（Berkley Bedell）的國會議員，從牛隻身上取了初乳，這位國會議員患有關節炎，且一直以來飽受萊姆病之苦。傳統的治療方式都無法改善他的病症。很顯然地，這位國會議員在飲用初乳數星期後，病情明顯好轉。他在國會上像大家闡述他的經歷。據迪 · 法比歐先生表示，這個證詞是開創輔助與另類醫療國家中心（National Center for Complementary and Alternative Medicine，簡稱 NCCAM）的重要推手。

不幸的是，在這位國會議員做完見證後，美國食品藥物管理局調查了這位酪農。美國食品藥物管理局認為自己僅有州際間藥品與生物產品的商業管轄權，並無法管轄該農人在自己家鄉的行為。於是他們將該案交給明尼蘇達州政府裁定，其試圖將桑德斯先生以無照行醫定罪，但兩次都沒能成功。一審指控他詐欺、詐騙及虐待動物。很清楚地，這個案例中，受到初乳幫助的國會議員彼得爾以及其他人都沒有任何抱怨。因為這純粹是使用牛隻初乳改善健康之合法性的議題。

美國關節炎信託基金會於二〇〇三年釋出了一份特別探討使用初乳合法性的報告。這份報告是其中一位代表桑德斯先生的律師所準備的。從這篇文章中可以清楚地知道法律的複雜性。不過，初乳的成分確實是食物。任何一個新生兒都知道。只是剛好這個食品有豐富的免疫系統訊息。裡面的成份不是藥品，也不是「生物製品」，而是介於食品與藥品之間的成分。

5

(5.6) 間歇服用還是每日服用？

目前，所有製造含有免疫傳輸因子產品的公司都建議每天服用。口服免疫傳輸因子補給品的最佳攝取方案仍不明。但許多臨床醫師發現，使用其他像是異丙肌苷（isoprinosine）這類增強免疫的補給品和藥品時，間歇性治療的效用會比每日攝取來得好。其中的疑慮是免疫系統可能會學會忽略長期且穩定的訊號。因此，他們建議採取間歇性治療，並在其中穿插一些方案。舉例來說，不像異丙肌苷產品的製造商（紐波特製藥商，Newport Pharmaceuticals）所建議的每天服用，肌痛性腦脊髓炎（ME）／慢性疲勞綜合症（CFS）的專家保羅・錢尼（Paul Cheney）醫師建議第一週的週一至週五每日服用六顆，第二週的週一至週五每日服用兩顆。週末則不服用任何藥物。每一個月停藥一次。

雖然仍沒有理想的免疫傳輸因子服用策略，但也沒有「一定要」每天服用才能對免疫系統的健康有益。的確，在談及注射免疫傳輸因子的臨床研究中，用藥通常是以週或月的模式進行。基於這些原因，通常會建議慢性疾病患者，以非常緩慢的速度開始補給免疫傳輸因子，或許是一週一至兩次，直到確定自己身體的反應。「可以」每日服用並不表示「一定」要每天服用。在早期治療中，有些人每週服用一次就會引起過於強烈的免疫反應。而對免疫系統健康良好的人來說，似乎較能每日服用。

俄羅斯衛生署（二〇〇四年）在免疫傳輸因子於免疫相關病症運用之研究中，為下列病症採用了以下的投藥策略。（備註：「免疫傳輸因子」與「免疫傳輸因子加強版」指的是市售中含有免疫傳輸因子的產品）：

俄羅斯衛生署（二〇〇四年）在研究中所採用的投藥時程

- **人類免疫缺陷病毒（HIV）感染**

  使用類別：免疫傳輸因子加強版

  用法：每天三次，每次一顆。每月連續服用十四天。

- **急性病毒性 B 型肝炎（Acute Viral Hepatitis B）**

  使用類別：免疫傳輸因子

  用法：每天三次，每次一顆。每月連續服用十四天。

- **慢性病毒性 B 型與 C 型肝炎（Chronic Viral Hepatitis B and C）**

  使用類別：免疫傳輸因子或免疫傳輸因子加強版

  用法：每天三次，每次一顆。前三個月中，每月連續服用十四天。

- **急性披衣菌感染（Acute Chlamydia）**

  使用類別：免疫傳輸因子加強版與抗生素

  用法：每天三次，每次一顆。連續服用十天。

- **乾癬、異位性皮膚炎（atopic dermatitis）**

  使用類別：免疫傳輸因子

  用法：每天三次，每次一顆。連續服用十四至二十一天；重複療程，並在每年好發季節使用。

- **胃癌術後**

  使用類別：免疫傳輸因子加強版

  用法：每天兩次，每次一顆。至少連續服用三十天，隔月使用。

● 十二指腸潰瘍（Duodenal ulcer）

使用類別：免疫傳輸因子加強版

用法：

除菌治療期間 ——每天三次，每次兩顆。連續服用七至十日。

除菌治療後 ——接續前面治療，在該月接下來的天數裡，每天三次，每次一顆。

抗復發治療 ——早春與晚秋時，每天兩次，每次一顆，連續使用一個月。

這些投藥策略無疑出自研究過的推測。但同時要注意的是，這裡使用的是廣效的免疫傳輸因子製劑，而不是針對特定疾病的免疫傳輸因子。使用廣效配方的結果極其樂觀。若能使用針對特定病原的免疫傳輸因子，效用可能會更好。

簡言之，目前仍沒有最佳的免疫傳輸因子服用模式。但重要的是，對於患有慢性疾病的人來說，緩慢地開始並建立使用習慣會是比較好的方式。不需要每日服用，正如研究中清楚地說明用藥分成數星期或數個月的時間，仍可看見健康的改善情況。

5.7 要多長的時間才能受益？

和許多補給品或藥品一樣，免疫傳輸因子僅能對需要改變的部分發揮效用。這些分子所攜帶的訊號會增加 T 細胞與自然殺手細胞的水平，並幫助免疫系統將 Th2 主導的免疫活動導回均衡的 Th1 與 Th2 反應。此外，針對特定病原的免疫傳輸因子，可以幫助提升對抗病原的免疫反應。

要發現患者受益於這些改變，從第一次服用至健康改善之間的時間長短是無法預測的。

美國健康中心的醫療主任卡蘿・安・萊斯（Carol Ann Ryser）醫師，從一九九八年開始就一直在診療時使用免疫傳輸因子補給劑。二〇〇一年時，她接受了生產含有免疫傳輸因子產品的保健公司（ProHealth）訪問。保健公司除販售補給品外，同時也是一個匯集免疫相關病症資訊的龐大信息交流中心。這間公司的創辦人李奇・卡森（Rich Carson）受肌痛性腦脊髓炎（ME）／慢性疲勞綜合症（CFS）所苦，有超過二十年之久。以下節錄了部分訪問萊斯醫生的片段。

免疫支持網（ImmuneSupport.com）：「從患者開始服用免疫傳輸因子後，通常要多久的時間才會開始出現正面的結果？」

萊斯醫生：「我的患者通常會在開始施行免疫傳輸因子治療後的三至六個月內，感到情況好轉。明顯地結果通常需要一年的時間，但我們確實在五至六個月時，就開始看到正面的改變。一般來說，患者都要使用免疫傳輸因子一年的時間，才會真正好轉。我這裡指的是平均患有二至七種慢性感染症，且需要治療的慢性疾病患者。身體細胞每六個月會再生一次，所以你必須讓身體有生成健康細胞的機會，這樣患者的整體健康狀況才能有明顯地改善。」

萊斯博士表示她看見患有慢性病毒感染症的患者明顯改善了健康狀況，甚至是重症病患都有改善。不過，若他們決定在健康改善後停止服用，就會出現復發的情況，因此仍需要定期服用，有可能一輩子都要服

用。這樣的復發情況表示，她所說的一些患者有潛在的免疫失衡，而這樣的失衡讓個體極易受到感染，進而需要持續的治療才能保持免疫系統的健康。要持續免疫傳輸因子療法多久才能改善患者的多樣感染症完全是未知數。但無論如何，每日確實服用，口服補給劑就能幫助身體改善疾病似乎也不壞，尤其是對那些沒有接受治療，且健康狀況不良的人更是如此。

在醫師的指示下服用免疫傳輸因子，就能更客觀地衡量改善情況。例如對於那些自然殺手細胞水平偏低的人來說，就能追蹤其水平值，用以評估主觀認定的改善情況是否與實驗時的客觀結果相符合。

5.8 總結

總結而論，免疫傳輸因子是輔助性 T 細胞所製造的小分子。它們可以增強免疫健康，且幫助人體應付疾病的潛能。免疫傳輸因子現為補給劑的形式，且在美國受到《膳食補充品健康及教育法案》的保護。它們並不一定會對人體健康產生影響。不過，基於科學研究，若你或甚至是家中的寵物患有與免疫系統相關的疾病，都應該將它們納入考量。就算是原本就很健康的人，每天補給免疫傳輸因子，也可以預期提升免疫系統的狀況。

決定將含有免疫傳輸因子的產品納入每日的補給食療以前，請先與醫師討論可行性。我要於此先提醒讀者，大多數的醫師很可能會在第一次聽見這項提議時，否決免疫傳輸因子的使用。僅有極少數的醫師清楚了解免疫傳輸因子在治療及預防疾病方面的效用。請將本書和附錄的科學摘要一併交給你的醫師，這能幫助他們快速理解免疫傳輸因子，如此

他們才能建議正確的採用方式。

令人難過的是，多數醫師仍會繼續否決免疫傳輸因子，就算有超過一千篇已發表的專題研究擺在眼前，他們往往還是會選擇較危險的藥品，抑或不採取任何行動。目前多數醫師似乎對公開研究不感興趣，且讓製藥公司的業務代表引導他們的治療決策。這就是現代美國的醫藥界！

重要的是，若你對免疫傳輸因子興致勃勃，千萬不要讓你的醫師在對它完全不了解的情況下，就限制你的運用。這個建議也適用於低劑量那曲酮（LDN）與血管活性腸胜肽（VIP）。真正關注患者健康，且願意嘗試有科學背書的新療法醫師，應該會很高興認識免疫傳輸因子與其他有潛力的新式治療選擇。

5

第 **6** 章

傳輸因子在未來醫療用途可扮演什麼角色？

免疫傳輸因子在大多數的病毒、真菌、細菌性感染的治療中有正面的調節功效。它們可以用於一般免疫疾病。根據現有的研究發現：它們能安全、有效地促進免疫系統的健康。我們將探討免疫傳輸因子在二十一世紀的疾病管理中扮演著什麼樣的角色。

如我們已知免疫傳輸因子對免疫系統運作有強大的作用，尤其是用於細胞媒介（Th1）免疫活動中的細胞與化學訊息，人體會在 Th1 免疫活動中辨識並摧毀受感染的細胞。研究指出它們能有效幫助免疫系統應付各式各樣的個別病毒，包括巨細胞病毒、人類皰疹病毒第四型、人類皰疹病毒第六型（A 型與 B 型）以及引起唇皰疹、生殖器皰疹與帶狀皰疹的皰疹病毒。數十份已發表的科學研究也指出，免疫傳輸因子可望幫助各種症狀與疾病，包括肌痛性腦脊髓炎（ME）／ 慢性疲勞綜合症（CFS）、人類免疫缺陷症候群、關節炎，甚至癌症。

毫無疑問地，免疫傳輸因子比許多美國食品藥物管理局所認可的藥品都還要有效。免疫傳輸因子比艾賽可威（Acyclovir）更能降低生殖器皰疹的頻率與嚴重程度就是一個典型的例子。免疫傳輸因子的安全性，遠高於目前藥品公司為病毒與免疫缺乏症候群所提供的多數藥劑。恩博（Enbrel）藉由抑制免疫活化來隱蔽症狀，但也因為如此，讓患者變得易染上許多嚴重的併發症，包括多發性硬化症與癌症。免疫傳輸因子能安全又有效地，幫助身體重新平衡與自體免疫疾病有關的免疫失調，例如關節炎等病症，而且沒有危險的副作用。

我們在上一個章節中討論到，用以萃取免疫傳輸因子的技術已經非常進步，高度純化過的免疫傳輸因子，可以在一般情況下增強免疫系統的健康，或幫助免疫系統應付特定的病原，這兩種免疫傳輸因子現在都可以補給劑的形式取得。和藥品不同，免疫傳輸因子藉由幫助免疫系統發揮作用，它們並未直接攻擊病原體。因此，它們也受法律規範，並被視為補給品。

純化的免疫傳輸因子有穩定的形式可供使用，還可以口服攝取，這真的是一個了不起的發展，而且應該會讓研究學者更願意進行免疫傳輸因子的臨床研究，因為他們不需要從人體白血球細胞，注射任何病毒或

細菌至患者體內製作自身的免疫傳輸因子製劑。患者可依醫師所建立的特定病症投藥協議，在家自行服用，就和其他免疫增強補給劑的用法相同。這類的研究計畫通常需要政府的資助，但免疫傳輸因子的成本不高，所以私人執業的臨床醫師與大學研究學者，應能在資金有限或完全沒有外援的情況下進行這些研究。他們只需要一份許可議定書。

目前已經知道免疫傳輸因子的效用，也能以穩定的補給劑型態供應，那麼未來，免疫傳輸因子在疾病治療與預防方面會有什麼面貌呢？

6.1 未來免疫傳輸因子的運用

一直以來，我們在疾病治療與預防上，都過度依賴抗生素、疫苗、抗病毒藥物與免疫調節劑，而免疫傳輸因子已蓄勢待發要填滿這些藥品所留下的醫療缺口。但仍有待科學更進一步驗證，免疫傳輸因子就能成為第一線的疾病治療與預防工具，能治療的疾病如下：

- 人類免疫缺陷病毒
- 人類乳突病毒
- 萊姆病
- 皰疹病毒
- A、B、*C 、D 與 E 型肝炎

*備註：C 型肝炎（HCV）是美國患者必須進行肝臟移植的主要病因，且每年都有超過十萬名新病例被通報。目前，治療的方式有限，僅有細胞激素與抗病毒藥，但這兩種都有嚴重的副作用。這種病毒非常「適合」用來評估免疫傳輸因子對公眾健康的好處。接受特定 C 型肝炎免疫傳輸因子的患者，其肝指數應會出現明顯的改善。少部分的急性感染症應該會轉為慢性病症，且新罹患的病人數應會下降。

- 麻疹、腮腺炎與德國麻疹
- 感冒
- 流行型性感冒
- 念珠菌症
- 結核病
- 嚴重急性呼吸道症候群（SARS）
- 西尼羅病毒（West Nile Virus）
- 諾羅病毒（Norovirus）
- 幽門螺旋桿菌
- 甲型流感病毒 H5N1 亞型
- 癌症

　　……等許多其他的疾病。

　　許多小型研究，檢視了免疫傳輸因子治療人類免疫缺陷病毒的潛在效用。而且有些研究發現了充滿希望的結果，特別是免疫傳輸因子和一般抗病毒藥結合時的結果最為明顯。大多數這類的研究使用的都是從人類白血球細胞萃取的免疫傳輸因子，且投藥方案時程都是任意的，投藥方法是將這些萃取物注射到患者體內。有了從牛隻與雞禽萃取而來的有力、穩定的免疫傳輸因子製劑，應該很快就能實際運作。希望在不久的將來，研究學者能從牛隻與雞禽，或人體捐獻者的體內製造出對抗人類免疫缺陷病毒的免疫傳輸因子，並試著用主動完善的投藥計畫攻擊人類免疫缺陷病毒。若過去使用的策略有正面的成效，那麼現在就應該會有更好的結果。就讓時間來證明一切吧。

　　根據現有的研究，免疫傳輸因子無疑能對多種病症有極佳的治療與預防效用，像是皰疹與流感這種常見的病毒感染、分枝桿菌感染引發的

結核病、各種不同類型的癌症，甚至是造成潰瘍的幽門螺旋桿菌感染都適用。

不過雖然免疫傳輸因子已經證明有望幫助身體對抗像肌痛性腦脊髓炎／慢性疲勞綜合症這類的複雜病症與一般的免疫缺陷症狀，但仍需要更多的工作與研究確定免疫傳輸因子的確切效益、發揮作用的原因，以及各種病症的最佳投藥策略。當然，免疫傳輸因子有用的結論也可能是假的，因為目前為止所進行的研究都有太多的限制。雖然這似乎不太可能，不過唯有謹慎控制的研究才能解決這個疑慮。

希望在不久的將來，雙盲且有良好對照的臨床研究，能確定免疫傳輸因子製劑治療各種疾病狀態的效用是穩定的，並建立適合這些病症的治療步驟。目前，現有的文獻與實際經驗將是治療過程的主要原動力。

除了可以幫助患者對抗已經罹患的疾病外，免疫傳輸因子還具有與傳統疫苗相似的用途，保護人體免於感染。這也是勞倫斯醫師於一九四〇年代最開始的發現。

中國的研究學者臆測，免疫傳輸因子將用於治療及預防 B 型肝炎（Xu YP 等人，二〇〇六年）。義大利的研究學者，最近針對免疫傳輸因子在預防與治療新型禽流感病株方面的運用，提出了類似的論調（彼薩等人，二〇〇六年）。

人類乳突病毒（HPV）是一種可經由性行為傳染的病毒，且被認為是許多子宮頸癌病例的病原體，其比例高達百分之七十。若能及早發現，子宮頸癌是可以被治癒的。每年約有一萬五千名女性深受其苦；相較之下，罹患乳癌的女性則有將近二十萬名。目前，已經獲得美國食品藥物管理局許可的人類乳突病毒疫苗，且建議年滿十一歲或十二歲以上的女性施打。一共三劑，需於六個月內接種完成，雖然目前有些報告指出可能會有一些副作用，但就一般而言都是非常安全的。製作人類乳突病毒

的免疫傳輸因子其實非常簡單。事實上，也早就已經有針對人類乳突病毒的免疫傳輸因子存在。

人類乳突病毒的口服免疫傳輸因子是否能取代疫苗注射，將會是值得討論的議題。這對大眾健康會是重要的一步，但對生產人類乳突病毒疫苗，嘉喜（Gardasil）的默克藥廠來說，口服免疫傳輸因子可能不會受歡迎。以嘉喜來說，接種疫苗的費用為三百六十美元。二○○七年，德州猶疑著是否要成為第一個「要求」所有女學生接種人類乳突病毒疫苗的州，而其他州目前也正在考量這項措施。人類乳突病毒疫苗在歐洲國家也變得非常受歡迎，人類乳突病毒疫苗的市場在一夕之間變得炙手可熱。儘管各地都有許多與嘉喜及其他人類乳突病毒疫苗有關的副作用報告出現，但它們的施打率仍不斷上升。

使用免疫傳輸因子治療與預防疾病其中一個真正吸引人的要素是，它不需要涉及傳統的製藥廠。製作免疫傳輸因子的公司提倡的是替代普通藥廠的治療方式。而這些產品完全符合《美國膳食補充劑健康與教育法》（DSHEA 1994）的補給品定義，且販售這些產品的公司，絕對沒有宣稱這些胺基酸序列加上一點點的核醣核酸有治療疾病的效用。也沒有任何事情可以阻擋私人機構採購並經銷對人群有益的免疫傳輸因子，能受益的人包括一些萊姆病患者、肌痛性腦脊髓炎／慢性疲勞綜合症患者、癌症病人、人類免疫缺陷或後天免疫缺乏症候群（AIDS）患者與患有其他病症的患者。

並沒有保證免疫傳輸因子絕對可以幫助這些人，但其安全邊際與成本效益，加上有助益的潛質，就能讓它成為考量項目。至少，它們應該會幫助身體對抗可能的感染。有些免疫傳輸因子配方的成本和好的多元維生素一樣高，而且也一樣安全。

免疫傳輸因子本身可能無法拯救許多在非洲罹患後天免疫缺乏症候

群的人，但研究顯示，它們會有助益，特別是加入現有治療方案，或是像使用低劑量那曲酮（LDN）這樣的新興策略。這些所有的高穩定性口服製劑都幾乎不會有任何的副作用。此外，和美國製藥商目前提供的後天免疫缺乏症候群治療不同，免疫傳輸因子確實能增強免疫系統的健康。光是這個效用，就有助預防染病患者體內的人類免疫缺陷病毒完整發展成後天免疫缺乏症候群。而且完全不需要任何製藥廠的參與，任何慈善機構或慈善家都能率先為這件事情努力。

6.2 抗藥性細菌紀元中的免疫傳輸因子

當盤尼西林於一九四〇年代與五〇年代開始被廣泛運用時，人類與細菌間的關係忽然有了奧妙的改變。盤尼西林輕而易舉就能清除細菌感染，像是通常會致命的葡萄球菌感染。盤尼西林對抗細菌的效用，在當時肯定讓許多人相信危險細菌感染的日子快要結束了。然而，一切都高興得太早。因為才開始廣泛使用抗生素沒幾年的時間，人們開始清楚地意識到盤尼西林抗藥性菌株出現了。自此之後的五十幾年，便開始了一場拉鋸戰，研究學者不斷地發明新抗生素，而細菌也不斷地產生抗藥性。到目前為止，研究學者都一直被細菌牽著鼻子走，但或許這樣的情況不會持續太久。

細菌的抗藥性經由兩種途徑散播：垂直與水平。在垂直散播的案例中，那些對一或數種抗生素具有抗藥性的細菌，在分裂與生成新細胞時，會將抗藥基因傳遞出去，就像是傳承遺傳物質給後代一樣。而抗藥性的水平散播途徑，就是無抗藥性的細菌從已有抗藥性的細菌中獲得抗藥性。了解目前對抗藥性的疑慮後，更值得詳盡地深入探討兩種散播途徑的例

子。我們將討論免疫傳輸因子該如何收拾抗生素失敗後所造成的殘局。

所有生物都會進行細胞分裂，但當細菌分裂時，脫氧核醣核酸（DNA）中的遺傳物質可能會複製不完整。而這些複製或突變錯誤，會導致細胞形狀與／或作用的改變。一般來說，這樣的錯誤應該會對細菌造成傷害而不是幫助。但它們卻往往能逃過一劫，這些在基因複製錯誤中產生的表現性（可觀察到的）改變讓細菌不會被抗生素消滅。例如，盤尼西林藉由附著在幫助打造細胞壁的酵素上殺死細菌。當盤尼西林附著在上面的時候，酵素就無法運作，細胞壁也就無法維持，然後細菌就會死亡。但基因突變產生的功能性酵素讓盤尼西林無法附著在上面，進而失效。或者，細菌可以生成大量的酵素讓盤尼西林附著，如此一來，盤尼西林的量就不夠阻止細菌，又或者細菌可能會開始製造可以分解盤尼西林分子的酵素。一旦發生突變，它們就會在接下來的細胞分裂透過脫氧核醣核酸傳遞，導致垂直的抗藥性散播。

有好幾種方式可以讓細菌從其他已經有抗藥性的細菌得到抗藥性。在一個名為「接合性轉位」（conjugative transposition）的過程中，細菌會互相交換遺傳物質。這是導致抗藥性的駭人過程之一，因為只要有一種細菌發展出抗藥性，就能散播給其他不同的物種。這是細菌發展抗藥性的主要方式之一，通常也是引起醫院內感染的原因。

細菌也能從死亡細菌的殘骸中撿拾浮動的脫氧核醣核酸（DNA）。如果那些細菌好運的話，這些殘骸中仍含有抗生素的抗藥性。在接合性轉位與撿拾浮動脫氧核醣核酸兩種情況下，任何一菌種都能得到抗藥性，而不用自己發展抗藥性。一旦細菌透過水平散播獲得抗藥性，就能透過垂直散播繼續傳播下去。

而人類過度使用抗生素，沒有完成完整的抗生素療程，以及對牲畜廣泛施打抗生素（希望能促進生長，而不是治療感染），都增加了細菌

產生抗藥性的機率。我們不斷地在細菌面前暴露自己的武器，讓它們有機會發展出反擊的方式。我們愈常使用這些武器，它們就愈有可能會出現抗藥性。

目前，我們仍略勝細菌一籌，但差距不大。雖然情況沒有像許多人想得那麼糟，但也不佳。因為自從開始大量生產盤尼西林後，已經發現超過十個不同類別的抗生素，而每個類別中又有數以百計的不同品種。不幸的是，細菌已經對每種類別的藥物都產生抗藥性了。長期以來，美國食品藥物管理局於一九五八年時許可的萬古黴素（Vancomycin），一直被認為是最後的殺手鐧。但細菌也已證明萬古黴素可以被打敗。下面的段落取自一份由美國食品藥物管理局於一九九五年發表的文章，其中談到了這個發展（路易斯，一九九五年）：

「一九八七年，英國與法國首度傳出有萬古黴素抗藥性的腸球菌（enterococci），一九八九年時，一間位於紐約市的醫院也出現了該細菌。到了一九九一年，美國有三十八間醫院都傳出了壞消息。到了一九九三年，有些醫院的加護病房中，有百分之十四得到腸球菌的患者有萬古黴素抗藥性菌株，從一九八七年開始，比例增加了二十倍。一九九二年時出現了一項更駭人的報告，一位英國研究學者在實驗室觀察到腸球菌會將萬古黴素抗藥性基因傳給金黃色葡萄球菌。該名研究學者立即驚慌地摧毀這些細菌。」

幸運的是，很快就有新的藥劑，應能讓我們再領先一陣子。二〇〇五年，丹麥一間生技公司的研究學家在《自然》期刊中發表了一份手稿，他們從真菌中隔離出一個新的抗生素類別，叫作防禦素（Defensins）。

人體內的各種細胞會產生防禦素，以抵禦試圖感染細胞的病原體。除此之外，二〇〇九年初，一份由美國輝瑞公司（Pfizer）資助的研究刊登在《美國國家科學院院刊》中，研究學者以可以阻斷細菌特有脂肪合成物的分子（汾哆基嘧啶，英語做 pyrido-pyrimidines）為基礎，培養出一種獨特的抗生素。就讓我們期待這些新發現可以儘快從測試階段成功並上市！

目前為止，細菌已經找到可以存活於所有人類使用之抗生素下的方法了。雖然新類藥品可以提供短暫的保護，但絕對需要進一步的策略。

免疫傳輸因子無法取代抗生素。而抗生素的確是目前唯一已知能永久「治癒」疾病的藥物。因為它們會直接攻擊細菌。相較之下，免疫傳輸因子則是藉由幫助免疫系統的運作，間接攻擊細菌與其他病原體。不過，鑑於免疫傳輸因子對免疫活動的影響，它們或許能在新型抗生素的開發期間，幫忙填補治療缺口。

在許多情況下，將免疫傳輸因子作為抗生素的輔助治療可能會得到最好的效用。免疫傳輸因子所刺激的細胞會摧毀細菌。當體內的免疫傳輸因子水平上升時，自然殺手細胞與巨噬細胞的水平也會隨之上升。新生的自然殺手細胞與巨噬細胞應有助於身體自行對抗細菌，並幫忙清理抗生素攻擊細菌後所留下的殘局。

如前面討論到免疫力的段落所述，因為免疫傳輸因子在免疫系統中所扮演的角色，所以它們能被用於保護未受感染的人，也就是宿主，免於病毒與細菌病原體的侵害。因此，它們可以被用於保護身體，免於像葡萄球菌這類已知具有抗藥性的細菌菌株侵害，並在免疫戰爭時，將情況導向對患者有利的局面。但它們過慢的運作模式，可能無法迅速消除快速移動的細菌所引起的急性感染症。雖然目前沒有其他東西可以媲美免疫傳輸因子幫助身體克服病毒感染的效用，但它們在短期內仍不會取

代抗生素作爲治療急性病毒感染症的首要方式。

　　值得注意的是，抗生素愈有效，身體就必須要清理愈多的死亡與垂死細胞。對於已經很虛弱的免疫系統來說，處理過程的效率可能不會太高。單就免疫傳輸因子能對吞噬細胞（phagocytotic cells）的水平產生影響這點來看，它就已經非常適合作爲治療細菌感染的佐劑。

6.3　免疫傳輸因子與下一代的疫苗

　　二〇〇九年初，麻州波士頓的「達娜法伯癌症研究所」、加州聖地牙哥拉荷雅的「史丹福――伯納姆醫學研究所」、美國疾病管制暨預防中心與美國國家過敏性與傳染性疾病研究院的研究學者宣布了一項重大的醫學突破，即優良的替代方式應能取代許多舊式疫苗。

　　以流感病毒爲例，研究學者發現含有蛋白質的病毒會迅速突變。多數流感抗體都附著在這叢蛋白上，讓身體幾乎無法跟上突變的速度，也無法預防二度感染。更重要的是，他們發現蛋白質聚集處下方的領域沒有太大的改變，且有各種不同的流感菌株。用以對抗這些區域病毒的抗體數較少，但預防二度感染流感的效用卻更好。一旦這些抗體與病毒結合，就能預防病毒變形，進而癱瘓病毒侵入健康細胞的能力。

　　透過萃取這類抗體並施用於患者，這些抗體用來傳遞流感免疫力的方式就和免疫傳輸因子相同。雖然這被視爲疫苗研究領域中的進步，但這其實是相當新穎的疾病防治方式，而且一點也不像是疫苗。這種方式與免疫傳輸因子皆涉及體內製造的針對特殊致病菌（pathogen-specific）之胜肽的運用。結合免疫傳輸因子對抗流感（或其他病毒）及抗體對抗流感（或其他病毒），其結果對大眾健康與疾病防治可能非常重要。同

時給藥時，抗體會先標記病毒，而免疫傳輸因子會幫忙預防細胞內感染，並大幅減少所有由抗體引起的免疫平衡干擾。

6.4 免疫傳輸因子對健康人體的重要性

目前為止，免疫傳輸因子似乎是非常安全的，至少對臨床研究中的受試者而言是，而且也已知其對眾多病毒感染的功效。免疫傳輸因子在增強基本免疫系統功能方面有完整的功效記載，其中包括提升自然殺手細胞、輔助性 T 細胞、毒殺型 T 細胞、巨噬細胞等細胞的水平。鑑於免疫傳輸因子對增強免疫的正面影響，就算是健康的人使用也能從中受惠。

美國人每年花費在補給品的支出超過兩百億美元。為了間接增強免疫系統活動而定時服用補給品的人，從免疫傳輸因子得到的益處將比服用鋅、紫錐花（Echinacea）、與維生素 C 這類常見補給品的好處還要多。增強免疫系統不僅能改善原本的健康狀況，還有助於防止可能的感染。根據康乃爾大學（Cornell University）所發行的一本《十大健康議題：感冒、流感與鏈球菌性喉炎》（Top 10 Health Topics: Cold, Flu and Strep Throat）刊物：

「任何可以維持免疫系統健康的方式，都能幫助減少疾病惡化或避免罹病。」

文獻中清楚地說明免疫傳輸因子在許多方面都能增強免疫系統的健康。因此，想要維持免疫系統功能的人應該會對它們的效用興致勃勃，因為健康的免疫系統能幫助他們免於常見的疾病侵害，像是感冒、流感

以及會引發皰疹爆發、結核病，甚至是脊髓灰質炎（俗稱小兒麻痺）的復發性病原體。

6.5 所有的系統檢查

　　本書著墨於免疫系統及免疫傳輸因子於其運作中所扮演的角色。而免疫系統與體內其他系統詳細交互作用的方式則超出了本書的探討範圍。不過，聰明的讀者當然知道，免疫系統不是獨立運作的。在許多免疫失調的病例中，發病根源存在於各處。像是腦下垂體（pituitary gland）或作主腺體（master gland）中的病症，就會影響甲狀腺與腎上腺中荷爾蒙的水平調節。粒線體功能障礙（mitochondrial dysfunction）則會導致全身系統能量不足。交感「Fight or Flight」（戰鬥或逃走）神經系統的慢性活化，有時會拚命試圖讓身體保持抗奮。上述病症往往會同時出現，甚至有更多的病症。要理解、檢測並治療疾病需要的是綜合多系統的方式。看起來似乎非常合理，但現行醫療系統不採取這種作法，偏好只諮詢一位醫生，針對單一系統，使用單種藥物的治療方式。

　　這是一種常見的邏輯差錯，當人試圖治療並戰勝一種疾病時，就會過於專注在單一的生理面向上。解決像膽固醇、血壓或腎上腺素這類特定失調病症，就能大大地改善健康。不過，通常要在確認多樣性病徵的共同病因並加以解決後，才會大大提升健康狀況。隨著科學不斷揭示人類體內的運作，辨識根本病因並加以導正的能力也應該會隨之提升。屆時，找一位能同時檢查所有身體系統的醫師肯定大有助益，不過眼下這樣的醫師不多，而且這些醫師在美國幾乎都沒有涵蓋在保險醫療網絡中（譯註：沒有和保險公司簽約的醫師，患者必須自行支付所有醫療費用）。

值得注意的是，從古至今，多數主要醫療觀點都著重於生理平衡議題。希波克拉底斯（Hippocrates）相信疾病的起因為四種體液的失衡（四種體液分別為：血液、黏液、黃膽汁、黑膽汁）。雖然四種體液的本質隨著時間有所改變（蓋倫在三百多年後添加了土、風、火與水到原有的組合中），這個通用的理論還是主導了將近兩千年的西方與穆斯林醫學發展。同樣的，中國醫學長久以來皆斷定，健康身體中的能量可以流暢無阻地通過數個經絡或軸線。「陰」、「陽」的力量會在每個軸中，往相反的方向互相拉扯。若失衡就會導致能量流，或作「氣」，出現問題。

結論是，各種觀點似乎一致認為健康就是體內相對和諧或動態平衡的狀態。而在平衡免疫系統這方面，免疫傳輸因子已證明其重要性。

6.6 回顧與討論

免疫傳輸因子是從免疫系統所產生的小分子。它們被免疫細胞用來與其他全身的免疫細胞溝通以及協調其他免疫細胞的活動。它們並無種別特異性，這表示由牛隻、雞隻與其他動物所產生的免疫傳輸因子，都能增強任一其他物種的免疫系統活度，包括人類與寵物在內（在可供人類使用前，它們早已是獸醫用藥）。

前面章節所回顧的臨床與科學研究，皆強烈顯示免疫傳輸因子能大幅地增強免疫系統健康。健康的人可以更健康，而且也能改善病患的生活品質。

改善免疫系統健康來應對許多疾病是一個缺乏充足研究的方式，其部分是因為目前疾病診斷與治療都與製藥商的藥品開發過於密切有關。

免疫傳輸因子不是藥品。它們所攜帶的信息被免疫細胞讀取時，就

能讓免疫系統變得更活躍且更警覺。不論是純化過或是初乳中的免疫傳輸因子，都是處理病毒、分枝桿菌與細胞壁缺陷細菌等細菌感染的天然良方。最重要的是要讓大眾可以取得免疫傳輸因子。

免疫傳輸因子幾乎沒有副作用，但還是有少數例外，有些人在開始使用的前幾週，會出現輕微的類流感症狀。這些症狀都是短暫的，且被視爲免疫系統反應免疫傳輸因子分子所攜信息的證據。而長期飽受病痛之苦，且對免疫傳輸因子反應良好的人，應可期待加劇的病症能夠痊癒。這樣的副作用實屬正常現象，但在決定使用之前應審慎考量。這也是建議開始時緩慢使用的另一個原因，同時，可能的話，也建議在醫師指示下使用。

目前，西方醫學界對肌痛性腦脊髓炎／慢性疲勞綜合症、熊貓症候群、多發性硬化症、狼瘡、抗藥性萊姆病及其他許多病症仍束手無策。若連治療的藥物都沒有，那許多病症根本沒有治癒的可能。成千上萬尋求關懷照護的免疫疾病患者都深知這一點。

新的研究指出許多病症，包括肌痛性腦脊髓炎／慢性疲勞綜合症與多發性硬化症都和人類皰疹病毒第六型（HHV-6）的感染有關，其爲八種已知皰疹病毒之一。活躍的人類皰疹病毒第六型似乎能抑制細胞媒介（Th1）免疫反應，進而逃過被摧毀的命運。其他研究學者推測，人類皰疹病毒第六型可能會增加血液濃度，引起「腦霧」與一些和肌痛性腦脊髓炎／慢性疲勞綜合症及相關病症的疼痛。此外，有些變種的皰疹病毒，包括人類皰疹病毒第六型在內，會讓外在看似健康的人腦炎復發，導致長達一週的劇烈頭部與背部疼痛。免疫傳輸因子能對與細胞媒介（Th1）相關的免疫活動產生強烈的刺激作用，進而幫助重建免疫系統中細胞媒介與抗體媒介（Th2）間的平衡。另外，針對人類皰疹病毒第六型或其他病原體的免疫傳輸因子，能確立免疫系統對特定病原體的反

應，進而有助於身體對抗病原。除昂貴且有潛在毒性的抗病毒藥物外，沒有其他的東西更有希望對抗這類的感染症。

免疫傳輸因子並非絕對保證能幫助患者對抗疾病，抑或保護他們免受新的疾病侵害。不過，對於接受過傳統醫學治療且感到不滿的免疫相關疾病患者，筆者強烈建議你和醫師討論使用免疫傳輸因子的可能性。

無論安全性為何，在服用任何膠囊以前，都務必要審慎，並了解服用之物為何。任何會影響身體機能的物質都可能會有不良作用。每個人對免疫傳輸因子的反應皆有所不同，所以若有服用的打算，請務必要告知醫師。二〇〇三年時，《新英格蘭醫學期刊》中的一篇報告指出，大多數私營醫師的醫學知識都落後了十至二十年（Lenfant，二〇〇三年）。因此，你的醫師很有可能並不知道現在大眾已經可以取得免疫傳輸因子。他們可能一點也不了解免疫傳輸因子！附錄中，有過去這五十年來以免疫傳輸因子為研究的報告標題與摘要，這些資料有助於你的醫師加快了解免疫傳輸因子的速度。本書中詳盡的科學文獻評論應該也能有所助益。

作者誠摯希望本書能有所用處，且書中題材能幫助讀者了解自己的免疫系統，或是困擾讀者的病症。讓讀者知道，也有可以不靠藥廠、處方箋或注射劑就能改善健康的選擇。

祝大家平安健康！

橫跨 50 年，關於免疫傳輸因子的 157 份研究摘要

　　自從勞倫斯博士在一九四九年發現免疫傳輸因子，以及在一九五〇年代中期發表他第一篇以此為主題的著述之後，醫學文獻資料庫（MedLine）已收錄將近九百二十篇發表於各類醫學期刊的相關文章。這是在二〇〇七年七月十八日搜尋 MedLine 資料庫時得到的數字，所有文獻不是有關「免疫傳輸因子」就是有關「可透析白血球萃取物」，並排除掉和免疫學無關的研究。舉例來說，「Transfer Factor（傳輸係數）」在肺部研究裡有特別的意義，意指一氧化碳從肺進到血液裡的擴散量。

　　書末附錄的 157 份文稿包含各個研究的標題和摘要，集結過去五十多年來針對傳輸因子所做的報告。研究論文按照發表的年代順序排列，讓讀者能知曉關於這個主題在研究領域裡是如何演進的。

　　這份清單裡的研究有成功，也有失敗的，不過就像較大型的文獻紀錄本身一樣，這些研究也是成功多於失敗的。裡頭所選擇的文稿有從各種切入點研究免疫傳輸因子活動的成果，諸如：有關多種人類病狀的臨床有效性、體外製備工作（關於運用細胞培養技術的研究）、實驗室動物的病狀研究工作，以及傳輸因子的分子結構和運作機轉之研究。而且，大多數的評論式論文都沒有收錄，才能專注在第一手的研究資料上。

　　每份摘要都有編號，而且用下方索引方式呈現，讓讀者可以快速尋找自己有興趣的主題，馬上閱讀其相關發現。

索引：主題列表與摘要編號

1

勞倫斯（Lawrence HS.）、馬克斯·帕本海默二世（Alwin Max Pappenheimer, Jr.）──**白喉毒素的延遲性過敏反應於人體中的傳輸**（Transfer of delayed hypersensitivity to diphtheria toxin in man），發表於實驗醫學期刊（The Journal of Experimental Medicine. 104:321-336, 1956）

白喉毒素和結核菌素的延遲性過敏反應的同步傳輸已經以八個連貫實例來完成；而這些實例是關於從結核菌陽性反應、希克氏白喉免疫性檢驗陰性反應的供血者所採取到的洗滌白血球萃取物的人體運用。那些供血者都對精製白喉毒素和類毒素有高度的敏感反應。白血球萃取物可用於無檢出抗毒素的傳輸過程。其傳輸過程中的接收對象則會在希克氏白喉免疫性檢驗中呈現陽性反應（血清中每毫升小於 0.001 單位的抗毒素）及結核菌的陰性反應。所有接收者至少會維持兩個星期的希克氏白喉免疫性檢驗陽性反應，並依循每個血清中都含有小於 0.001 單位的抗毒素實例中的傳輸過程，而他們都會對類毒素出現極大的皮膚反應。證據指出免疫傳輸因子可能會從輕微症狀中的白血球懸浮液中釋放出來，而這些輕微症狀中的大多數細胞都能維持完好的形態。四個成年的希克氏白喉免疫性檢驗陽性反應對象會因為皮內注射幾毫克的精製類毒素而對白喉毒素有敏感反應，而那些精製類毒素是一種洗滌類毒素的抗毒素沉澱物形式。其中兩個對象則在其血清抗毒素劑量小於 0.001 單位／毫升時，會各自特別對於白喉毒素（或是類毒素）出現嚴重的延遲性皮膚反應。

2

Shusuke T.、Shunsaku O.、Morio O.、Takateru I. ── **關於動物結核菌素過敏反應的「免疫傳輸因子」研究：I. 結核菌素過敏反應的成功被動傳輸與任一瓦解的肺泡巨噬細胞或致敏的白兔血清成份。**（Studies on the 'Transfer Factor' of Tuberculin Hypersensitivity in Animals: I. Observation of Successful Passive

Transfer of Tuberculin Hypersemsitivity withFractions of Either Disrupted Alveolar Macrophages or Serum of Sensitized and Challenged Rabbits），發表於免疫學期刊（J Immunol 93:838-849, 1964）

　　結核菌過敏反應的被動傳輸，可利用致敏白兔中肺泡巨噬細胞的無自生能力細胞成份來完成。雖然細胞萃取物本身並無法讓陰性接收者對它過敏，但透過電泳（electrophoresis）、透析或治療用硫酸銨來從他們體內所取得的某些成份則似乎能讓他們過敏。因此「免疫傳輸因子」很明顯存在於白兔體內，包括人類。「免疫傳輸因子」是存在的，主要讓那些表層微粒（supernatant fraction）藉由 20000×G 的離心力從細胞的成份中分離出來。在這種表層透析過程後，「免疫傳輸因子」就會進行完整的運作。致敏白兔的透析血清也顯示能導致過敏，儘管就血清本身而言並無法做到。這些事實引導我們去假設低分子量抑製劑的存在。儘管過去有許多對於豚鼠的失敗調查，但這些運用無自生能力的成份，來促進被動傳輸的成功因素，仍然可被拿出來討論；特別是在檢查細胞成果前四天，運用注入卡介苗（BCG）的「變化」過程，被認為是對於這些正面成果相當重要的部分。

3

　　柯克派翠克（Kirkpatrick CH.）、瑞奇（Rich RR.）、史密斯（Smith TK.）
——免疫傳輸因子對無反應患者的淋巴細胞功能影響（Effect of transfer factor on lymphocyte function in anergic patients），發表於臨床研究期刊（The Journal of Clinical Investigation. 51（11）:2948-58,1972）

　　可透析的免疫傳輸因子可從某位供血者的解凍末梢血液白血球中取得，接著針對五位患有慢性皮膚黏膜念珠菌病無反應患者，給予免疫傳輸因子。包括延遲性皮膚過敏反應的免疫性反應研究，在體外抗原誘導的胸腺核甘之攝取量（thymidine incorporation），以及巨噬細胞移行抑制因子（MIF）都會在注入免疫傳輸因子的前後發生作用。注入免疫傳輸因子前，這些患者都沒有對任何一種計畫中的自然抗原產生延遲性皮膚反應。他們的淋巴細胞在接觸體外抗原後並不會製造出 MIF，而只有一位患者顯示在他的淋巴細胞培

養出念珠菌與鏈球菌活化酶 - 鏈球菌（streptokinase-streptodornase，SK-SD）時，胸腺核甘之攝取量會有增加的情形。在注入免疫傳輸因子後，四位患者則會對供血者所過敏的抗原發展成延遲性皮膚反應；沒有任何一位接收者會出現供血者不會過敏的過敏反應。當培養出能夠引發陽性的延遲性皮膚測試的抗原時，接收者的淋巴細胞就會製造出 MIF。只有一位患者會發展成抗原誘導的淋巴細胞轉型，而且這種反應會間歇地發作。讓其中三位病人對接觸性過敏原、硝基氯苯（chloronitrobenzene）過敏的嘗試，在注入免疫傳輸因子前都無法成功。第五位病人是一位患有類似 Nezelof 症候群免疫概況的九歲小男孩，他對於皮膚測試沒有出現反應或於體外測試發展出陽性反應。這些結果指出免疫傳輸因子會在免疫活性細胞上作用，並藉由製造淋巴細胞對付抗原，但透過細胞分化（Blastogenesis）來對付抗原的細胞功效即便有也不會太多。使實驗對象對硝基氯苯過敏的失敗，說明免疫傳輸因子中免疫性效應的特異性，也意味著無法透過非特異性、輔助性質的機制來發揮作用。在製造陽性的皮膚測試或是在一位 Nezelof 症候群患者的 MIF 製造上，免疫傳輸因子的作用失敗或許能證明製造淋巴細胞的細胞是由胸腺所產生的。

4

史畢特勒（Spitler LE.）、雷賓（Levin AS.）、史泰茲（Stites DP.）、弗登伯格（Fudenberg HH.）、皮洛夫斯基（Pirofsky B.）、奧格斯特（August CS.）、史提恩（Stiehm ER.）、希齊格（Hitzig WH.）、蓋提（Gatti RA.）—— **Wiskott-Aldrich 症候群：免疫傳輸因子療法的結果**（The Wiskott-Aldrich syndrome. Results of transfer factor therapy.），發表於臨床研究期刊（The Journal of Clinical Investigation. 51（12）:3216-24, 1972）

十二位患有 Wiskott-Aldrich 症候群的患者被投予免疫傳輸因子的治療劑量，以嘗試誘導出細胞免疫力。十二位患者中，有七位患者在使用免疫傳輸因子後，獲得臨床上的明顯改善。因為這種疾病具有多變的病程，並且能啟動臨時性自發修正（temporary spontaneous improvement），觀察到的改善情形不一定會被歸因於免疫傳輸因子。然而，有兩位患者透過重複的病狀上服

用免疫傳輸因子，就能持續出現反覆的病狀緩解。這還包括可以擺脫感染、緩解脾臟腫大，以及消除淫疹。此外有一項發現是不在預期內的：十位有出血症狀患者中，有三位患者的出血症狀減少。在臨床上似乎能對免疫傳輸因子產生反應的那七位患者都出現了皮膚反應的轉換。關於服用免疫傳輸因子後的體外性研究指出：這種方式讓患者目前的淋巴細胞所產生的移行抑制因數（MIF）能反應出適當的測試抗原，但卻不接受數量增加的胸腺核甘之攝取量去反應相同的抗原。一種單核細胞抗體受體的缺陷會在某位患病患者中被發現，而目前相關研究也指出：所有出現缺陷性單核細胞抗體受體的患者都能對免疫傳輸因子產生反應，但只有一位擁有正常受體患者沒有任何反應。這項測試或許能證明對預測免疫傳輸因子之於 Wiskott-Aldrich 症候群治療成果上的有效性，儘管仍需要大量的患者評估來確立這個論點。但我們斷定細胞免疫力能被誘導，且使用免疫傳輸因子似乎就能對某些罹患 Wiskott-Aldrich 症候群的患者產生臨床上的改善，而此治療模式已獲准試用於這些病人及其他有細胞免疫力缺陷的人。

5

崔斯勒（Dressler D.）、羅森菲爾德（Rosenfeld S.）──**免疫傳輸因子的化學性質**（On the chemical nature of transfer factor.），發表於《美國國家科學院院刊》（Proceedings of the National Academy of Sciences of the United States of America. 71（11）:4429-34, 1974, Nov.）

在實驗性動物模式中準備兩種免疫傳輸因子，豚鼠被用來測試牠們對於各種已知的特異性酵素之易感性。這些免疫反應介質的生物活性可以被核糖核酸**酶** III（RNase III）所摧毀，核糖核酸**酶** III 是一種降低兩倍核糖核酸的酵素。由此可知，免疫傳輸因子完全或部分是由雙股核糖核酸（double-stranded RNA）所組成。

奧特根（Oettgen HF.）、歐德（Old LJ.）、法若（Farrow JH.）、瓦倫泰（Valentine FT.）勞倫斯（Lawrence HS.）、湯馬士（Thomas I.）——**可透析的免疫傳輸因子對乳癌患者的影響**（Effects of dialyzable transfer factor in patients with breast cancer.）發表於《美國國家科學院院刊》（Proceedings of the National Academy of Sciences of the United States of America. 71（6）:2319-23,1974）

五位患有末期乳癌的患者，被投予從健康的捐贈者所取得的混合透析性免疫傳輸因子。其治療期間設定為二十一天到三百一十天，整體的使用劑量則於二十到兩百五十七毫升。免疫傳輸因子並無引起發炎性或過敏性反應，或是本身可預期的抗體形成，也沒有任何副作用、血液性或生化性異常。三位患者會對結核菌和或鏈球菌抗原產生反應（透過皮膚測試）。從一位乳癌患者身上觀察到其中顯著的部分病情緩解可持續六個月之久。

查克曼（Zuckerman KS.）、奈德哈特（Neidhart JA.）、巴瑟紮克（Balcerzak SP.）、羅巴格力歐（LoBuglio AF.）——**免疫傳輸因子的免疫特異性**（Immunologic specificity of transfer factor.）發表於臨床研究期刊（The Journal of Clinical Investigation. 54（4）:997-1000, 1974）

這項研究調查免疫傳輸因子的免疫特異性，並運用一種以層析純化的免疫傳輸因子的配方。此傳輸過程的特點在於研究關於利用血藍蛋白（keyhole limpet hemocyanin，KLH）和結核菌素的免疫力。從一位捐贈者取得的免疫傳輸因子若能成功對血藍蛋白免疫的話，就肯定能將血藍蛋白的皮膚測試反應成功傳輸到受體上。反之，從兩位捐贈者取得差不多數量的免疫傳輸因子如果無法對血藍蛋白免疫的話，就無法從十一位接收者中傳輸血藍蛋白的免疫力，儘管有證據指出結核菌素反應能成功進行傳輸。而不同於過去關於各種抗原的研究，血藍蛋白的免疫力在擁有血藍蛋白免疫傳輸因子的接收者似

乎可以和捐贈者相匹敵，因爲兩者都能引導出相同的皮膚測試抗原數量。這些觀察顯示免疫傳輸因子可以對接收者過去不曾遇過的抗原啓動一種特殊的免疫反應，並在某種環境下，接收者啓動的免疫反應也可媲美捐贈者。這些針對免疫傳輸因子的特異性與效力的觀察，對於這方面的臨床運用上有著相當重要的涵義。

8

阿舍爾（Ascher MS.）、史耐德（Schneider WJ.）、瓦倫泰（Valentine FT.）、勞倫斯（Lawrence HS.）——**白血球透析液中的免疫傳輸因子之體外屬性**（In vitro properties of leukocyte dialysates containing transfer factor.），發表於《美國國家科學院院刊》（Proceedings of the National Academy of Sciences of the United States of America. 71（4）:1178-82, 1974.）

免疫傳輸因子的精確生化鑑定與其運作機制上所遇到的主要障礙是一直缺少一個可重複的體外測定。我們目前提出一種方法是利用證實有體內藥效的免疫傳輸因子透析液，藉以將非免疫的淋巴細胞轉換成體外的免疫反應，並導致抗原觸發性淋巴細胞的增殖。然而，「水透析免疫傳輸因子（water-dialyzed transfer factor, TF（D））」會藉由水量多的透析常規用法來進行體外運用，但會使活動力減少，而且對於淋巴細胞的培育也經常是具有毒性的。這個問題可以藉由將免疫傳輸因子透析到組織培養基中來避免。當這種預防措施被啓動時，這種「培養基透析性免疫傳輸因子（media-dialyzed transfer factor, TF（DM））」就會導致非免疫的淋巴細胞透過各自對於這些培養抗原的細胞，進行兩次到二十五次的胸腺核甘攝取量增加來對付抗原。這種反應一般只會在那些 TF（DM）捐贈者的抗原存在時才會出現，而這些捐贈者也都要有延遲性皮膚反應，且有別於非特異性的佐劑作用（nonspecific adjuvant effects）。

9

何塞（Jose DG.）──**淋巴細胞免疫傳輸因子之於慢性皮膚黏膜念珠菌病的治療**（Treatment of chronic muco-cutaneous candidiasis by lymphocyte transfer factor.），發表於澳大利亞與紐西蘭醫學期刊（Australian & New Zealand Journal of Medicine. 5（4）:318-23, 1975）

一個從淋巴細胞免疫傳輸因子的使用所獲得的有益臨床效果，是來自於六位患有特發性早期慢性皮膚黏膜念珠菌病（idiopathic early onset chronic mucocutaneous candidiasis）患者的治療過程。兩個家族中的五位患者顯示出一種家族疾病模式。在測試的患者中發現他們的皮膚失去活化能力，無法製造具有完整一般免疫功能的移行抑制因數（MIF）。抗真菌藥化療能有效消除，而且似乎能減少念珠菌，且透過持續注入免疫傳輸因子而達到持續性的緩解。此療程會利用念珠菌皮膚測試來獲得掌控。

10

阮（Ng RP.）、莫蘭（Moran CJ.）、亞歷克索普洛斯（Alexopoulos CG.）、貝寧漢（Bellingham AJ.）──**免疫傳輸因子之於霍奇金氏症**（Transfer factor in Hodgkin' s disease），發表於《刺胳針醫學期刊》（The Lancet. 2（7941）:901-3, 1975）

在一項對照研究中，對六位患有第五級霍奇金氏症的患者給予免疫傳輸因子（T.F.），這些免疫傳輸因子皆是從對於霍奇金氏症具有長期緩解效果的患者所取得的。細胞媒介免疫反應的明顯增加證實其接收者對植物血球凝集素刺激（phytohaemagglutinin stimulation）的淋巴細胞反應有顯著地增加。六位患者中有三位患者的延遲性過敏反應測試轉變為陽性。這三位患者全部都有結節硬化型的霍奇金氏症。這些成果也讓往後對於霍奇金氏症特定免疫傳輸因子作為該病治療媒介的運用調查更增說服力。

史蒂文斯（Stevens DA.）、費靈頓（Ferrington RA.）、莫瑞根（Merigan TC.）、馬林可密契（Marinkovich VA.）——**人體疣病毒之於免疫傳輸因子療法的隨機試驗**（Randomized trial of transfer factor treatment of human warts.），發表於臨床與實驗免疫學期刊（Clinical & Experimental Immunology. 21（3）:520-4, 1975）

透析免疫傳輸因子可從捐贈者的淋巴細胞取得，而這些捐贈者的疣病毒於近期都能產生自發性的緩解，這些免疫傳輸因子被用於一位患有 Wiskott-Aldrich 症候群的孩童治療上。而這位孩童之後在他身上的疣狀多發部位中產生一種自發性的緩解。在一項試驗性的研究中，從另外四位健康的患者身上發現一種相似的關係。有一項三十位患者的隨機雙盲研究無法證實免疫傳輸因子療法（相當於 2-1×10（8）的淋巴細胞）和疣病毒緩解之間的因果關係。一個多變博物學中的疾病所進行的免疫傳輸因子療法隨機試驗的需求則是被強調與重視。

格洛伯（Grob PJ.）——**免疫傳輸因子的醫療運用**（Therapeutic use of transfer factor.），發表於歐洲臨床研究期刊（European Journal of Clinical Investigation. 5（1）:33-43, 1975）

免疫傳輸因子（TF）可藉由健康血液捐贈者的重複冷凍、解凍、匯集血沉棕黃層（buffy coat）的超濾過程來製造。一單位的蘇黎世免疫傳輸因子定義為源於 1-2×10-9 白血球的細胞萃取物。在與醫生與免疫學者的合作過程中，會將四百〇九單位的免疫傳輸因子投予到四十五位患者身上。除局部疼痛和偶爾發燒外，並無發現其他副作用。在有多處硬化的患者身上也發現免疫的轉換。可分別於十位、十一位、十二位患有慢性念珠菌症患者身上發現免疫的轉換和有益的臨床效果。免疫的轉換同時也能在患有多發性硬化的患者身上發現，而其有益的臨床效果還無法被確定。而這一系列的試驗還包括

患有亞急性硬化全腦炎（subacute sclerosing panencephalitis）、HBAg 陽性症（HBAg-positive disorders）、各種免疫缺乏性疾病、惡性黑色素腫瘤（malignant melanoma）與未分類腫瘤的患者。免疫的轉換只會偶爾發生，而其臨床效果也同樣不存在或不可確立。在這些討論之中，其他使用免疫傳輸因子療法的研究者所得到的結果也涵蓋在內。

13

柯克派翠克（Kirkpatrick CH.）──**免疫傳輸因子的性質和活動**（Properties and activities of transfer factor.），發表於過敏與臨床免疫期刊（The Journal of Allergy and Clinical Immunology, 55（6）:411-21, 1975）

雖然有一項協議指出：免疫傳輸因子會給予皮膚測試陰性的受體產生一種如同免疫傳輸因子捐贈者的延遲性過敏反應。這種現象的機制或活性成分的性質上很少會有直接的資訊。這項報告審查了某些已知的免疫傳輸因子效果、免疫反應和炎症反應。免疫傳輸因子被斷定具有多點行動的能力，其中包括於胸腺、淋巴細胞與單核細胞之間的交互作用和 / 或淋巴細胞之間的交互作用，同樣也會對發炎部位的細胞產生直接的效果。其中同樣也被指出：免疫傳輸因子的「特異性」是決定於受體的免疫力狀況，而多過於在透析液中的資訊分子。最後，則提出許多免疫傳輸因子的效果或許來自細胞內環核苷酸（intracellular cyclic nucleotide）的含量改變，特別是免疫活性細胞中的環鳥苷酸囤積。

14

洛克林（Rocklin RE.）──**免疫傳輸因子運用於患有細胞免疫不足與慢性感染的患者**（Use of transfer factor in patients with depressed cellular immunity and chronic infection.），發表於《先天性缺陷：原始論著系列》（Birth Defects: Original Article Series. 11（1）:431-5, 1975）

兩位患有慢性皮膚黏膜念珠菌病和細胞免疫缺陷的患者，以單點施打的方式注射，從對念珠菌病呈現陽性的捐贈者所取得的可透析免疫傳輸因子，藉以達到重組免疫功能的效果。其中細胞過敏反應的轉移能在兩位患者其中一位的身上成功進行，並且可透過皮膚測試和製造巨噬細胞移行抑制因子來獲得控管；但這種效果只是暫時性，並無法改變患者感染病症的臨床病程。另外一位患者，這次並無法對免疫傳輸因子的可免疫性和臨床性產生反應，儘管她隨後確實能夠對免疫傳輸因子的重複性劑量與兩性黴素（amphotericin）B 療法產生反應（Pabst 和 Swanson：英國醫學期刊 2:442, 1972）。而另外一個例子，對結核菌素產生陽性反應的捐贈者中所取得的免疫傳輸因子能夠成功地運用於根除一位患有進展性原發結核病（progressive primary tuberculosis）的患者體內的感染，及細胞免疫性缺陷。患者在進行七個半月的抗結核病療法後，並沒有產生臨床性或滅菌性的反應，儘管該身體組織會對她所服用的藥物產生體外性反應。她服用六個可透析免疫傳輸因子的治療劑量，並持續超過三個月，而且在這段期間內，她出現了臨床性、滅菌性、放射性上的反應。

15

　　史畢特勒（Spitler LE.）、雷賓（Levin AS.）、弗登伯格（Fudenberg HH.）——**免疫傳輸因子 II：療程的結果**（Transfer factor II: results of therapy.），發表於《先天性缺陷：原始論著系列》（Birth Defects: Original Article Series. 11（1）:449-56, 1975）

　　免疫傳輸因子是一種致敏白血球的可透析萃取物，可從陽性皮膚測試捐贈者進行傳輸反應到陰性皮膚測試的受體。我們的實驗室將免疫傳輸因子進行醫療上的運用，藉以在來自世界各地的七十八位患者體內誘導出細胞免疫力。許多患者接受多次的免疫傳輸因子劑量，其範圍從每六個月給予一單位並持續至三年，到每週給予一單位並持續六個月，最多每週給予八單位並持續一小段時間。整個兩百九十九單位的免疫傳輸因子都會被完全用完。免疫傳輸因子似乎會對包括 Wiskott-Aldrich 症候群、嚴重複合型免疫缺乏症（severe combined immunodeficiency）、皮膚黏膜念珠菌病、慢性活動性肝

炎、球孢子菌病、異常丙種球蛋白血症（dysgammaglobulinemia）、貝西氏病（Behcet's Disease）、口瘡性口腔炎（aphthous stomatitis）、線狀硬斑病（linear morphea）、家族性角化棘皮瘤（Keratoacanthoma）與黑色素瘤等疾病引導出改善的作用。

16

貝托（Vetto RM.）、柏格（Burger DR.）、諾特（Nolte JE.）、范登巴克（Vandenbark AA.）、貝克（Baker HW.）──**免疫傳輸因子療法用於癌症患者**（Transfer factor therapy in patients with cancer.），發表於癌症期刊（Cancer. 37（1）:90-7, 1976）

這項研究的目標是為了利用免疫傳輸因子去刺激癌症患者體內針對特殊腫瘤抗原的細胞媒介免疫力。三十五位被挑選出來的患者都患有進展性的復發性癌症，而且都已不適用更進一步的常規療法了，我們讓他們進行免疫傳輸因子的療法。免疫傳輸因子是從患者的同居者身上所取得的，並以間隔兩週的方式進行投藥。這種免疫治療方案就腫瘤的緩解（1）、轉移性疾病的抑止（14）、或疼痛緩解（14）方面而言，得以在十三位患者身上製造出一種臨床效果。在臨床改善期間可以發現到對於特定腫瘤抗原的皮膚反應變化。儘管持續了免疫性治療，但臨床改善的持續時間卻不長（兩週～十二個月）。十一位患者中有七位患者也不會對導致淋巴細胞反應的血清封閉療法產生反應。在十一位患者中並沒有足夠的數據來評估這種療法的臨床成效。結果指出，免疫傳輸因子可以刺激癌症患者體內的特殊細胞媒介免疫力，並在某種環境之下對腫瘤製造出一種臨床效果。

17

弗登伯格（Fudenberg HH.）──**可透析免疫傳輸因子之於人骨肉瘤的治療**（Dialyzable transfer factor in the treatment of human osteosarcoma: an analytic review.），發表於紐約科學院紀事（Annals of the New York Academy of Sciences.

277（00）:545-57, 1976）

總結來說，我們能回答七個先前提出關於免疫傳輸因子的問題如下：可以肯定的是，正如臨床結果所示，它的確存在著。它的確在人體內具有具體的免疫性成效，並且能加速細胞媒介免疫力，也會使活性 T 細胞的濃度上升。它的臨床效果已經能夠重複展現，也有益於其他臨床情況，爲進一步的研究提供更有效的治療方式。當要管理治療人骨肉瘤患者，而該患者在手術切除原發腫瘤之後，在臨床上並無明顯地轉移時，從挑選的捐贈者身上所取得的免疫傳輸因子顯然就能提供針對預防轉移的措施；不論這個療法是否優於頗具臆測與爭議的化療預防法。它運作的機制到現在仍未被發揮展現出來，儘管已存有許多理論。最好的證據就是其效果同時具備特異性與非特異性。它可藉由 T 型淋巴細胞製造出來。我們稱爲「免疫傳輸因子」的具體性質仍有待澄清。未來的研究應該能針對這些問題提供更確切的解答。【參考：51】

18

艾文斯（Ivins JC.）、瑞特（Ritts RE.）、普瑞查（Pritchard DJ.）、吉爾克裡斯特（Gilchrist GS.）、米勒（Miller GC.）、泰勒（Taylor WF.）——**免疫傳輸因子 VS. 組合化療：骨肉瘤術後輔助治療的隨機研究初步報告**（Transfer factor versus combination chemotherapy: a preliminary report of a randomized postsurgical adjuvant treatment study in osteogenic sarcoma.），發表於紐約科學院紀事（Annals of the New York Academy of Sciences. 277（00）:558-74, 1976）

二十六位患有典型骨肉瘤病的患者被隨機給予任一種免疫傳輸因子或組合化療。十四位患者中有八位接受免疫傳輸因子轉移了他們的皮膚測試標記，這也證明了免疫傳輸因子的運作。這八位患者全部都生存下來，其中有四位完全康癒復元。十八位接受組合化療的患者中，則有十四位存活下來。其中十二位完全康復。這種免疫性測試過程相繼顯示免疫傳輸因子能增進細胞媒介免疫力，但在這項研究中明顯指出在該試驗方案中的（生理食鹽水）控制組並無法涵蓋在內。有趣的是：化療方案的運用並不會永久抑止這種作用。然而，在單獨測試的結果中並無助於預測治療的反應。少數幾位患者在本研

究期間中出現周圍骨肉瘤和顎腫瘤的排斥反應，並且不允許與其他已發表的研究進行有意義的比較。

戈登伯格（Goldenberg GJ.）、布蘭德斯（Brandes LJ.）——**使用免疫傳輸因子的鼻咽癌免疫性治療之體內與體外性研究**（In vivo and in vitro studies of immunotherapy of nasopharyngeal carcinoma with transfer factor.），發表於癌症研究期刊（Cancer Research, 36（2 pt 2）:720-3, 1976）

人類皰疹病毒第四型顯然會引發傳染性單核球過多症（infectious mononucleosis），可能也會成為一種鼻咽癌和布凱特氏淋巴瘤（Burkitt's lymphoma）的病原。一般人的淋巴細胞所擁有的人類皰疹病毒第四型抗體作用或許會對人類皰疹病毒第四型產生過敏化作用，並且含有免疫傳輸因數的潛能，藉以編制和／或募集其他淋巴細胞來對抗病毒和／或病毒抗原。一位難以用常規治療來治癒的鼻咽癌患者利用從未有過傳染性單核球過多症病史的一般年輕成年人身上取得的免疫傳輸因子進行治療。免疫治療後，發現腫瘤生長明顯減慢下來，而且腫瘤激烈的淋巴球浸潤及細菌性延遲性皮膚過敏反應的重建都會再度引來抗原。一項雙盲隨機臨床試驗會被用來決定免疫傳輸因子的免疫性治療，是否有益於輔助鼻咽癌患者初步治療中的放射性治療。如果順利的話，可能會考慮透過一項與其相似的試驗來運用於患有布凱特氏淋巴瘤的非裔患者身上。

貝安（Behan PO.）、德沃德（Durward WF.）、梅爾維爾（Melville ID.）、麥克喬治（McGeorge AP.）、貝安（Behan WM.）——**多發性硬化症的免疫傳輸因子療法**（Transfer-factor therapy in multiple sclerosis.），發表於《刺胳針醫學期刊》（The Lancet.1（7967）:988-90, 1976）

從多發性硬化症患者親屬身上，以及無血緣關係的捐贈者身上取得的免疫傳輸因子效力，在多發性硬化症的病程上已從十五位男性與十五位女性患者身上進行過研究。有些患者會被給予免疫傳輸因子和一些安慰劑（生理食鹽水）。透過不同神經學者的三種獨立臨床檢查及患者們的主觀評估的結果顯示：那些被給予的免疫傳輸因子與生理食鹽水之間是毫無差異的。

21

傑西爾德（Jersild C.）、普拉茲（Platz P.）、湯姆森（Thomsen M.）、杜邦（Dupont B.）、貝嘉德（Svejgaard A.）、希昂格利（Ciongoli AK.）、弗格（Fog T.）、格洛伯（Grob P.）——**多發性硬化症患者的免疫傳輸因子治療：I. 免疫參數變化的初步報告**（Transfer factor treatment of patients with multiple sclerosis. I. Preliminary report of changes in immunological parameters.），發表於斯堪地納維亞免疫學期刊（Scandinavian Journal of Immunology, 5（1-2）:141-8, 1976）

在五位患者都確診有多發性硬化症，以及缺乏對付麻疹和副流感病毒抗原的細胞媒介免疫力的情況下，各項免疫參數在進行免疫傳輸因子療法期間內都被研究過了。這項研究顯示：針對麻疹細胞媒介免疫力也正如細胞遷移瓊脂糖測試所評估的結果一樣，能夠暫時地恢復還原，並且利用重複的免疫傳輸因子注射，而這些免疫傳輸因子是從隨機的正常血液捐贈者身上所取得的。

22

羅巴格力歐（LoBuglio AF.）、奈德哈特（Neidhart JA.）——**免疫傳輸因子：一種癌症治療的潛在介質**（Transfer factor: a potential agent for cancer therapy.），發表於北美醫療臨床期刊（Medical Clinics of North America. 60（3）:585-90, 1976）

這項審查已嘗試去描述免疫傳輸因子的特性，以及其身為免疫性療法潛在介質的魅力所在。初步觀察指出它或許能修正各種疾病的對抗力，其中包括癌症，但對於這種介質的基本認知若能有長足的進步，則將會成為成功運用於臨床疾病上的關鍵所在。幸運的是，有相當多相關且專業的研究者正在

探索著這些困難的問題，它們的成功或許會帶來一項新的免疫性療法。

23

荷斯曼海默（Horsmanheimo M.）、高朗（Krohn K.）、維羅萊寧（Virolainen M.）——**透析免疫傳輸因子注射前後的尋常狼瘡患者臨床研究**（Clinical study of patient with lupus vulgaris before and after injection of dialyzable transfer factor.），發表於《皮膚科醫學研究期刊》（Journal of Investigative Dermatology. 68（1）:10-5, 1977）

這項報告描述結核病皮膚測試敏感性的臨床改善與結果，對象爲一位結核菌素陰性且有抗藥性的尋常狼瘡患者，在單點注射可透析免疫傳輸因子（TFd）後所進行。這些可透析免疫傳輸因子是從結核菌素陽性的健康捐贈者身上取得的。該患者淋巴細胞在注射可透析免疫傳輸因子前的白血球移行抑制測試和淋巴細胞轉移測試中，都顯示一種針對結核菌素的輕微反應。針對結核菌素的細胞免疫成效會於體外透過增強結核菌素引起的胚細胞轉移（blast transformation）來進行作用。在該患者被觀察的三年期間，發現一項皮膚測試與體外結核菌素敏感性以及臨床改善效果之間的正面相關性。

24

格羅恩（Grohn P.）——**免疫傳輸因子之於幼兒的慢性與復發性呼吸道感染**（Transfer factor in chronic and recurrent respiratory tract infections in children.），發表於斯堪地納維亞兒科醫學會雜誌（Acta Paediatrica Scandinavica. 66（2）:211-7, 1977）

五個對呼吸道感染異常過敏的病例被描述：這些病例顯示出在他們的細胞媒介免疫狀態中出現一種明顯地功能障礙。使用層析純化的免疫傳輸因子成份會提升對一般復發抗原的皮膚測試敏感性。有趣的是，我們在皮膚反應中透過多次的單獨皮膚測試觀察到一種相似的效果，當抗原集中、最初多到足以導致一種陽性反應時，這種效果就會被運用。不論是免疫傳輸因子的服

用，還是高抗原集中的皮膚測試在胚細胞轉移率上都不會有任何效果。層析純化的免疫傳輸因子療法相當被看好，能有助於這些患者的臨床症狀。

25

安提拉（Anttila R.）、格羅恩（Grohn P.）、高朗（Krohn K.）——**免疫傳輸因子與細胞免疫反應之於幼兒的尿路感染**（Transfer factor and cellular immune response in urinary tract infections in children.），發表於斯堪地納維亞兒科醫學會雜誌（Acta Paediatrica Scandinavica. 66（2）:219-24, 1977）

體外和體內細胞免疫反應在二十位患有慢性或復發性尿道感染的幼童患者身上進行研究。這些病例與那些輕度尿道感染的病例中，皮膚測試顯示在慢性或復發性腎盂腎炎和骨髓炎（OM）的情況下，對於純蛋白衍生物（PPD）的免疫反應有降低的現象。純蛋白衍生物、骨髓炎、植物凝血素（PHA）的胚細胞轉移反應至少會和對照組一樣高。來自人類白血球免疫傳輸因子的層析純化成份的管理治療，會針對抗原的聚集而帶來一種陽性的皮膚測試反應。這個結果表示這項研究中所使用的免疫傳輸因子成份作用是基於一種細胞免疫反應中的免疫非特異性刺激。

26

艾斯帕諾（Espanol T.）、帕杜耶斯（Padulles J.）、普拉特（Prats J.）——**神經胚細胞瘤與免疫傳輸因子**（Neuroblastoma and transfer factor.），發表於生物製品標準化發展（Developments in Biological Standardization. 38: 331-3, 1977）

某些發起者會演示母親淋巴細胞對抗小孩神經胚細胞瘤細胞的細胞毒性能力。嬰兒初期的腫瘤預後狀況更佳的原因還有待查明，但已經確定會使用母親的免疫傳輸因子來治療情況相似的患者。這些患者所具備的條件為：超過兩歲、幾乎無法對化療產生反應和／或部分腫瘤未被切除。三到五次劑量的免疫傳輸因子會被用於三位分別為兩歲半、四歲和六歲幼童患者的管理治

療上。一次的劑量需要從四百毫升的血液中萃取，取得的方式則依照文獻所示。這些患者在治療過後維持了一年的未轉移現象。

27

金德（Kind CH.）、蓋特曼（Gartmann JC.）、格洛伯（Grob PJ.）——**免疫傳輸因子療法之於一位患有應變性缺失的肺結核病患者**（Transfer factor therapy in a patient with anergic pulmonary tuberculosis.），發表於 Schweizerische Medizinische Wochenschrift Journal Suisse de Medecine. 107（48）:1742-3, 1977

一位患有嚴重復發性肺結核病的患者報告顯示有進展性臨床惡化情形並伴隨結核菌素導致的皮膚無反應現象。此外，痰培養顯示細胞內分枝桿菌的成長現象。在蘇黎世免疫傳輸因子（Transfer factor Zurich）療程期間出現一種緩慢但優越的臨床改善情形，對結核菌素的皮膚反應就會被重建，而痰培養會呈現陰性。其中的放射線性檢查結果則毫無改變。

28

沃夫（Wolf RE.）、弗登伯格（Fudenberg HH.）、韋爾奇（Welch TM.）、史畢特勒（Spitler LE.）、齊夫（Ziff M.）——**使用免疫傳輸因子的貝西氏症候群治療**（Treatment of Behcet's syndrome with transfer factor.），發表於美國醫學會雜誌（JAMA. 238（8）:869-71, 1977）

六位患有貝西氏症候群接受免疫傳輸因子治療，而這些免疫傳輸因子是從隨機挑選的捐贈者身上取得。皮膚黏膜性的症狀和前兆在免疫傳輸因子注射開始之際就會變得明顯。三位患者中，一位患者產生一種相當良好的改善情形、一位產生溫和的改善情形，另外一位則對於不同捐贈者的免疫傳輸因子多次注射呈現無反應的現象。有一個病例因為服用高劑量的強體松（Prednisone）和瘤克寧（Chlorambucil）以及進行短期的免疫傳輸因子治療而無法解釋。這些結果指出免疫傳輸因子療法或許有益於某些患有貝西氏症

候群的患者，因此免疫傳輸因子的試驗至少在沒有嚴重眼部或神經系統病徵的情況下可被准許進行。

29

杜林（Thulin H.）、艾勒格（Ellegaard J.）、彼得森（Thestrup-Pedersen K.）、紫哈裡埃（Zachariae H.）——**長期免疫傳輸因子治療之於嚴重的異位性皮膚炎**（Long-term transfer factor treatment in severe atopic dermatitis.），發表於過敏學雜誌（Acta Allergologica. 32（4）:236-7, 1977）

免疫傳輸因子療法被運用於三位患有嚴重異位性皮膚炎的患者身上，並給予一年半的固定間隔期。臨床上來看，可發現一種輕微的改善情形，而膿疱瘡（impetigo）的攻擊也停止且不需要再接受住院醫療。然而，在所有病例和經治療但仍低於正常值的 T 型與 B 型淋巴細胞的整體數量中，血清中免疫球蛋白 E（Immunoglobulin E, IgE）的集中會持續維持高檔的狀態。對於純蛋白衍生物的體外細胞反應會隨著一種白血球移行測試的檢測而無法明顯地被改變。最後，一種抑止白血球移行的血清因數及膿疱瘡的同步攻擊也會在治療期間消失無蹤。總歸來說，在免疫參數中並無出現強而有力的免疫傳輸因子療法的效果，而在這些患者的異位性皮膚炎中也沒發現任何明顯地變化。

30

柯林斯（Collins RC.）、艾斯皮諾薩（Espinoza LR.）、普藍克（Plank CR.）、艾博斯（Ebers GC.）、羅森柏格（Rosenberg RA.）、紫布裡斯基（Zabriskie JB.）——**多發性硬化症患者的免疫傳輸因子與安慰劑的雙盲測驗**（A double-blind trial of transfer factor vs placebo in multiple sclerosis patients.），發表於臨床與實驗免疫學期刊（Clinical & Experimental Immunology. 33（1）:1-11, 1978）

一項免疫傳輸因子效果的雙盲測驗被運用於多發性硬化症患者的身上。一系列五十六位多發性硬化症患者，在每月接受免疫傳輸因子或安慰劑的注射並持續一年之久，結果發現並沒有免疫傳輸因子的正面效果。此外，並無

已研究的免疫性與血清學性參數〔麻疹移行抑止、麻疹的 HI（血清凝集抑制）滴定量或腦脊液免疫球蛋白（CSF immunoglobulin）〕會隨者免疫傳輸因子療法的結果而改變。組織相容分型（histocompatibility typing）和腦脊液的免疫球蛋白／總蛋白比率則與疾病的活動有關。令人感興趣的是，在無關於 HLA-B7 抗原時，發現了 DW2 抗原的存在，顯然與疾病最溫和的活動型態有關。

31

葛羅斯（Gross PA.）、派特爾（Patel C.）、史畢特勒（Spitler LE.）——**免疫傳輸因子治療全身散佈性隱球菌病**（Disseminated Cryptococcus treated with transfer factor.），發表於美國醫學會雜誌（JAMA. 240（22）:2460-2, 1978）

持續接受隱球菌腦膜炎的兩性黴素（amphotericin）B 型治療的患者在左下葉產生了心臟毒性反應與肺實變（pulmonary consolidation）。在左下葉的切除手術後，出現多個皮下隱球菌膿腫。以靜脈注射的方式注入氟胞嘧啶（flucytosine）卻無法根除病灶。免疫傳輸因子療法和多管引流術（multiple drainage procedure）可以消除皮膚的膿腫。免疫傳輸因子療法被持續使用一年之久；該患者在治療中段之後十六個月以來並無出現任何症狀。

32

克隆（Krown SE.）、賓斯基（Pinsky CM.）、賀蕭特（Hirshaut Y.）、漢森（Hansen JA.）、奧特根（Oettgen HF.）——**免疫傳輸因子效果之於末期癌症患者**（Effects of transfer factor in patients with advanced cancer.），發表於醫學科學雜誌（Journal of Medical Sciences. 14（10）:1026-38, 1978）

十八位患有末期癌症的患者被給予混合透析免疫傳輸因子（TFd）的皮下注射，並持續九天到六個半月，這些免疫傳輸因子則是從一般捐贈者身上取得的。只有在兩位患者身上發現到輕微的腫瘤緩解，並無明顯地醫療效果。然

而，使用 TFd 的療法則至少能在十七位測試患者中有十二位短暫增加遲發性過敏反應，其中還有四位患者會對 2,4- 二硝基氯苯（2,4-Dinitrochlorobenzene）產生反應。一般來說，免疫功能的體外測試在 TFd 療法之後，並不會有變化，除十位測試患者中有六位的 C1q 和（或）C3 水準會增加外。我們總結：TFd 或許會增強末期癌症患者的遲發性過敏反應，而其效果至少有部分是屬於免疫的非特異性。

33

莎拉曼（Salaman MR.）——**免疫傳輸因子在淋巴細胞轉換的刺激作用所具備的抗原特異性之調查**（An investigation into the antigen-specificity of transfer factor in its stimulatory action on lymphocyte transformation.），發表於免疫學期刊（Immunology. 35（2）:247-56, 1978）

從捐贈者的血沉棕黃層細胞中取得可透析免疫傳輸因子（TF），而這些捐贈者都具備對結核菌素（PPD）、鏈球菌蛋白（SKSD）及白喉毒素（DT）的細胞媒介反應。對那些用於來自結核菌素陰性捐贈者的淋巴細胞抗原轉換的藥劑效果進行調查。轉換過程會隨著氚化胸腺嘧啶（tritiated thymidine）的混合來進行。SKSD 和 DT 的集中會被調整以便給予不同的淋巴細胞捐助者，在沒有 TF 的情形下，出現一種低到與 PPD 獲得量相去不遠的轉換指數（低於十倍）。從結核菌素陽性捐贈者所取得的 TF 會刺激平均約兩倍的抗原誘導轉換，而從結核菌素陰性捐贈者所取得的 TF 所產生的效果通常不多。這並非是讓 PPD 或是 SKSD 和 DT 作為抗原，而且 TF 捐贈者對於 SKSD 之於 DT 的敏感性並不是決定的因素。TF 同樣會在沒有抗原的情形下頻繁地增加基礎轉換程度。雖然會有輕微的效力，但這是一種會反映在抗原存在的情況下 TF 活動的能力。總結來說，這種轉換提升的任何明顯部分都無法被歸因於一種抗原特異因數。結核菌素陽性捐贈者顯然能產生一個更高層次的非特異性因素及這些被討論到的可能因素。轉換活躍的因素或許可歸因於 TF 在體內的現象。

34

格羅恩（Grohn P.）、葛羅康恩（Kuokkanen K.）、高朗（Krohn K.）──**免疫傳輸因子對囊腫性痤瘡的影響**（The effect of transfer factor on cystic acne.），發表於皮膚性病學雜誌（Acta Dermato-Venereologica. 58（2）:153-5, 1978）

人類免疫傳輸因子的一種層析純化成分，過去被解釋能導致一種細胞媒介免疫力的非特異性刺激作用，且在三個第五級囊腫性痤瘡病例中被作爲醫療介質使用。該療程引發皮膚測試反應的明顯強化，並且對每個病例的皮疹症狀帶來樂觀的成效。

35

可汗（Khan A.）、塞勒斯（Sellars W.）、格雷特（Grater W.）、格拉罕（Graham MF.）、普夫蘭策爾（Pflanzer J.）、安特諾提（Antonetti A.）、巴厘（Bailey J.）、希爾（Hill NO.）──**免疫傳輸因子的用處之於伴有頻繁性感染的氣喘**（The usefulness of transfer factor in asthma associated with frequent infections.），發表於過敏學年報（Annals of Allergy. 40（4）:229-32, 1978）

接受過免疫傳輸因子之於重複性感染與嚴重氣喘的對照試驗的十五位患者。其中發現了呼吸道感染的大幅減少與引人注目的改善情形。作者指出免疫傳輸因子或許可以重建免疫功能，所以象徵針對伴隨頻繁性感染的嚴重氣喘有獨特治療方案。

36

弗格（Fog T.）、佩德森（Pedersen L.）、朗恩（Raun NE.）、康漢森（Kam-Hansen S.）、梅勒拉普（Mellerup E.）、普拉茲（Platz P.）、萊德（Ryder LP.）、傑考森（Jakobsen BK.）、格洛伯（Grob P.）──**長期免疫傳輸因子用於多發性硬化症治療**（Long-term transfer factor treatment for multiple sclerosis.），發表於《刺胳針醫學期刊》（The Lancet. 1（8069）:851-3, 1978）

在十六位患有多發性硬化症患者的組別中，十三個月的雙盲治療是使用從隨機且正常的捐贈者身上取得的免疫傳輸因子，而這種治療與安慰劑療法的差別只在於前者出現一種對付麻疹病毒抗原的淋巴細胞反應的暫時性修復，而且不會抑止神經組織退化。

37

何伊爾羅（Hoyeraal HM.）、弗羅蘭（Froland SS.）、薩爾維森（Salvesen CF.）、蒙特（Munthe E.）、納維格（Natvig JB.）、凱斯（Kass E.）、布利許菲爾德（Blichfeldt P.）、海那（Hegna TM.）、瑞藍（Revlem E.）、山德史丹（Sandstad B.）、約特（Hjort NL.）──**透過雙盲試驗發現兒童期類風濕性關節炎並無任何免疫傳輸因子療效**（No effect of transfer factor in juvenile rheumatoid arthritis by double-blind trial.），發表於《風濕病年報》（Annals of Rheumatic Diseases. 37（2）:175-9, 1978）

過去一項試驗性質的研究是關於免疫傳輸因子療法運用於三位患有兒童期類風濕性關節炎（JRA）的患者能夠產生出令人信服的結果。然而，在這份小型且公開的研究中，並無法得出一個明確的結論。因此，則再對於十二位JRA患者進行一個雙盲組試驗，讓他們使用免疫傳輸因子來治療，並讓十二位患者使用安慰劑療法來作為對照組。這些患者進行了臨床性的評估，其中包括實驗室測試、體內外不同淋巴細胞數量和細胞媒介免疫力的評估。免疫傳輸因子發現在JRA患者身上並不會出現明顯地醫療價值。關於這兩組之間在統計上唯一的明顯差異在於：免疫傳輸因子治療患者的T型淋巴細胞比率比對照組的患者有更顯著地減少效果。這樣的明顯差異很難解釋，而且是一種偶然出現的情形。其中並無提及免疫傳輸因子療法有任何副作用出現。

38

凱契爾（Ketchel SJ.）、羅德里奎茲（Rodriguez V.）、史東（Stone A.）、古特曼（Gutterman JU.）──**一項免疫傳輸因子之於癌症患者的伺機性感染的研究**

（A study of transfer factor for opportunistic infections in cancer patients.），發表於醫療與小兒腫瘤期刊（Medical & Pediatric Oncology. 6（4）:295-301, 1979）

　　儘管支持性療法（supportive care）在惡性腫瘤患者的療程期間能夠發揮效果，但在這些患者體內，感染仍是他們致死的主要因素。「伺機性」感染的問題隨著發現更好的抗生素而逐漸變得更加明顯。這些感染的控制需依賴部分的細胞媒介免疫機制。其中發現延遲性過敏反應能夠在人與人之間進行轉移。因此，我們運用免疫傳輸因子到十五位患者的療程中，大多是罹患白血病的患者，而且也有真菌性、病毒性或細菌性的感染，因而無法接受常規的治療。在十位可進行評估的患者中，有七位在接受免疫傳輸因子之後可對感染產生醫療性的控制。免疫傳輸因子顯然有益於這些臨床改善的情形，而且是一種值得進一步調查的治療方式。

39

史畢特勒（Spitler LE.）──**免疫傳輸因子之於免疫缺陷性疾病**（Transfer factor in immunodeficiency diseases.），發表於紐約科學院紀事（Annals of the New York Academy of Sciences. 332:228-35, 1979）

　　免疫傳輸因子的試驗結果在幾個實驗室中都被指出對於患有初發性或繼發性免疫缺陷疾病的患者具有臨床性的益處與免疫反應的增強。長期追蹤三十二位患有 Wiskott-Aldrich 症候群的患者後指出：免疫傳輸因子會導致免疫性反應的轉變、明顯地臨床性益處以及在某些但非全部的患者會有存活期延長的效果。在透過手術與免疫傳輸因子治療的十八位患有全身散佈性（第三期）惡性黑色素腫瘤的患者中，存活率會比對全身散佈性疾病的預期要好上許多（兩年追蹤下來平均有百分之七十八）。有一項隨機性試驗的啟動能夠解釋免疫傳輸因子在惡性黑色素腫瘤的手術性輔助治療的效果。以人類為對象的研究顯示：在進行對照與雙盲的方式下，免疫傳輸因子不會導致一般對象的反應增強。類似的免疫缺陷患者的對照性研究則需要查明免疫傳輸因子是否確實會導致這些患者體內免疫反應的強化。基於這些觀察，有一種利

用豚鼠來研究免疫傳輸因子發展的方式會導致 ABA- 酪胺酸耐受性的消除。

40

艾力斯（Ellis-Pegler R.）、蘇瑟蘭德（Sutherland DC.）、道格拉斯（Douglas R.）、伍德菲爾德（Woodfield DG.）、威爾森（Wilson JD.）——**免疫傳輸因子與 B 型肝炎：一項雙盲研究**（Transfer factor and hepatitis B: a double blind study.），發表於臨床與實驗免疫學期刊（Clinical & Experimental Immunology. 36（2）:221-6, 1979）

有一項針對二十九名 B 型肝炎患者所進行的具前瞻性、雙盲且有對照組的試驗，其中十三名接受免疫傳輸因子；十六名接受安慰劑。在進行過的臨床與實驗室的檢定中，兩組並沒有顯著地差異。不過，免疫傳輸因子組顯示出血清中天冬胺酸胺基轉移**酶**（aspartate transaminase）濃度有早期快速減少的可能性。同樣地，體外檢測的淋巴細胞功能，沒有被判定出明顯地變化。免疫傳輸因子並沒有改變 B 型肝炎的自然病程。

41

費柏（Faber WR.）、勒克（Leiker DL.）、恩格曼（Nengerman IM.）、謝勒肯（Schellekens PT.）——**免疫傳輸因子用於腫瘤型痲瘋病的一項有安慰劑對照組之臨床實驗**（A placebo controlled clinical trial of transfer factor in lepromatous leprosy.），發表於臨床與實驗免疫學期刊（Clinical & Experimental Immunology. 35（1）:45-52, 1979）

免疫傳輸因子在超過二十個星期的重複性注射效果，在十四位細菌性陽性患者患有腫瘤型痲瘋病的情況下進行調查，所有患者都在針對痲瘋抗原（例如痲瘋菌苗（leprolin）、痲瘋菌素（lepromin））的皮膚測試中呈現陰性（0mm 的硬化程度）。在這些患者中，有七位患者使用總共九個單位（一單位相當於 5×10（8）的淋巴細胞）的免疫傳輸因子來治療，另外有七位患者則使用安慰劑療法。使用氯法齊明（抗痲瘋藥，抗結核藥）的維持治療（maintenance treatment）則被持續進行著。免疫傳輸因子會從捐贈者的淋巴

細胞取得，而這些捐贈者都在痲瘋抗原的皮膚測試中呈現陽性（例如痲瘋菌苗會多於或等於 12mm 的硬化程度，平均為 15.5mm、或是痲瘋菌素會多於或等於 8mm 的硬化程度，平均為 13.6mm），正如同一種針對痲瘋病的體外陽性淋巴細胞轉換（平均的轉換度會高於類結核節狀痲瘋的患者）。兩組之間並無發現任何差異，至於該疾病的臨床病程，皮膚活檢的組織病理性與細菌學性評價、各種抗原（例如痲瘋菌苗、痲瘋菌素、純蛋白衍生物、腮腺炎、白色念珠菌、紅色毛癬菌、凡利得錠）的皮膚測試反應變化等同於各種有絲分裂原（mitogen）的體外淋巴細胞轉換。沒有證據指出免疫傳輸因子對腫瘤型痲瘋病患者是一種有價值的輔助治療，或是它能增加對於痲瘋病細胞媒介免疫反應。

42

史畢特勒（Spitler LE.）──**免疫傳輸因子療法之於 Wiskott-Aldrich 症候群。三十二位患者長期追蹤的結果**（Transfer factor therapy in the Wiskott-Aldrich syndrome. ResultS of long-term follow-up in 32 patients），發表於美國醫學雜誌（American Journal of Medicine. 67（1）:59-66, 1979）

三十二位患有 Wiskott-Aldrich 症候群的患者以免疫傳輸因子來治療，而這些免疫傳輸因子都是由實驗室所提供的。在那些患者中有百分之四十四會出現明顯地臨床益處。有臨床益處的患者平均年齡似乎會多於那些沒產生益處的患者。免疫性反應的轉換與臨床益處有關。那些接受免疫傳輸因子的患者中有十三位患者存活下來，有十七位死亡（存活率為百分之四十三），這證明臨床益處與存活率有關。在那些出現臨床益處的患者之存活期中位數（median survival）會大於五年，而沒有出現的患者的存活期中位數則為十八個月。我們總結免疫傳輸因子會導致免疫參數的轉變、明顯的臨床益處和某些 Wiskott-Aldrich 症候群患者會出現延長的存活期。

43

史提爾（Steele RW.）、邁爾斯（Myers MG.）、文森（Vincent MM.）——**免疫傳輸因子之於兒童白血病的水痘帶狀皰疹感染預防**（Transfer factor for the prevention of varicella-zoster infection in childhood leukemia.），發表於新英格蘭醫學雜誌（New England Journal of Medicine. 303（7）:355-9, 1980）

六十一位患有白血病且沒有水痘免疫的患者，被給予可透析免疫傳輸因子或安慰劑，並在一個雙盲試驗中追蹤十二到三十個月，而這個雙盲試驗是用來檢查免疫傳輸因子的臨床效果。在免疫傳輸因子組的十六位患者和安慰劑組的十五位患者會被注入水痘帶狀皰疹，而大多數患者在抗體滴度都會有所提升。注入水痘帶狀皰疹的安慰組裡，十五位患者會有十三位會發展成水痘，但在免疫傳輸因子組裡的十六位患者中只有一位出現水痘而已（P=1.3×10（-5））。在這些使用免疫傳輸因子且被注入水痘帶狀皰疹卻無出現水痘的患者所檢測的水痘帶狀皰疹抗體滴度等同於那些被給予安慰劑卻產生水痘的患者。免疫傳輸因子大約可對一半的患者去改變水痘帶狀皰疹皮膚測試的陰性結果。可透析免疫傳輸因子的被動免疫（passive immunization）有益於無免疫的人。

44

巴斯藤（Basten A.）、麥克勞德（McLeod JG.）、波拉德（Pollard JD.）、瓦許（Walsh JC.）、史都華（Stewart GJ.）、加里克（Garrick R.）、費裡斯（Frith Van Der Brink CM.）——**免疫傳輸因子治療多發性硬化症**（Transfer factor in treatment multiple sclerosis.），發表於發表於《刺胳針醫學期刊》（The Lancet. 2（8201）:931-4, 1980）

一項多發性硬化症患者使用白血球萃取的免疫傳輸因子（TF）治療的雙盲試驗爲期兩年，這些免疫傳輸因子是從患者親屬的白血球取得來運用的。六十位患有明顯多發性硬化症的患者中有五十八位完成了這項試驗，其中被分成兩個數量一致的組別，一組會被給予 TF，另一組則被給予安慰

劑。這兩組的性別比例，殘疾、疾病持續時間、中度至重度病例的比率、和 HLA 表型（HLA phenotype）經過平均分配。神經學性、電氣生理性（electrophysiological）和免疫學性評定會在試驗的一開始及之後的每六個月進行。結果指出：（1）TF 會阻礙但不會使疾病逆向發展；（2）在試驗開始後，十八個月中治療組與安慰劑組之間並無顯著差異；以及 （3）治療只會對輕度到中度的患者產生中度疾病作用。

45

可汗（Khan A.）、漢森（Hansen B.）、希爾（Hill NO.）、勒布（Loeb E.）、帕杜（Pardue AS.）、希爾（Hill JM.）——**免疫傳輸因子之於第一型和第二型的單純皰疹病毒治療**（Transfer factor in the treatment of herpes simplex types 1 and 2.），發表於皮膚病學雜誌（Dermatologica.163（2）:177-85, 1981）

免疫傳輸因子會增強細胞免疫力的力量，並誘導出幹擾素。這要歸因於這些特性能使免疫傳輸因子用於十七位復發性第一型和第二型的單純皰疹病毒患者。患者服用下的免疫傳輸因子劑量約在 5 ～ 10 U/m2 i. m 左右的量。注射的間隔時間從一個星期到三個月不一。有十六位患者能夠進行臨床性的評估，而他們的復發率減少 10.7 ＋ /-6.1 到 2.1 ＋ /-2.5（平均值的標準差）。這樣的減少在統計上會很明顯。有八位患者完全被治癒，而另外八位患者則於觀察期間減少發作的次數，有七位患者出現異常的 T 細胞功能，因而出現低量的 T 細胞或低程度的淋巴細胞轉換。其中發現了 T 細胞功能在統計上的明顯改善情形。延遲性過敏皮膚測試反應也有明顯地改善。

46

拉姆赫（Lamoureux G.）、科斯格羅夫（Cosgrove J.）、杜奎特（Duquette P.）、拉皮爾（Lapierre Y.）、荷利奎爾（Jolicoeur R.）、範德蘭（Vanderland F.）——**免疫傳輸因子影響多發性硬化症患者的臨床及免疫學研究**（A clinical and immunological study of the effects of transfer factor on multiple sclerosis patients.），

發表於臨床與實驗免疫學期刊（Clinical & Experimental Immunology. 43（3）:557-64, 1981）

一項臨床與實驗室試驗被用於測試給予三個月時間的免疫傳輸因子（TF）的潛在活躍聚集性。其中以每週一次為間隔注入於二十七位復發性多發性硬化症患者與對照組。TF 的聚集是從三十六位對 DNCB（二硝基氯苯）有明顯預先致敏（presensitized）的正常個體的末梢淋巴細胞所萃取而來。這在生物學上能夠傳輸 DNCB 易感性給多發性硬化症的受體，並且不會出現任何毒性。經過一年以上的時間，臨床上則在 TF 組發現一種輕微但不明顯地功能性與殘疾指數的改善。這兩種指數在對照組中反而有所增加。該療法之於復發的次數和（或）感官和視覺誘發潛力、斷層掃瞄攝影（axial tomography）、眼振電圖檢查（Electronystagmography，ENG）中都沒有任何影響。在實驗室測試中，在研究的兩個組別中的整體 CSF 蛋白（P 小於 0.05）和 IgG（P 小於 0.01）的數量裡，發現了一種明顯地差異；在接受 TF 的組別中發現兩項數值降低並趨於穩定，而在對照組則有提升的現象。這些輕微的臨床及生物性正面效果是否來自於高劑量的 TF 投藥，或是其生物性活動仍被確立著。這項試驗性研究提出一種更確切的答案來解釋多發性硬化症中的免疫傳輸因子或許可藉由利用生物性活性成份來取得，而這些 TF 會以較近的間隔時間並長期被投予在大量的患者身上。

47

瓊斯（Jones JF.）、曼尼希（Minnich LL.）、吉特（Jeter WS.）、普裡切特（Pritchett RF.）、弗吉尼提（Fulginiti VA.）、維吉伍德（Wedgwood RJ.）——**結合人類皰疹病毒第四型／巨細胞病毒感染症並使用口服牛免疫傳輸因子的幼兒治療**（Treatment of childhood combined Epstein-Barr virus/cytomegalovirus infection with oral bovine transfer factor.），發表於《刺胳針醫學期刊》（The Lancet. 2（8238）:122-4, 1981）

在一位四歲男孩身上發現一種不適症狀會持續兩年，並夾帶復發性發熱、皮疹、腹痛和關節痛。他還被發現併發出人類皰疹病毒第四型和巨細胞

病毒感染症。在他的症狀中，尿液中也有巨噬細胞病毒（CMV），且缺乏一種對付 CMV 抗原的體外淋巴細胞反應，並持續了兩年之久。在口服牛免疫傳輸因子之後，臨床症狀和尿毒症都消失了，而且針對 CMV 的特殊免疫力也開始發展了。這項療法的評估已經獲准使用於臨床的病毒感染。

48

布倫（Blume MR.）、羅森巴姆（Rosenbaum EH.）、柯漢（Cohen RJ.）、葛索（Gershow J.）、格拉斯伯格（Glassberg AB.）、夏普利（Shepley E.）——**使用免疫傳輸因子於高風險的第一期黑色素瘤的輔助治療**（Adjuvant immunotherapy of high risk stage I melanoma with transfer factor.），發表於癌症期刊（Cancer. 47（5）:882-8, 1981）

經過傳統的外科管理治療之後，一百位患有高風險第一期黑色素瘤的患者被給予免疫傳輸因子來進行治療，藉以減少疾病復發的機率。所有患者都有克拉克氏侵犯深度三級或更深的原發病灶，且測得的厚度超過 1.0 毫米。九十六位患者能於診斷後進行十五到六十七個月的分析（中級位數：三十個月）。有九位患者已經出現疾病的復發（治療失敗），有一位患者死亡。精算非失敗率爲百分之九十，五年內的存活率爲百分之九十九。一項非隨機但同步的對照組，四十六位只以外科治療的患者則出現等同的風險因素。這組的非失敗率爲百分之六十三，而存活率爲百分之六十九，這樣的數據符合幾項既有研究的結果。這些結果指出免疫傳輸因子的免疫性療法或許有助於患有高風險第一級黑色素瘤患者的輔助治療。

49

毛利亞斯（Moulias）、雷索爾（R. Lesourd）、埃諾（B. Hainaut）、馬瑞斯考特（J. Marescot）、艾普茲坦（MR. Epsztejn）、西歐雷特（M. Thiollet）、巴鐸爾（M. Badoual）、瑞那托（J. Reinert）、休曼（P. Human）——**可透析白血球萃取物（免疫傳輸因子）之於間質性肺炎。以免疫缺陷患者進行的一項回顧性試驗**（dialysable leucocyte extracts（transfer factor）in interstitial pneumonia. A retrospective trial in immunodeficient patients.），發表於臨床與實驗室免疫學期刊（Journal of Clinical & Laboratory Immunology. 6（1）:13-6, 1981）

三十六個免疫缺陷狀態下的間質性肺炎病例使用免疫傳輸因子（可透析白血球萃取物）來進行治療與回顧性研究。這項療法的效力標準在於：立即改善的迅速性、其他免疫增強療法失敗後的改善，和一種劑量相關效應的演示。這項醫療手段的機制尚未被確立清楚。沒有任何證據顯示有利於細胞媒介免疫的「傳輸」。似乎會比較容易出現一個作用（輔助效果、干擾素的協同作用、促炎作用）的非特異性模式。

50

納坎（Nekam K.）、史崔考斯卡斯（Strelkauskas AJ.）、弗登伯格（Fudenberg HH.）、唐蘭（Donnan GG.）、古斯特（Goust JM.）—— **T 淋巴細胞透析中抑制單核細胞的低分子量活化劑（LASM）存在的證據**（Evidence for the presence of a low molecular-weight activator of suppressor monocytes（LASM）in dialysates of T lymphocytes.），發表於免疫學期刊（Immunology. 43（1）:75-80, 1981）

從健康個體中所取得的末梢血液 T 淋巴細胞溶素被發現包含一種低分子量肽（Peptide），能夠透過自體或異體的末梢血液單核細胞來抑止體外植物血凝素誘導的 DNA 合成。這種肽屬於可透析性質、局部耐熱性、抗胰蛋白酶、核糖核酸酶、去氧核糖核酸酶，但不屬於鍊蛋白酶，而且不是參與 T 淋巴細胞綿羊紅血球形成簇生化的細胞膜受體的一部分。此外還發現它會透過單核細胞來作用，藉以誘導負責抑止淋巴細胞 DNA 合成的次要仲介的合成。這種抑止的誘導物質是用來作為「抑制單核細胞的低分子量活化劑（LASM）」，或許能在各種摧毀 T 淋巴細胞的病理狀態中，對細胞免疫反應的抑止有所作用。

51

瓊斯（Jones JF.）、曼尼希（Minnich LL.）、吉特（Jeter WS.）、普裡切特（Pritchett RF.）、弗吉尼提（Fulginiti VA.）、維吉伍德（Wedgwood RJ.）——**結合人類皰疹病毒第四型／巨細胞病毒感染症並使用口服牛免疫傳輸因子的幼兒治療**（Treatment of childhood combined Epstein-Barr virus/cytomegalovirus infection with oral bovine transfer factor.），發表於《刺胳針醫學期刊》（The Lancet. 2（8238）:122-4, 1981）

在一位四歲男孩身上發現一種不適症狀會持續兩年，並夾帶復發性發熱、皮疹、腹痛和關節痛。他還被發現併發出人類皰疹病毒第四型和巨細胞病毒感染症。在他的症狀中，尿液中也有巨細胞病毒（CMV），且缺乏一種對付 CMV 抗原的體外淋巴細胞反應，並持續了兩年之久。在口服牛免疫傳輸因子之後，臨床症狀和尿毒症都消失了，而且針對 CMV 的特殊免疫力也開始發展了。這項療法的評估已經獲准使用於臨床的病毒感染。

52

伯考斯基（Borkowsky W.）、蘇列斯基（Suleski P.）、巴拉德瓦傑（Bhardwaj N.）、勞倫斯（Lawrence HS.）——**白血球移動抑制（LMI）檢測中含有人體白血球免疫傳輸因子的小鼠白血球透析液抗原特異性活性**（Antigen-specific activity of murine leukocyte dialysates containing transfer factor on human leukocyte in the leukocyte migration inhibition（LMI）assay.），發表於免疫學期刊（Journal of immunology. 126（1）:80-2, 1981）

我們的報告是關於白血球移動抑止（LMI）測試的延伸，以作為化驗一種人體白血球透析液（DLE）的抗原特異性活性，而這些透析液中含有從近交系小鼠取得的 DLE 抗原特異性活性免疫傳輸因子。小鼠的 DLE 被發現會在無免疫人體白血球群的移動抑制上，帶來抗原依賴性和抗原特異性效果。非免疫人體白血球的脈衝使用了從 BALB／c 和 SJL 型的小鼠取得的 DLE 製劑，非免疫人體白血球的脈衝便會對念珠菌、白喉毒素、以及 SK-

SD 免疫。這要歸因於在各自的抗原存在之下所出現的移動抑止。在小鼠 DLE 中的抗原特異性活性被發現存在於淋巴結細胞製劑，但不存在於相同捐贈者的脾細胞製劑。淋巴結細胞的 DLE 活性被發現通過尼龍毛列（nylon wool columns）後會存在於非粘附淋巴細胞的 θ - 細胞富集亞群（theta-cell enriched subpopulation）。這種小鼠 DLE 的抗原特異性活性，如同我們針對人類 DLE 所報告的，被發現會存在於小於三千五百道爾頓（dalton）的透析分子，但不存在於小於三千五百道爾頓的分子裡。我們總結 LMI 測試中的非免疫人體白血球，提供一種適合用來檢測與人類 DLE 相似的小鼠 DLE 抗原特異性活性的方法。此外，小鼠 DLE 的活躍跨越了物種的障礙，並且似乎能與人類 DLE 來共用屬性。

53

彼得森（Thestrup-Pedersen K.）、葛倫耐特（Grunnet E.）、紫哈裡埃（Zachariae H.）——**免疫傳輸因子之於蕈樣肉芽腫治療**（Transfer factor therapy in mycosis fungoides: a double-blind study.），發表於皮膚性病學雜誌（Acta Dermato-Venereologica. 62（1）:47-53, 1982）

十六位患有蕈樣肉芽腫（MF）的患者被給予活性免疫傳輸因子或熱滅活（heat-inactivated）的免疫傳輸因子，作為局部氮芥類藥物（topical nitrogen mustard）或 PUVA 的附加療法。免疫傳輸因子會從隨機挑選的健康捐血者身上取得。經過兩年治療後的臨床評估顯示，在八位使用活性免疫傳輸因子的患者中，沒有一位所患的疾病會完全緩解，而有四位患者會出現局部的緩解，有一位患者則毫無變化，有兩位患者病情加重，還有一位患者因為活性 MF 而死亡。在安慰劑治療組中，有五位患者達到完全的緩解，有兩位患者則有局部的緩解。有一位患者在試驗初期死於心臟疾病。在第一年療程的免疫性研究中指出：大多數患者體內的結核菌素會引發皮膚的無反應作用。這種無反應作用不會在 TF 療程期間出現變化，而且不同於結核菌素增強後的正常體外淋巴細胞反應。在治療的初期，患者們會減少末梢血液的 T 淋巴細胞數

量。我們在使用活性 TF 治療一個月之後，發現患者的整體 T 淋巴細胞數量出現一種暫時性的增加情形。一年後，兩組的 T 淋巴細胞減少現象就會消失無蹤。我們發現了淋巴細胞的有絲分裂原（mitogen）反應會趨於正常（PHA、PWM）或有某種程度的減少（Con A）。總結來說，在這個試驗的條件下，經過超過兩年期間發現 TF 並無法預防初期蕈樣肉芽腫的惡化。

54

藤澤（Fujisawa T.）、山口（Yamaguchi Y.）——**原發性肺癌的免疫傳輸因子免疫化療：組織學類型的評估**（Transfer factor immunochemotherapy for primary lung cancer — evaluation of histologic types.），發表於【日本】癌之臨書——日本癌症臨床期刊（Gan No Rinsho — Japanese Journal of Cancer Clinics. 29（12）:1409-16, 1983）

白血球透析液的臨床效果涵蓋了免疫傳輸因子（TF），在不同的組織學類型之於初期手術切除的肺癌來進行研究。符合 TF 免疫化療方案的患者總共有一百七十一位，其中能夠進行評估的病例被隨機挑選；TF 組和對照組則個別由七十五位和七十四位患者組成。TF 組包含四十位腺癌患者、二十九位表皮樣癌患者、六位其他組織學類型的惡性上皮細胞腫瘤（carcinoma）患者。對照組則包含四十二位腺癌患者、二十五位表皮樣癌患者、七位其他組織學類型的惡性上皮細胞腫瘤患者。在臨床特性的分佈上，TF 組和對照組的狀態相當地類似，腺癌與表皮樣癌都是。兩組的術後追蹤期間為二到五十五個月。TF 組中患有第一級＋第二級的腺癌或根除性切除的存活人數明顯多於對照組（p 小於 0.005，Cox- Mantel 檢定）。在患有第三級＋第四級、相對根除性或非根除性切除的患者中並無任何群體間差異。在 TF 組中患有第一級＋第二級或第三級＋第四級的表皮樣癌患者的存活率比對照組要好上百分之二十；然而，兩組之間並無出現明顯地差異。換句話說，TF 組中進行相對根除性切除的患者存活數明顯優於對照組（p 小於 0.005，Cox- Mantel 檢定）。在進行過根除性或非根除性切除的患者之間並無任何明顯地差異。透過 Kaplan-Meier 法評估出來的抗復發曲線（time-versus-recurrence curves）

顯示，第一級＋第二級患者之間會有明顯地差異，但在第三級＋第四級患者之間卻不然。區域或肺內遠處轉移的復發頻率在 TF 組中會比較低。其中指出：TF 能夠抑止術後復發，且或許可以有益於初期切除性肺癌患者的術後輔助免疫化療，特別是對那些相對早期的癌症來說。

藤澤（Fujisawa T.）、山口（Yamaguchi Y.）、木村（Kimura H.）——**免疫傳輸因子之於肺癌患者細胞媒介免疫力的恢復**（Transfer factor in restoration of cell mediated immunity in lung cancer patients.），發表於日本外科期刊（Japanese Journal of Surgery. 13（4）:304-11, 1983）

我們研究了免疫傳輸因子（TF）關於肺癌患者的體內與體外細胞媒介免疫（CMI）的恢復。二十八位接受過切除手術的肺癌患者將成爲受體對象，而將三十位對肺癌萃取物呈現陽性反應的家庭成員作爲 TF 的捐贈者。免疫狀態透過延遲性皮膚過敏反應（DTH）來進行評估，末梢 T 淋巴細胞數量、PHA 淋巴細胞的細胞分化（blastogenesis）能力、血清封閉活性（SBA）及白血球粘連抑制（LAI）測試。當 TF 被皮下注射兩次於患者身上，在統計上會出現一種明顯地恢復或 DTH 與 PHA 淋巴細胞的細胞分化能力的增進情形，還有血清封閉活性（SBA）的廢除，在某些患者會出現 CMI 的抑止。這些結果指出這些從肺癌患者家屬所取得的 TF 與這些患者身上的抗原恢復性或增強性腫瘤特異與非特異性 CMI 有關。

譚法奇嘉（Tanphaichitra D.）——**傷寒、退伍軍人病、阿米巴病的細胞免疫力：免疫傳輸因子與左旋咪唑對於傷寒的作用**（Cellular immunity in typhoid fever, Legionnaires'disease, amebiasis: role of transfer factor and Levamisole in typhoid fever.），發表於生物製品標準化發展（Developments in Biological Standardization. 53:35-40, 1983）

傷寒是一種感染性疾病，常見於熱帶地區，並伴隨多系統參與及高發病率和死亡率。退伍軍人病：一種新式急性呼吸道感染，途徑為異常的革蘭氏陰性厭氧菌，也就是退伍軍人嗜肺病菌（Legionella pneumophila）。細胞免疫力：體內與體外的細胞免疫評估是使用 E- 玫瑰花形成（E-rosette formation（E））和 2,4- 二硝基氯苯（2,4-Dinitrochlorobenzene（D））反應，並在傷寒、阿米巴病和退伍軍人病中進行評估。結果顯示：三位患有復發性傷寒被給予免疫傳輸因子，而另外一組的傷寒患者則被給予左旋咪唑（Levamisole）搭配聯磺甲氧苄啶（sulfamethoxazole-trimethoprim）來治療。兩組的一般情形、發熱和細胞免疫力上，病例所得到高達百分之九十的免疫增強因子 / 介質都有更快速的改善。

57

辛德勒（Schindler TE.）、范頓（Venton DL.）、巴蘭（Baram P.）——**人類透析白血球溶解物在體內的作用。III. 脾細胞增殖的調節會透過白血球透析液的組成部分以及一種擴大性核苷的初始特性來對付抗原**（In vivo effects of human dialyzable leukocyte lysate. III. Modulation of the spleen cell proliferative response to antigen by components of leukocyte dialysates and an initial characterization of an ampliative nucleoside.），發表於細胞免疫期刊（Cellular Immunology. 80（1）:130-42, 1983）

人類透析白血球溶解物孤立成分的增強效果，在對付抗原的增殖反應上來進行研究調查。連續交聯葡聚醣 G-25 與生物凝膠 P-4 層析能分離成五種不同的成份，並將這些成份注射到對鑰孔血藍蛋白（KLH）過敏的小鼠。經過二十四小時之後，小鼠同樣會增強或抑制對 KLH 的體外脾細胞增殖反應。一種放大性分子會透過高壓、反相液層析，從其中一種增強成份中分離出來。放大性成份的初步結構分析指出一種核苷結構，類似於——但可能不同於——胸腺核苷。

58

德懷爾（Dwyer JM.）、喬斯坦哈伯（Gerstenhaber BJ.）、都布勒（Dobuler KJ.）——**抗原特異性免疫傳輸因子於抗藥菌感染與蟾蜍分枝桿菌的臨床和免疫反應**（Clinical and immunologic response to antigen-specific transfer factor in drug-resistant infection with Mycobacterium xenopi.），發表於美國醫學雜誌（American Journal of Medicine. 74（1）：161-8, 1983）

將從三位得過蟾蜍分枝桿菌臨床感染的捐贈者身上所取得的免疫傳輸因子，給予一位罹患破壞性肺部感染的患者服用，他的病情與一種不利臨床病程的翻轉有關。與所有抗結核藥物併用抵抗性有關的空洞型肺結核，可能與某器官的細胞媒介免疫併發抑止有關。抗原特異性但非特異性的免疫傳輸因子會在肺病與免疫缺陷狀態中導致一種快速且持續的改善情形。蟾蜍分枝桿菌和結核菌的抗原判定基之間的交互反應，可以利用捐贈者的免疫傳輸因子來反應結核菌素的純化蛋白衍生物。這項研究可以清楚展現出附加的益處，且都能藉由運用在感染性疾病治療中屬於抗原特異性的免疫傳輸因子來獲得。

59

卡明柯娃（Kaminkova J.）、蘭吉（Lange CF.）——**免疫傳輸因子與復發性中耳炎**（Transfer factor and repeated otitis media.），發表於細胞免疫期刊（Cellular Immunology. 89（1）:259-64, 1984）

免疫傳輸因子（TF）的效果在十二位患有復發性中耳炎的兒童身上進行了調查。這些患者就免疫性上來跟對照組的二十三位年齡匹配的健康兒童比較。免疫球蛋白數、整體的「活性」T 細胞和粒細胞與單核細胞的吞噬活性，在 TF 療程的前後透過前十二位兒童來進行評估。「活性」T 細胞的比率和「活性」T 細胞和 T 細胞的整體數量能夠一開始就在該組患者中變低，並且在 TF 療法之後有明顯地增加，而這在統計學上則與健康的對照組相符合。療程過後，患者的吞噬性單核細胞的比率其實與健康兒童一致；然而，吞噬性粒細

胞的比率卻明顯保持低下的狀態。免疫球蛋白 G（IgG）、免疫球蛋白 A（IgA）與免疫球蛋白 M（IgM）的水平並不會被此療程所影響，儘管研究指出免疫球蛋白 A（IgA）與免疫球蛋白 M（IgM）在患者體內的數量是比較高的。但在治療之後，有一半的患者數能夠持續一年的時間毫無症狀出現，另外一半的患者則能明顯降低發病率。

60

溫凱曼（Winkelmann RK.）、德瑞米（DeRemee RA.）、瑞特（Ritts RE Jr.）——**免疫傳輸因子治療水痘帶狀皰疹病毒性肺炎**（Treatment of varicella-zoster pneumonia with transfer factor.），發表於 Cutis 期刊（Cutis. 34（3）:278-81, 1984）

一位二十九歲的女性患者擁有相當長的病史：免疫反應性疾病的血小板減少性紫癜、類天皰瘡（bullous pemphigoid）、腎病變、溶血性貧血收縮的帶狀皰疹肺炎。她有呼吸衰竭的現象，並伴隨漸進性的胸腔陰影，所以需要輔助呼吸器。她服用從康復的水痘皰疹病人所取得的免疫傳輸因子，並且有同步的快速復元。我們相信這項療法應該可被用於類似的危急病狀上。

61

藤澤（Fujisawa T.）、山口（Yamaguchi Y.）、木村（Kimura H.）、有田（Arita M.）、柴（Shiba M.）、馬場（Baba M.）——**作為一種原發性肺腺癌輔助外科治療的免疫傳輸因子免疫化療的隨機對照試驗**（Randomized controlled trial of transfer factor immunochemotherapy as an adjunct to surgical treatment for primary adenocarcinoma of the lung.），發表於日本外科期刊（Japanese Journal of Surgery. 14（6）:452-8, 1984）

總共有一百〇二位患者進行了一項用來評估免疫傳輸因子對於原發性切除性肺腺癌的臨床效果，並隨機對照試驗。TF 組與對照組分別由五十及五十二位隨機挑選的患者所組成。然而，分別有六位及五位患者因為種種因素而被排除在外，因此整個 TF 組與對照組中符合評估資格的人數分別為

四十四與四十七人。兩組的臨床特性上是相當雷同的。TF 組的存活數明顯優
於對照組中患有第一期疾病的患者（P 小於 0.05），不過在第二、三和四期
的患者之間卻沒有明顯地差異。在 TF 與對照組的根除性切除患者（P 小於
0.05）之間則有明顯地差異性，不過同樣在相對根除性或非根除性切除的患
者之中也無任何顯著地差異。TF 似乎能夠抑止術後復發或是會針對原發性肺
腺癌出現一種有效的術後輔助免疫療效，特別是在相對初期的階段時。

62

柯許（Kirsh MM.）、歐林格（Orringer MB.）、麥克奧利夫（McAuliffe S.）、
朔爾克（Schork MA.）、卡茲（Katz B.）、希爾法（Silva J Jr.）——**肺癌治療的免
疫傳輸因子**（Transfer factor in the treatment of carcinoma of the lung.），發表於胸腔
外科年鑑（Annals of Thoracic Surgery. 38（2）:140-5, 1984）

從一九七六年到一九八二年間，有六十三位有過肺根除性手術、縱隔腔
淋巴結摘除術和電療（mediastinal irradiation）的肺癌患者。在手術過後，這
些患者會透過細胞類型與疾病的階段來隨機分成兩組。在術後的前一個月，
第一組的患者（N = 28）接受了一毫升的免疫傳輸因子，而這些免疫傳輸因
子是從正常個體的血液中萃取出來的。之後則以三個月為時間間隔來服用。
而第二組患者（N = 35）就被作為對照組。在兩組差不多年齡、性別、切除
範圍、組織細胞類型或疾病的階段情況下並無任何明顯的差異。二十八位治
療過的患者中有二十位還存活著，並在治療後的七到七十七個月之間能夠完
全康復，而三十五位對照組的患者中則有十七位患者完全康復。第一組的第
一年存活率為百分之八十四，而第二組則為百分之八十一。第一組的第二年
存活率為百分之七十八，而第二組（P = 0.045）則為百分之四十六。疾病的
各階段存活率如下：第一期：在第一組的十七位患者中有十五位存活，存活
率為百分之八十八，而第二組（P = 0.097）的二十三位患者中有十五位患者
存活，存活率為百分之六十五；第二期和第三期：在第一組的十一位患者中
有五位存活，存活率為百分之四十五，而第二組（P = 0.304）的十二位患者
中有三位患者存活，存活率為百分之二十五。這項研究的結果指出，讓進行

肺根除性手術患者服用免疫傳輸因子能夠延長生命。

63

威爾森（Wilson GB.）、弗登伯格（Fudenberg HH.）、凱勒（Keller RH.）——**免疫傳輸因子的抗原特異性缺陷的免疫治療指引**（Guidelines for immunotherapy of antigen-specific defects with transfer factor.），發表於臨床與實驗免疫學期刊（Journal of Clinical & Laboratory Immunology. 13（2）:51-8, 1984）

含有免疫傳輸因子（TF）的可透析白血球萃取物（DLE）能夠記錄一個或多個細菌抗原的特異性，並且能提前在許多病毒性、真菌性、原蟲性和細菌性感染性疾病的治療中展現多變的臨床效力，而這個效果有時候會增強。當情況異常時，可用於治療遺傳性或被懷疑罹患免疫缺陷性疾病患者，而這些患者通常都難以用常規的療法來治療。實驗的近期發展如下：篩選 DLE 白血球捐贈者、監控受體、特別是決定各種含有抗原特異 TF 效力的 DLE 製劑，和預測疾病的臨床病程，會大幅改善免疫傳輸因子免疫療法的可能性。有兩個代表性的案例被提出，一個是關於一位患有一種念珠菌的抗原選擇性缺陷患者，另外一個則是關於一位偶發分枝桿菌的抗原選擇性缺陷患者。當只使用某種 DLE 製劑來進行治療時，兩位患者的反應可透過實驗室測試和臨床改善來判斷。最後，某種 DLE 製劑似乎能抑止體內的細胞媒介免疫力，而這個抑止作用能夠透過體外測試來預測。基於這些結果，提出了使用 DLE 的最佳療法指引。

64

傑林斯基（Zielinski CC.）、沙沃尼（Savoini E.）、西歐提（Ciotti M.）、歐拉尼（Orani R.）、柯尼史威瑟（Konigswieser H）、埃爾（Eibl MM.）——**重複感染的造瘺骨結核治療中的可透析白血球萃取物（免疫傳輸因子）**（Dialyzable leukocyte extract（transfer factor）in the treatment of superinfected fistulating tuberculosis of the bone.），發表於細胞免疫期刊（Cellular Immunology. 84（1）:200-5,

1984）

可透析白血球萃取物（DLE）（免疫傳輸因子）的附加效果對於結核病藥物用於重複感染的造瘻性骨頭和關節的結核治療，在一項對照性研究中進行了評估。十一位患者的病史平均在十五・二年到二十四・八年之間，而且已證實對抗生素和結核病藥物產生了抗藥性，他們使用一種併用含有依那（isoniazide）、孟表多（ethambutol）和立復黴素（rifampin）的結核病藥物治療方案，並持續兩年的治療監控；在此療程透過症狀的重複感染造瘻性來判斷失敗後，決定加入 DLE 治療。兩年後再次評估，十一位患者中有九位患者（P 小於 0.001）的造瘻作用中止並伴隨著症狀的同步減少。DLE 或許能證實有益於重複感染的造瘻結核骨髓炎治療。

65

伯考斯基（Borkowsky W.）、馬丁（Martin D.）、勞倫斯（Lawrence HS.）——**少年咽喉乳頭狀瘤病伴隨肺蔓延。透過免疫傳輸因子療法的恢復**（Juvenile laryngeal papillomatosis with pulmonary spread. Regression following transfer factor therapy.），發表於美國兒童疾病雜誌（American Journal of Diseases of Children. 138（7）:667-9, 1984）

一位六歲的小女孩在六個月大的時候罹患過少年咽喉乳頭狀瘤病，並且有兩年的進展性肺腫瘤擴散。她被使用免疫傳輸因子療法來進行治療，而這些免疫傳輸因子是從她的母親身上取得的。在療程開始的一個月之內，她出現明顯地臨床改善情形。四個月後，電腦斷層掃描顯示她的肺部病灶幾乎完全復元。

66

藤澤（Fujisawa T.）、山口（Yamaguchi Y.）、木村（Kimura H.）、有田（Arita M.）、柴（Shiba M.）、馬場（Baba M.）——**免疫傳輸因子用於手術切除的原發**

性肺癌的輔助性治療（Adjuvant immunotherapy of primary resected lung cancer with transfer factor.），發表於癌症期刊（Cancer. 54（4）:663-9, 1984）

　　這是一項使用隨機對照試驗來評估免疫傳輸因子（TF）對於手術切除的原發性肺癌臨床效果。合乎評估資格的一百七十一位病例被隨機挑選出七十五及七十四位患者作爲 TF 組與對照組。接著對兩組進行同樣長期的週期性輔助化療並以此作爲主要的治療方案。兩組的臨床特徵相當類似。術後兩年與四年的 TF 組整體存活率，分別爲百分之六十九與五十三，這比對照組要好上百分之十五，但這項差異在統計上還不明顯。從第一期＋第二期或根除性切除（P 小於 0.05，Cox-Mantel 檢定）的患者中，TF 組的存活率明顯優於對照組；然而，在第三期＋第四期或非根除性切除的患者之間則沒有顯著地差異。TF 組的肺部和縱隔部位復發率相對較小。總結來說，TF 似乎能抑止術後復發並有益於手術切除的原發性肺癌，特別是在病情初期，也可作爲術後輔助免疫性治療。

67

　　祖魯（Drew J.）——**感染的預防和治療中免疫調節藥物的實驗性和臨床性運用**（The experimental and clinical use of immune-modulating drugs in the prophylaxis and treatment of infections.），發表於感染病期刊（Infection. 13 Suppl 2:S241-50, 1985）

　　能夠刺激免疫反應的治療介質在預防感染性疾病的治療上展現出巨大的價值。三個類型的化合物都各自代表一種能獨立達到免疫刺激的方案，也各有針對實驗性和臨床性的討論。細菌結構的作用及它們的衍生物都可根據「已獲得的細胞免疫力」來被理解。首先提出一種透過細菌與其他細胞內組織的感染有關的現象，而目前這也被作爲免疫刺激介質來使用。影響淋巴細胞的嘌呤代謝（purine metabolism）的物質和甲氰咪胺（cimetidine）之類的組織胺 H2 受體拮抗劑（histamine H2-blocker），目前似乎能在這領域出現且最能被期待的發展。免疫細胞的產物，例如免疫傳輸因子和淋巴因子會形成第三或最重要的免疫刺激介質。目前這個領域的實驗性與臨床性趨勢的討論中

指出淋巴因子活性機制的劃定，將會更有利於人工激進劑與拮抗劑的鑑別與合成，也可用於內分泌與神經系統的藥理學中。

戈登伯格（Goldenberg GJ.）、布蘭德斯（Brandes LJ.）、劉（Lau WH.）、米勒（Miller AB.）、沃爾（Wall C.）、何（Ho JH.）──人**類皰疹病毒第四型抗體活性的捐助者所取得的免疫傳輸因子用於鼻咽癌的合作試驗免疫療法**（Cooperative trial of immunotherapy for nasopharyngeal carcinoma with transfer factor from donors with Epstein-Barr virus antibody activity.），發表於癌症治療報告（Cancer Treatment Reports. 69（7-8）:761-7, 1985）

這項研究透過個別隨機雙盲臨床試驗，來評估使用免疫傳輸因子療法的成效。這些免疫傳輸因子（TF）被作為患有第三期鼻咽癌（NPC）患者的輔助性放射治療。所使用的免疫傳輸因子是從正常年輕成人和正常捐血者身上衍生出來，而這些正常年輕成人都有過傳染性單核細胞增多症的病史；正常捐血者則具有升高的抗病毒衣殼抗原抗體活性（antiviral capsid antigen antibody activity）。依照這種方式取得的免疫傳輸因子會提前去將 NPC 患者的白血球轉換成一種體外反應狀態，而當 NPC 患者服用到體內後，就可能明顯降低腫瘤的生長、出現顯著地淋巴細胞浸潤（lymphocytic infiltration），以及延遲性皮膚過敏反應的重建。從一九七四到一九七七年之間，有一百位 NPC 患者加入這項研究；有一半的患者只使用放射性治療，而另一半則接受放射性治療及十八個月的 TF 療程。這些患者被追蹤了至少五年之久。在兩組的完癒存活人數與存活人數來看並無明顯地差異。而這種特殊製劑的運用與局限性疾病患者的 TF 劑量設定都缺乏任何抗腫瘤活性。

喬治斯古（Georgescu C.）──**免疫傳輸因子對於類風濕性關節炎長期治療的影響**（Effect of long-term therapy with transfer factor in rheumatoid arthritis.），發

表於醫藥線上（A Medecine Interne. 23（2）:135-40, 1985）

　　使用免疫傳輸因子（TF）的特異免疫性療法被用於一組共有五十位類風濕性關節炎（RA）一到三級女性患者的臨床實驗。這些患者會被持續追蹤二十四個月，其中的臨床與生物性實驗也會每三個月進行一次。在這段期間，這些患者除了會接受基本的非類固醇消炎療法（nonsteroid antiinflammatory therapy）外，每個星期還會服用一單位的免疫傳輸因子並持續超過六個月以上，之後再每個月（十位患者）服用一單位的免疫傳輸因子直到實驗結束。此療程在五十位患者中有十五位（百分之三十）患者無法產生作用，而這些實驗則在六個月後必須中斷。令人驚豔的是，在三十五位患者（百分之七十）中獲得了相當良好的結果。在十二位患者中，能產生良好的反應，但是 TF 的劑量必須在前六個月內增加到每星期兩個單位。在十三位患者中，結果顯示相當良好，而非類固醇搭配 TF 的療法甚至在前六個月後還被持續進行著。在十位患有第一級 RA 的患者中，結果也相當良好，經過六個月後，非類固醇療法就能中止，而此療法仍以每個月一個單位的 TF 繼續進行著。這項研究確立 TF 的特異性免疫療法能成為一種類風濕性關節炎（RA）治療中的關鍵輔助療法。

70

　　亞匈（Ashorn R.）、尤蒂拉（Uotila A.）、葛羅康恩（Kuokkanen K.）、萊塞寧（Rasanen L.）、卡胡馬奇（Karhumaki E.）、高朗（Krohn K.）——**免疫傳輸因子療程期間的痤瘡細胞免疫力**（Cellular immunity in acne vulgaris during transfer factor treatment.），發表於臨床研究年刊（Annals of Clinical Research. 17（4）:152-5, 1985）

　　透過痤瘡患者來進行雙盲研究，藉以調查使用人類可透析免疫傳輸因子的治療功效。大約有三分之一的患者在研究期間有臨床性的改善，但在臨床改善與免疫傳輸因子治療之間並沒有關聯性。之前的細胞媒介免疫的治療參數在患者身上都有很明顯地改變。這些變化在這項研究期間的所有患者中屬

於常態，不論是否使用免疫傳輸因子療法，這可能得歸因於重複的皮膚測試所帶來的免疫刺激性效果。所呈現的結果證實先前的發現：痤瘡患者會輕微地改變細胞媒介免疫力，但之後的結果則顯示這些異常在痤瘡的發症之中並不明顯。

71

　　李（Li ZL.）——**人類免疫傳輸因子的研究**（The study of human transfer factor.），發表於科學學報之 B 系列，化學、生物、農業、醫療及地球科學（Scientia Sinica-Series B, Chemical, Biological, Agricultural, Medical & Earth Sciences. 28（4）:394-401, 1985）

　　在這份論文中，提出了人類免疫傳輸因子的研究。我們建立一個負壓透析方法來代替普通透析，並用於粗製白血球萃取物的治療中。透析液只需要五個小時的時間就能取得，所以就能更容易地去處理出大量的製劑，而且可以避免被污染的風險。當人類 TF 從臍帶血的 T 淋巴細胞和豬的淋巴細胞中被培育出來時，SRBC 玫瑰花形成（SRBC rosette）的增強與電泳率的提升上會出現一種生物性活動。其中顯示這些檢測或許會被用於作爲 TF 活性評估的體外式方式。在我們的臨床上，TF 的臨床試驗已經進行了五年之久，而目前也讓大量會使細胞媒介免疫力無法發揮效力的各種疾病患者服用。我們觀察到 TF 會進行一種有效的免疫強化或免疫調節作用。

72

　　羅達(Roda E.)、維薩(Viza D.)、彼薩(Pizza G.)、馬斯多羅伯多(Mastroroberto L.)、飛利浦斯(Phillips J.)、達文西(De Vinci C.)、芭芭拉(Barbara L.)——**免疫傳輸因子用於 B 肝表面抗原陽性的慢性活動性肝炎治療**（Transfer factor for the treatment of HBsAg-positive chronic active hepatitis.），發 表 於 Proceedings of the Society for Experimental Biology & Medicine. 178（3）:468-75, 1985

　　從四位有過急性 B 型肝炎患者身上取得免疫傳輸因子。它會利用 LDV/7

淋巴母細胞系（LDV/7 lymphoblastoid cell line）在體外複製。這種針對 B 型肝炎的體外製造免疫傳輸因子（TFdL-H）特性讓十位隨機挑選的患者每隔十五天並持續半年地去服用，而這些患者都有過生化性與組織性的 B 肝表面抗原陽性（HBsAg-positive）慢性活動性肝炎（CAH）。在四位最初為 B 肝表面抗原陽性的患者中，有三位患者的 B 型肝炎 e 抗體（anti-HBe antibody）會跟著 B 肝表面抗原一起出現。在這些患者中的其中一位及另外兩位 B 肝表面抗原陽性的患者，則被提到有出現 B 型肝炎 s 抗體（anti-HBs antibody）。在這幾項 TFdL-H 患者改善的生化參數，在統計上會比那些其他組別的十位隨機挑選且未治療 CAH 的患者還要明顯。在八位已治療的患者中，有六位患者的肝臟生檢在治療結束時顯示出一種組織性的改善情形。這些成果指出 TFdL-H 或許會有益於 B 肝表面抗原陽性的慢性活動性肝炎治療。

73

曾（Tsang KY.）、弗登伯格（Fudenberg HH.）、潘（Pan JF.）——**透過兔子的白血球透析萃取物來進行倉鼠的骨肉瘤特異性細胞媒介免疫傳輸**（Transfer of osteosarcoma- specific cell-mediated immunity in hamsters by rabbit dialyzable leukocyte extracts.），發表於細胞免疫期刊（Cellular Immunology. 90（2）:295-302, 1985）

我們調查了骨肉瘤相關抗原（OSAA）在倉鼠身上的特異性細胞媒介免疫力（CMI）傳輸，過程中會使用從 OSAA 免疫的兔子身上取得的可透析白血球萃取物（DLE）。特異性 CMI 的傳輸取決於白血球附著抑止（LAI）檢定與皮膚測試。DLE 會從對 OSAA、純蛋白衍生物（PPD）或纖維肉瘤細胞質膜（FSM）製劑免疫的兔子身上取得。對照用的 DLE 則是從被注入百分之〇·八五氯化鈉（NaCl）的兔子身上取得。當 OSAA、PPD、和 FSM 個別作為一種抗原時，被注入 OSAA 特異性、PPD 特異性、和 FSM 特異性兔子 DLE 的倉鼠白血球中發現了明顯地白血球附著抑止情形。同樣地，在注射過 OSAA、PPD、和 FSM 之後發現倉鼠出現明顯地耳部腫脹現象，而這些倉鼠都被個別注入了對於 OSAA、PPD、和 FSM 免疫的兔子 DLE。這些結果指出

OSAA、PPD、或 FSM 的 CMI 特異性能夠透過免疫的兔子 DLE 傳輸到正常的倉鼠身上。

74

費裡斯（Frith JA.）、麥克勞德（McLeod JG.）、巴斯藤（Basten A.）、波拉德（Pollard JD.）、哈蒙德（Hammond SR.）、威廉斯（Williams DB.）、克魯西（Crossie PA.）——**免疫傳輸因子作為多發性硬化症治療的後續研究**（Transfer factor as a therapy for multiple sclerosis: a follow-up study.），發表於臨床與實驗神經學（Clinical & Experimental Neurology. 22:149-54, 1986）

免疫傳輸因子（TF）之於多發性硬化症（MS）治療的一項兩年雙盲對照試驗的結果在一九八○年發表。其中指出 TF 會顯著地降低失能的機率，但其療效在開始得十八個月內不會太明顯。在試驗完成之後，所有參與試驗者會進行 TF 療程。其中有四十五位接受 TF 治療，並持續追蹤了三年。二十三位患者於試驗期中使用 TF，而且在試驗結束後仍繼續使用，也持續保有較低的 MS 惡化率。儘管有二十二位患者因為在一開始使用安慰劑而在試驗期間產生更快的惡化率，但在開始 TF 療程後就有所改善。使用 TF 三年後，疾病的惡化率與持續使用 TF 五年的組別相比其實相差不遠。此外，四百七十位臨床確診的 MS 患者在新南威爾斯州（New South Wales）的一項 TF 公開研究中進行治療。他們的疾病惡化率會持續透過神經性評定來監控，其結果似乎與原來的試驗中使用 TF 的患者差不多。一九八○年 TF 試驗患者的後續研究，以及四百七十位 MS 患者的公開研究都證實了一開始的觀察結果：TF 對於抑止 MS 病程能夠發揮一些效果。

75

范哈維（Van Haver H.）、里索伊爾（Lissoir F.）、卓薩特（Droissart C.）、凱特勒（Ketelaer P.）、范西斯（Van Hees J.）、雷斯（Theys P.）、沃里爾特（Vervliet G.）、克雷斯（Claeys H.）、喬達摩（Gautama K.）、沃米廉（Vermylen C.）等人——**免疫**

傳輸因子療法之於多發性硬化症：一個為期三年的前瞻性雙盲臨床試驗（Transfer factor therapy in multiple sclerosis: a three-year prospective double-blind clinical trial.），發表於神經學期刊（Neurology. 36（10）:1399-402, 1986）

一百〇五位多發性硬化症患者被分成三組彼此年齡、性別和失能情形相符的組別，並會個別使用安慰劑、從隨機捐贈者的白血球取得的免疫傳輸因子，或是從患者家人的白血球取得的免疫傳輸因子。三個治療組在失能情形、日常生活的活動或誘發電位（evoked potentials）上並沒有任何差異。十八個月的免疫傳輸因子免疫療程並無法作用於 γ-干擾素製造或自然殺手細胞活性上。

76

維薩（Viza D.）、維茲（Vich JM.）、飛利浦斯（Phillips J.）、羅森菲爾德（Rosenfeld F.）、戴維斯（Davies DA.）──**特異性免疫傳輸因子可保護小鼠免受單純皰疹病毒的致命挑戰**（Specific transfer factor protects mice against lethal challenge with herpes simplex virus.），發表於細胞免疫期刊（Cellular Immunology. 100（2）:555-62, 1986）

對付第一型或第二型單純皰疹病毒（HSV）的牛免疫傳輸因子（TFd）特異性會從對相應的病毒免疫的小牛身上取得。TFd 製劑之後就會注射到瑞士小鼠（Swiss mice）身上，藉以嘗試去保護他們免於遭受第一型 HSV 或第二型 HSV 的致命挑戰。之後顯示抗第一型 HSV 的 TFd 注射能夠保護老鼠遠離相應的 HSV 病毒，而非特異性 TFd（抗巨細胞病毒）的注射卻無法保護牠們免於第一型 HSV 的挑戰。此外，還發現了一種劑量反應效果，因為當有力的 TFd 製劑只被使用初始濃度的五分之一時就會無法發揮功效。因此，動物範本或許可被用於檢測針對皰疹病毒的 TFd 製劑特異性的有效度。

史畢特勒（Spitler LE.）、米勒（Miller L.）、保羅（Paul M.）——**惡性腫瘤的免疫傳輸因子臨床試驗**（Clinical trials of transfer factor in malignancy.），發表於實驗病理學雜誌（Journal of Experimental Pathology. 3（4）:549-64, 1987）

　　各種惡性腫瘤中有許多不同的免疫傳輸因子療法的臨床試驗結果。在非隨機的試驗中，大約有三百位患者會被進行評估，而有大約三分之一的可評估患者會被提出其中的臨床益處。隨機研究的結果也會有類似的變化。在一些隨機性試驗中，已提升的康復存活人數和長期存活人數的臨床益處也被提出。在其他研究之中，免疫傳輸因子被指出沒有任何臨床益處。在少數研究中，結果顯示患者服用免疫傳輸因子並不會比服用安慰劑還要好，儘管這些只不過是趨勢，且不會達到統計上構成明顯差異的標準。在免疫傳輸因子試驗中會有一些變量，因此研究即使取得一些醫療性的成果，也不被允許成為一種定論。各種不同類型的腫瘤會進行評估，而免疫傳輸因子對於腫瘤的反應也不太明顯。同樣地，在這些試驗中疾病的狀態和過去和未來的治療會有很大的不同，而這些變量的影響仍有待釐清。免疫傳輸因子的來源和劑量也是很多變。有些研究會嘗試去挑選較可能對目標腫瘤有細胞免疫反應的捐贈者，有些則不特別挑選。使用普通捐贈者的合理性之於免疫傳輸因子的臨床益處比起細胞免疫力傳輸來說，這種介質的非特異性免疫強化效果或許會更有關聯。最後，免疫傳輸因子製劑的方式不盡相同，而用於各種研究的產物並無法透過目前可用的標準生物或生化測試來比較。這項基於腫瘤的免疫傳輸因子臨床效果的文獻評論可引導出一項結論：免疫傳輸因子或許不會成為治療癌症的有效方法。如果它在某些腫瘤中的確具有效力，那就不可能會在大量的患者中單獨出現戲劇性的效力。免疫傳輸因子更適合在腫瘤治療中作為其他模式的輔助治療，以期在手術、放射治療或是化療的過程中發揮作用。為了在重複性的比較研究中有一個正確的免疫傳輸因子評估，就必須要有一個標準化的重複性結果，藉以透過適當的質量控制程序來進行評估。

恩克魯瑪（Nkrumah FK.）、彼薩（Pizza G.）、尼奎（Neequaye J.）、維薩（Viza D.）、達文西（De Vinci C.）、雷賓（Levine PH.）——**免疫傳輸因子之於布凱特氏淋巴瘤的預防**（Transfer factor in prevention Burkitt's lymphoma relapses.），發表於實驗病理學雜誌（Journal of Experimental Pathology. 3（4）:463-9, 1987）

二十五位患有地方性布凱特氏淋巴瘤（Burkitt's lymphoma）的非裔兒童加入了一項研究：評估免疫傳輸因子（TF）抵抗人類皰疹病毒第四型免於復發的特異性活性所帶來的可能效力。十一位患者中有五位患者目前在非 TF 治療組中已有復發的現象，而 TF 組中的十一位患者中只有兩位復發。TF 組治療期間，復發的形態及明顯延長的無病痛期間都一再證實 TF 有益，特別是在晚期復發的預防上。為數龐大的患者使用特異性 TF 來進行治療，而這些患者仍有待證實上述這些地方性布凱特氏淋巴瘤中的發現。

79

黃（Huang LL.）、蘇（Su CZ.）、雲（Wan ZF.）——**對抗皰疹病毒第一型的免疫傳輸因子性質與抗原特異活性**（Nature and antigen-specific activities of transfer factor against herpes simplex virus type 1.），發表於化學病毒學雜誌（Acta Virologica. 31（6）:449-57, 1987）

針對第一型皰疹病毒（HSV）的免疫傳輸因子（TFHSV-1）可從對第一型 HSV 免疫的小鼠脾細胞中取得。保護作用可利用 TFHSV-1 來傳輸到沒有免疫的小鼠受體。注射 TFHSV-1 的小鼠在遭受第一型 HSV 的致命挑戰之後，出現比使用非特異免疫傳輸因子的小鼠（P 小於 0.05）更高的存活率。鉻 -51 白血球附著抑止（51-Cr-LAI）測試會被用於表現體外免疫傳輸因子的特異性活性。只有用 TFHSV-1 培育的白血球才會對第一型 HSV 抗原出現明顯的附著抑止作用（P 小於 0.01），但卻無法控制抗原。TFHSV-1 的特異活性成份（STFc）會透過與抗原的親和吸附來被分離出來。51-Cr-LAI 測試中的 STFc

活性會明顯高於 TFHSV-1（P 小於 0.01）。防禦性宿主免疫力的 STFc 活性倍率和 TFHSV-1 一樣為十六倍。STFc 可透過聚丙烯醯胺凝膠（polyacrylamide gel）中的高效能液相層析（high performance liquid chromatography）、薄層層析法（thin layer chromatography）與等電位聚焦（isoelectric focusing）來進行分析。結果顯示 STFc 似乎能成為一種分子量約為 12870 道爾頓的多肽（polypeptide）。

80

華格納（Wagner G.）、奈普（Knapp W.）、吉特許（Gitsch E.）、史蘭德（Selander S.）——**免疫傳輸因子作為子宮頸癌的輔助免疫性療法**（Transfer factor for adjuvant immunotherapy in cervical cancer.），發表於癌症檢測和預防期刊（Cancer Detection & Prevention. Supplement. 1:373-6, 1987）

一項具有前瞻性的隨機雙盲研究中，六十位患有侵入性子宮頸癌的患者中，有三十二位患者使用免疫傳輸因子（TF）來進行治療，而這些 TF 是從他們的丈夫身上取得的，此外有二十八位患者使用安慰劑來進行治療。在進行完根治性子宮切除術後的前兩年，三十二位接受 TF 治療的患者中有五位患者出現惡性腫瘤的復發，而安慰劑治療的二十八位患者中則有十一位。除了併發死亡的患者外，這其中的差異相當明顯（chi2 = 3.9915；P 小於 0.05）。再將這兩邊的狀態細分，就會發現低於三十五歲的患者和第一期疾病患者之間也有明顯的差異。白血球捐贈者體內相同的免疫概況會在白血球分離前被檢測到，而且會持續地在患者體內被檢測出來。在捐贈者與受體的反應之間發現了抗原特異的相關性，但在捐贈者的反應和受體的病程之間卻不然。

81

路易（Louie E.）、伯考斯基（Borkowsky W.）、克利西斯（Klesius PH.）、海恩斯（Haynes TB.）、戈登（Gordon S.）、邦克（Bonk S.）、勞倫斯（Lawrence HS.）——**牛口服免疫傳輸因子用於隱孢子蟲病治療**（Treatment of cryptosporidiosis with oral bovine transfer factor.），發表於臨床免疫學和免疫病理學期刊（Clinical Immunology & Immunopathology. 44（3）:329-34, 1987）

隱孢子蟲是一種會引起腹瀉的腸道原蟲，特別是在那些罹患後天免疫缺乏症候群（AIDS）的患者身上。當免疫傳輸因子從具有牛愛美球蟲（Eimeria bovis）延遲性過敏反應的小牛身上取得後，會被用於沒有免疫的小牛和小鼠身上，這能給予一種免於臨床感染（球蟲病）的保護作用。近期使用牛口服免疫傳輸因子的研究都顯示它能給予人體一種細胞媒介免疫力。基於這些發現，我們決定用免疫傳輸因子來治療八位愛滋病患者，而他們都有隱孢子蟲病所致的腹瀉病狀。使用的免疫傳輸因子是來自於對隱孢子蟲病有免疫力的小牛。在過去使用免疫傳輸因子的治療中，有三位患者使用螺旋黴素來治療，有一位患者使用 α 二氟甲基鳥胺酸（alpha-difluoromethylornithine，DFMO）、另外還有一位患者持續使用富來頓（Furazolidone）超過一個月都沒有臨床或實驗性的改善。不過服用免疫傳輸因子後，有五或八位患者的排便次數和糞便形成的狀態減少。更有四位患者糞便中的隱孢子蟲被消除掉，但其中也有兩位患者有復發的現象，還有一位患者持續出現腹瀉，儘管糞便中已無隱孢子蟲了。有一位患者在中斷免疫傳輸因子療法後，腹瀉症狀與隱孢子蟲病都相繼復元，至今已有兩年之久。

82

凱瑞（Carey JT.）、雷德曼（Lederman MM.）、多希（Toossi Z.）、艾德蒙斯（Edmonds K.）、荷德（Hodder S.）、卡拉布雷斯（Calabrese LH.）、普羅非特（Proffitt MR.）、強森（Johnson CE.）、艾爾勒（Ellner JJ.）——**免疫傳輸因子用於愛滋病患者治療的皮膚測試反應與淋巴細胞芽基發育的增強**（Augmentation of skin test reactivity and lymphocyte blastogenesis in patients with AIDS treated with transfer factor.），發表於美國醫學會雜誌（JAMA. 257（5）:651-5, 1987）

九位罹患後天免疫缺乏症候群（AIDS）的患者服用了四次混合免疫傳輸因子劑量，而且是來自於三位健康對照者，以及三位具有持續性淋巴結腫大與人類免疫缺陷病毒血清抗體的同性戀者身上的淋巴細胞。在服用免疫傳輸

因子前，所有患者都對皮膚測試抗原出現無能反應。經過四個星期的免疫傳輸因子療法之後，七位測試患者中有六位患者至少有一種皮膚測試反應。反應植物血凝素的淋巴母細胞刺激指數在治療前為 6.77 ＋/-1.31，四個星期的免疫傳輸因子治療後上升到 19.77 ＋/-6.24。幅度較小但卻明顯地增加趨勢也同樣可見於對抗抗原的母細胞中。服用免疫傳輸因子後原本減少的免疫反應情形卻因而停止下來。因此，讓愛滋病患者服用免疫傳輸因子會導致部分的免疫重建。之後的研究則會審查愛滋病治療中這種免疫反應調節劑的臨床效果。

83

威斯布瑞（Waisbren BA Sr.）──**關於讓癌症患者使用混合的細菌疫苗、卡介苗、免疫傳輸因子、淋巴母細胞等組合給藥的觀察，一九七四至一九八五年**（Observations on the combined systemic administration of mixed bacterial vaccine, bacillus Calmette-Guerin, transfer factor, and lymphoblastoid lymphocytes to patients with cancer, 1974-1985.），發表於生物反應修正期刊（Journal of Biological Response Modifiers. 6（1）:1-19, 1987）

本研究提出使用組合性免疫調節法來治療一百三十九位癌症患者的結果，其中包括使用卡介苗、免疫傳輸因子和混合細菌疫苗。此外，有二十八位患者被注入淋巴母細胞。這種治療方案主要是讓無法對其他方式產生反應，以及需要增加一般療程的免疫調節作用，或是拒絕化療和（或）放射性治療的患者們使用。結果顯示組合性的免疫調節療法具有良好耐受性與安全性，而且初步來看，這種方式的確能產生有益的效果。這樣的成果也說明了一種替代方法，能夠讓不喜用標準雙盲法的患者和醫生來使用，以幫助預後較差的癌症患者。

84

曾（Tsang KY.）、潘（Pan JF.）、弗登伯格（Fudenberg HH.）──**骨肉瘤的抗原特異性透析白血球萃取物治療的動物模式評估**（An animal model for evaluation of antigen-specific dialyzable leukocyte extracts therapy of osteosarcoma.），發表於臨床免疫學和免疫病理學期刊（Clinical Immunology & Immunopathology. 42（3）:360-9, 1987）

針對倉鼠體內的人類骨肉瘤特異性透析白血球萃取物（DLE）的效果進行調查。本調查所使用的 DLE（DLE - OSAA）是從對人類骨肉瘤相關抗原免疫的兔子身上取得的。結核菌素（DLE - PPD）和對照用 DLE（DLE - NaCl）會從被注射結核菌素或百分之〇·八五的氯化鈉（NaCl）的兔子身上取得。DLE 會皮下注入到近親配種的倉鼠（每次的注射都含有從 10（7）的兔子白血球萃取的 DLE）。四個動物組會被進行研究：第一組：只被截肢；第二組：截肢加上 DLE - OSAA；第三組：截肢加上 DLE - PPD；第四組：截肢加上 DLE - NaCl。DLE-OSAA 治療的動物（第二組）中，有百分之六十在截肢後存活了三百天；而第一、三和四組的動物則在截肢後九十天以內全數死亡。在不同的實驗中，我們發現第一、三和四組的動物病情在截肢後三十到六十天以內百分之百會轉移到肺部。此外，第二組的動物裡只有百分之二十會同時出現轉移現象；DLE - OSAA 治療的動物中，確實有百分之四十能在截肢後兩百四十到三百天以內完全康復。白血球附著抑止（LAI）檢測和淋巴細胞 DNA 合成檢測（LDS）都能用來監控抗原特異性細胞媒介免疫在各組患有腫瘤的倉鼠中的轉移情形。第二組裡所有存活下來的倉鼠都保有高度的 LAI 和 LDS 活性。我們的結果指出：跟只被截肢的組別、截肢加上 DLE - PPD 的組別、截肢加上 DLE - NaCl 的組別相比之下，DLE - OSAA 有利於預防肺部轉移和導致患有骨肉瘤的倉鼠死亡（截肢後），而其效果是透過抗原特異性機制來進行的。

85

漢考克（Hancock BW.）、布魯斯（Bruce L.）、索科爾（Sokol RJ.）、克拉克（Clark A.）、英國雪菲爾皇家海萊姆醫院大學醫學部（University Department of Medicine, Royal Hallamshire Hospital, Sheffield, U.K.）——**免疫傳輸因子之於霍奇金氏症：一項隨機性的臨床及免疫學研究**（Transfer factor in Hodgkin's disease: a randomized clinical and immunological study.），發表於歐洲臨床研究期刊（European Journal of Cancer & Clinical Oncology. 24（5）:929-33, 1988）

　　免疫傳輸因子（TF）是從四百九十三位健康捐血者血液中的血沉棕黃層（buffy coat）所取得的，其中包括從各種病毒感染恢復過來的捐贈者。有四十七位正在治療中的霍奇金氏症患者，同意參與這項隨機性研究，藉以探究出 TF 是否增強他們的免疫力和（或）降低隨後感染的發生率。其中有二十二位患者服用上述的免疫傳輸因子，在這些服用 TF 的患者與服用安慰劑的患者相比之下，前者的皮膚測試反應會明顯有增強的現象，但其他的免疫性評估中則顯示這些組別之間並無明顯地差異。TF 在感染（包括水痘／帶狀皰疹）的預防上並非能帶來益處。

86

　　盧卡奇（Lukacs K.）、薩沙柏（Szabo G.）、施羅德（Schroders I.）、塞格德（Szegedi G.）——**成人慢性肉芽腫病樣中性粒細胞症透過透析白血球萃取物來修復**（Adult chronic granulomatosis disease-like neutrophil granulocyte disorder corrected by dialyzable leukocyte extract.），發表於過敏與免疫病理學（Allergologia et Immunopathologia. 16（2）: 121-5, 1988）

　　一位四十七歲女性的造影圖像中涵蓋了發熱、膿腫、晚期惡病症（late cachexia）以及難以控制的疾病。慢性肉芽腫病（CGD）的共通特性會大肆降低細胞內撲殺活性、化學發光（chemiluminescence）、組織的肉芽腫以及發現的遺傳因子作用，由此可知我們的病例是一種類似 CGD 的病症且會在成人身上顯現。可透析白血球萃取物（DLE）療法會補充新鮮的正常血液，並帶來明顯得改善，而且在體外的全血中性多性核白血球（PMNL）胞內撲殺活性也會增加。儘管從單核細胞和淋巴細胞萃取的 DLE 通常能夠被接受，但這種 DLE 也可能是一種 DNA 寡肽分子，其中包括從 PMNL 所萃取的因子，能夠影響 PMNL 的功能，並將情報從正常細胞傳遞出去。這項研究結果也指出對典型 CGD 患者使用 DLE 是值得一試的。

　　威爾森（Wilson JD.）、波音德斯特（Poindexter C.）、福特（Fort JD.）、路登
（Ludden KD.）——**透過從牛初乳和牛奶取得的免疫傳輸因子（特異性免疫誘導
劑）來讓雞群的特異性細胞媒介免疫反應重新啟動**（De novo initiation of specific
cell-mediated immune responsiveness in chickens by transfer factor（specific immunity
inducer）obtained from bovine colostrums and milk.），發表於化學病毒學雜誌（Acta
Virologica. 32（1）:6-18, 1988）

　　免疫傳輸因子（TF）可從牛的初乳和牛乳中取得，而這些牛隻都已具有
球孢子菌、牛傳染性鼻氣管炎病毒的抗原免疫力，或是從禽瘟熱病、喉氣管
炎、傳染性華氏囊病（infectious bursal disease）病毒劑的抗原免疫力。牛 TF
對於傳輸特異性細胞媒介免疫反應到明顯地異種物種中的能力會利用無特地
病原（specific pathogen free, SPF）與標準市售（SC）雞群作為示範的受體來
進行研究。紀錄中提到細胞媒介免疫反應會利用一個或多個下述所提及的已
研究抗原（器官）：（a）一種體外雞禽白血球（異嗜性）移行抑止檢測；（b）
延遲性肉髯反應；或（c）臨床疾病的保護作用。從免疫捐贈者的脾臟中取得
的雞免疫傳輸因子在選定的比較研究中會透過類似牛 TF 的方式來進行評估。
牛 TF 也能作為特異免疫誘發物（SII），而雞 TF 則被發現能啟動抗原特異細
胞媒介免疫並提前於非免疫 SPF 雞群，這跟 SC 雞群一樣，除非有母體獲得的
體液抗體，而當市售疫苗透過腸外途徑使用時可能會作為一種對於 SC 雞群免
疫的「阻礙」。牛 TF 對喉氣管炎病毒或傳染性華氏囊病的特異性會給予同於
市售疫苗的保護作用。牛 TF 的作用很快速（不到一天）並能持續較長的期間，
至少三十五天。

　　米勒（Miller LL.）、史畢特勒（Spitler LE.）、艾倫（Allen RE.）、麥納（Minor
DR.）、保羅（Paul M.）——**免疫傳輸因子作為惡性黑色素瘤輔助治療的一項隨
機、雙盲、安慰劑對照試驗**（A randomized, double-blind, placebo-controlled trial

of transfer factor as adjuvant therapy for malignant melanoma.），發表於癌症期刊
（Cancer. 61（8）:1543-9, 1988）

　　一百六十八位可評估患者參與這項隨機、雙盲研究：免疫傳輸因子（TF）
與安慰劑作為第一級與第二級惡性黑色素瘤的外科輔助治療的優劣。八十五
位患者使用從健康自願捐贈者的白血球所取得的 TF；有八十三位參與者則使
用安慰劑。在切除所有明顯腫瘤的九十天內開始進行治療，並持續兩年直到
康復，或是發展成不可切除的惡性腫瘤擴散。在此療程和對照組中已知的預
後變數分佈都是差不多的，且會紀錄其中隨機性的效果。有三個端點會被分
析：無病間隔、第三級擴散的時間、存活數。在二十四個半月的中位追蹤期
間後，出現一種趨勢是有利於具有這三個端點的安慰組且明顯（P 小於或等
於 0.05）可見於第三級擴散的時間。這些發現顯示 TF 作為惡性黑色素瘤的
外科輔助治療並非有效。

89

　　波哥迪那（Pogodina VV.）、列維納斯（Levinas LS.）、潘洛佩奇納（Perepechkina
NP.）、麥茲（Mats AN.）——**實驗性壁蝨性腦炎病程中的特異性和非特異性免疫
傳輸因子製劑之效果**（The effect of preparations of specific and nonspecific transfer –
factor on the course of experimental tick-borne encephalitis.），發表於問題病毒學期刊
（Voprosy Virusologii. 34（6）:689-94, 1989）

　　將壁蝨性腦炎病毒（TBE）皮下接種到敘利亞倉鼠，接著給予倉鼠不同
方式萃取的免疫傳輸因子（TF）製劑。特異性 TF 製劑會從 TBE 恢復的血液
白血球中取得。非特異性 TF 製劑則是由慢性扁桃體炎兒童患者身上所去除
的扁桃體中淋巴細胞所製成，這些兒童患者並不受 TBE 的影響。TF 製劑的
效果取決於 TBE 病毒株和劑量、以及 TF 製劑的劑量排程和特性。接種病毒
後，經過三個時間間隔（0 小時、48 小時、96 小時）的特異性 TF 製劑注射後，
發現特異性 TF 製劑會刺激急性致死 TBE 的發展。在初步（二十四小時）且
同步的病毒接種後，非特異性 TF 製劑可能會導致感染，並出現亞急性 TBE

的無症狀感染轉移或是亞急性過程的惡化。在病毒接種後，經過七十二小時注射非特異性 TF F150 製劑，我們在脾臟和大腦組織中發現一種 T 明顯抑止 BE 病毒再生的作用，而且此時的病毒會被鎖定於中央神經系統。這項研究結果指出，TF 的保護效果主要與製劑的非特異性免疫藥理活性有關。

90

井關（Iseki M.）、青山（Aoyama T.）、小泉（Koizumi Y.）、尾嶋（Ojima T.）、村瀨（Murase Y.）、小佐野（Osano M.）——**免疫傳輸因子對兒童的慢性 B 型肝炎的影響**（Effects of transfer factor on chronic hepatitis B in childhood.），發表於感染症學雜誌——日本感染症協會期刊（Kansenshogaku Zasshi - Journal of the Japanese Association for Infectious Diseases. 63（12）:1329-32, 1989）

九位年齡在一到十三歲的兒童，都患有 HBeAg（B 型肝炎 e 抗原）陽性的慢性 B 型肝炎，他們會服用免疫傳輸因子（TF）的單一藥物治療並持續三到十七個月，接著會透過每半年的 HBeAg 血清、B 型肝炎 e 抗體和肝功能（GTP）檢查來進行監控。在十二個月內，有四位對象轉變成 HBeAg 陰性且保有正常的 GTP 值。在二十二到四十八個月之間，九位對象中有六位出現 HBeAg 陰性和正常的 GTP 值，有兩位出現 HBeAg 陽性反應和高 GTP 值。剩下的那位對象則發現在 TF 療法後的六個月中維持 HBeAg 陽性並有高 GTP 值。沒有發現任何副作用。儘管還有待更長更好的對照性臨床試驗來證實，但初步觀察顯示 TF 對於兒童慢性 B 型肝炎有正面效果。

91

維詹迪（Vezendi S.）、施羅德（Schroders I.）——**胸部結節病的免疫傳輸因子治療**（Transfer factor therapy of thoracic sarcoidosis.），發表於過敏與免疫病理學（Allergologia et Immunopathologia. 17（1）:35-7, 1989）

研究者從一九七六年開始不斷地以免疫傳輸因子（TF）來治療五十九位

患有胸部結節病的患者。因爲皮質類固醇的副作用及作爲初步的 TF 治療並去測試一種豬扁桃體淋巴細胞（TFp）的動物 TF 製劑，他們將這種使用 TF 的療法用到皮質類固醇激素治療無效的論點，而這些 TF 是來自於人類扁桃體淋巴細胞（TFh）。在他們的觀察中，只有可透析白血球萃取物的組分 II（fraction II）是足夠的。在 TFh 和 TFp 之間的效果差異，整體來說並不存在。我們的結論爲：TF 能刺激患者的免疫系統，並且是一種重要的治療模式。這種動作模式並不會太明顯。

92

尼奎（Neequaye J.）、維薩（Viza D.）、彼薩（Pizza G.）、雷賓（Levine PH.）、達文西（De Vinci C.）、阿巴拉許（Ablashi DV.）、比格（Biggar RJ.）、恩克魯瑪（Nkrumah FK.）——**抗人類皰疹病毒第四型活性的特異性免疫傳輸因子減少晚期地方性布凱特氏淋巴瘤復發**（Specific transfer factor with activity against Epstein-Barr virus reduces late relapse in endemic Burkitt's lymphoma.），發表於抗癌研究期刊（Anticancer Research. 10（5A）:1183-7, 1990）

二十七位患有腹部布凱特氏淋巴瘤（第三級）且完全康復的兒童參與這項人類皰疹病毒第四型（EBV）特異性免疫傳輸因子（TF）輔助治療的預期對照試驗。有兩位患者使用 TF 來治療，以及兩位對照者有早期復發的現象（小於或等於十二個星期）。十二位 TF 治療患者中，有兩位之後有復發現象，而十一位對照者中則出現五位。第一次晚期復發的時間在 TF 治療患者（P＝0.08）5 之間變得更長了，而當患者接受 TF 治療期間不會出現晚期復發現象。因此，特異性 TF 似乎能有助於地方性布凱特氏淋巴瘤的管理及其他病毒性癌症與疾病的治療。

93

麥克米勤（McMeeking A.）、伯考斯基（Borkowsky W.）、克利西斯（Klesius PH.）、邦克（Bonk S.）、霍茲曼（Holzman RS.）、勞倫斯（Lawrence HS.）——**牛

透析白血球萃取物用於愛滋病患者身上隱孢子蟲病的一項有對照組之實驗（A controlled trial of bovine dialyzable leukocyte extract for cryptosporidiosis in patients with AIDS），發表於傳染病學期刊（Journal of Infectious Diseases. 161（1）:108-12, 1990）

　　隱孢子蟲感染是造成愛滋病患者產生嚴重腹瀉的疾病。此實驗在十四位有隱孢子蟲病的愛滋病患者身上進行，分別給予他們從已免疫之小牛的淋巴結淋巴細胞中所製備的特異性牛透析白血球萃取物（免疫 DLE），或是從非免疫小牛中製備的非特異性（非免疫）DLE。在給予免疫 DLE 的七名病患中，有六名患者的體重增加且排便的頻率減少，也從五名患者的糞便中發現卵母細胞已被根除。而給予非免疫 DLE 的七名病患中，有六名患者的排便次數沒有減少；四名患者的糞便中仍舊發現卵母細胞；五名患者的體重持續變輕。接下來，五名原本接受非免疫 DLE 治療的病患也被給予免疫 DLE，結果其中四名的排便頻率減少且體重明顯增加，兩名患者的糞便中發現卵母細胞被根除。免疫 DLE 療程能支持愛滋病患與顯性隱孢子蟲病患者改善症狀。但是，因為研究中沒有適當的隱孢子蟲抗原，所以免疫 DLE 能增加針對隱孢子蟲的細胞免疫力，這說法只能算是項假定，以及在微生物學上和臨床上的確觀察到的改善。

94

　　住山（Sumiyama K.）、小林（Kobayashi M.）、宮代（Miyashiro E.）、小池（Koike M.）——免疫傳輸因子和新明發健注射液（SNMC）對於 B 型陽性慢性肝炎的帶原幼童的的聯合治療（Combination therapy with transfer factor and high dose stronger neo-minophagen C in chronic hepatitis B in children（HBe Ag positive）.），發表於 日兒醫誌（Acta Paediatrica Japonica. 33（3）:327-34, 1991）

　　這個研究主要敘述傳輸因子和新明發健注射液（SNMC）的聯合治療，對於 B 型陽性慢性肝炎帶原幼童的成效。共有十二位患者參與研究，患者為十位男性、兩位女性；年紀最輕為七個月大，年紀最大者則是十四歲八個月。參與者中，十一位病患已接受肝臟切片治療，從組織病理研究發現，有八例

為慢性活動肝炎，其他三例則是慢性非活動性肝炎。而慢性活動肝炎的患者中，有六位 B 型肝炎患者在實驗十八週內呈現百分之七十五的陰性反應，二十九週後，有四位出現慢性 B 型肝炎 e 抗原陽性反應（B 型肝炎血清轉變）。研究建議傳輸因子和新明發健注射液（SNMC）的聯合治療可以幫助治療患有 B 型陽性慢性肝炎的幼童。

95

齊（Qi HY.）、雲（Wan ZF.）、蘇（Su CZ.）——**由 HSV-1 免疫山羊白血球透析液製造的 HSV-1 特異性免疫傳輸因子的分離和純化**（Isolation and purification of HSV-1 specific transfer factor produced by HSV-1 immunized goat leukocyte dialysate.），發表於化學病毒學雜誌（Acta Virologica. 36（3）:231-8, 1992）

第一型單純皰疹病毒（HSV-1）特異性免疫傳輸因子（TF）是從 HSV-1 免疫山羊的白血球透析液中分離並純化的。這種白血球透析液是利用抗原吸著劑的親和層析（affinity chromatography）與反相液高壓層析（RP-HPLC）的方式萃取出來的。啓動的透析液抗原特異活性和孤立 TF 成份會透過鉻 -51 白血球附著抑止（51-Cr-LAI）測試來進行檢查。分析性疏水互作用力（analytical hydrophobic interaction）的高壓層析（HI-HPLC）和電位聚焦（IEF）技術會被用於評估孤立 TF 成份的純度和等電點（isoelectric point）。這些實驗提供一種兩級程序去純化來自啓動透析液的 TF 元素。純化活性 TF 成份（PTFC）似乎能對抗 HSV-1。而這種特異性 PTFC 活性會比其透析液的活性要多上一萬倍，似乎在電位聚焦凝膠中也能成爲一種單頻帶（single band）並同時透過硝酸銀染色（Silver staining）來作用；它就是一種疏水性作用（hydrophobic），其 PI 值爲 pH 四・四八。

96

許（Xu WM.）——**透過 H3- 亮胺酸亮胺酸白血球附著抑止檢測來測定人類肺癌免疫傳輸因子的抗原依賴活性**（Determination of antigen-dependent activity of human lung cancer transfer factor by H3-leucine leucine leukocyte adherence inhibition assay.），發表於〔中國〕中華腫瘤雜誌〈中國肺癌雜誌〉（[Chinese] Chung-Hua Chung Liu Tsa Chih [Chinese Journal of Oncology]. 14（2）:116-8, 1992）

這項報告是為了證明人類肺癌免疫傳輸因子（Sp-TF）的抗原依賴活性。Sp-TFM 會從對人類肺癌細胞系 A549 免疫的小鼠脾細胞中取得。[3H]-leu 白血球附著抑止檢測（[3H] –leu-LAI）會被改良以辨識 Sp-TFM 的活性。從非免疫小鼠取得的白血球被分成下列八組：1. 沒有 TF 或抗原的對照組；2. 細胞系 A549 的抗原（A549Ag）和 Sp-TFM；3. 只有 Sp-TFM；4. Sp-TFM 和小鼠的腹水瘤細胞（ascitic tumor cell）H22 抗原（H22 Ag）；5. Sp-TFM 和人類胃癌細胞（HGCCAg）；6. Sp-TFM 和人類普通肺癌組織（NLTAg）；7. 非特殊小鼠 TF（N-TFM）和 A549Ag；8. 只有 A549Ag。當正常白血球接種 Sp-TFM 和 A549 抗原時，白血球附著抑止指數（LAII）會明顯高於其他組別。不同 Sp-TFM 對 A549 抗原的白血球附著抑止指數和其他實驗組別都有高度的差異（P 小於 0.001）。結果顯示 Sp-TFM 能夠轉移特異性細胞媒介免疫力到非免疫的白血球中。而對患者的肺癌抗原（Sp-TFM）免疫的山羊脾臟所取得的 TF 則能展現與 Sp-TFM 相等的抗原特異活性。

97

齊（Qi HY.）、雲（Wan ZF.）、蘇（Su CZ.）──── **從 HSV-1 的免疫山羊的透析液中的白血球特異性免疫傳輸因子純化組分的化學特性**（Chemical characterization of the purified component of specific transfer factor in the leukocyte dialysates from HSV-1 immunized goats.），發表於化學病毒學雜誌（Acta Virologica. 36（3）:239-44, 1992.）

透過高分辨率的分析方法來針對 HSV-1 特異性免疫傳輸因子活性（PTFC）的純化組分的化學特性。藉由體積排阻 HPLC 分析，PTFC 具有六千道爾頓的分子量；其顯示薄層平面上於 254 nm 處有明顯地 U V 吸光度，並於 366 nm 處有螢光現象，透過薄層層析法發現正好都會在同一平面上。胺基酸組合物和測序分析顯示 PTFC 至少包括十二種不同的胺基酸，但卻不能測

定胺基酸序列。合併的結果顯示 PTFC 中的化合物分子量為六千道爾頓分子量，並由肽和核苷酸狀元素所組成。在天門冬胺酸和其可能會被阻塞的 N - 末端中可發現豐富的肽。

98

米庫拉（Mikula I.）、彼斯托（Pistl J.）、羅索卡（Rosocha J.）——**用於預防沙門氏菌感染小牛的透析白血球萃取物**（Dialyzable leukocyte extract used in the prevention of Salmonella infection in calves.），發表於獸醫免疫學和免疫（Veterinary Immunology & Immunopathology. 32（1-2）:113-24, 1992.）

透析白血球萃取物（DLE）的保護作用被研究於沙門氏菌感染小牛的實驗模式中。DLE 可從育肥公牛的淋巴結和脾臟中取得，且牠們都免疫於全細胞沙門氏菌疫苗（可防止 DLEs-im），也可從隨後感染鼠傷寒沙門氏菌（DLEs-inf）的相同免疫小牛器官中及非免疫的育肥公牛（DLEn）身上取得。為期三天，以靜脈注射的方式將三劑的 DLEs-inf 和 DLEs-im 注入所有小牛已達到預防感染的效果。在免疫學、臨床微生物指標上有統計上的顯著差異。每隔三天以肌肉注射的方式將三劑的 DLEs-inf 注入以提供保護作用；然而卻有一頭小牛死亡。靜脈注入的 DLEn 對實驗性沙門氏菌感染的保護效果並不高，有兩頭小牛死亡。結果顯示，製備抗原特異性 DLE 可能需要經由免疫的育肥公牛。

99

懷特（Whyte RI.）、修爾克（Schork MA.）、史龍（Sloan H.）、柯許（Kirsh MM.）、歐林格（Orringer MB.）——**使用免疫傳輸因子輔助治療支氣管癌：長期追蹤**（Adjuvant treatment using transfer factor for bronchogenic carcinoma: long-term follow-up.），發表於胸外科年鑑（Annals of Thoracic Surgery. 53（3）:391-6, 1992.）

免疫傳輸因子是一種透析的淋巴細胞萃取物，可能作為免疫刺激基因相

異的個體之間的轉移抗原特異性免疫來使用，並對非小細胞型肺癌患者進行隨機對照研究。在一九七六年和一九八二年之間，六十三例進行肺切除術的縱隔淋巴結清掃術患者，並且將縱隔淋巴結介入與縱隔照射隨機分成兩組。第一組（n＝28）於手術後每隔三個月接受匯集性免疫傳輸因子；第二組則使用生理鹽水來進行對照。兩組之間的年齡、性別、腫瘤組織學類型、病期或切除範圍上並無明顯差異。有一位患者九十六個月的追蹤檢查並無完成。其他皆於一九九〇年七月完成。接受免疫傳輸因子的患者，二、五、十年的存活率分別為百分之八十二、百分之六十四和百分之四十三，而對照組分別為百分之六十三、百分之四十三、百分之二十三。使用免疫傳輸因子的存活率一律比使用安慰劑的存活率還要好。此外，使用免疫傳輸因子的存活率對於各個階段的腺癌和鱗狀細胞癌也有卓越的效果。儘管這些長期的結果在統計上並沒有顯著地運用生存分析協變量（P＝0.08），但他們證實了我們先前報導的短期結果：免疫傳輸因子的使用不論是透過特異性免疫刺激，增強細胞媒介的免疫力，或某種不明確的機制都可提高支氣管癌患者的存活率。

100

莫拉佐巴（Mrazova A.）、莫拉茲（Mraz J.）──**免疫傳輸因子及其實踐意義**（Transfer factor and its signification for practice.），發表於克拉洛韋查理大學醫學院科研工作論文集（Sbornik Vedeckych Praci Lekarske Fakulty Karlovy Univerzity V Hradci Kralove. 36（3）:117-37, 1993.）

在研究的數據中，加入我們自己針對 Sevac 免疫傳輸因子（TF）疫調節作用的經驗。使用三到五安瓿的 TF 不僅會導致 E 玫瑰花形成（E rosettes），甚至還會增加單獨的 T 淋巴細胞亞群。我們對 GIT 和腎細胞癌五十一例得到的結果進行統計評估。在治療過程中，約有百分之八十的病人之主要病狀有所改善。實驗室指標的客觀輔助調整被發現有百分之八十三到八十八的評估參數。此外，10（9）／1 中的 CD4 ＋細胞絕對值（當 p <0.001）與 CD3 ＋和 CD8 ＋（P <0.01）也一同增加了。單獨的 T 淋巴細胞和 B 淋巴細胞亞群之間的顯著相關性在原來的模式中被證實了。從我們的結果來看，很明顯地，TF

Sevac 的運用與其免疫調節作用的進階性觀察將會是一般實務與臨床研究的免疫學者會感興趣的對象，即便其中仍缺乏一些特性。

101

彭（Pen GY.）——**肝癌特異性免疫傳輸因子（HCC-S-TF）對 IL-2 的活性和 IL-2R 表現的影響**（Effect of hepatocellular carcinoma-specific transfer factor（HCC-S-TF）on IL-2 activity and IL-2R expression.），發表於〔中國〕中華腫瘤雜誌〔中國肺癌雜誌〕（[Chinese] Chung-Hua Chung Liu Tsa Chih [Chinese Journal of Oncology]. 15（6）: 435-7, 1993.）

肝癌特異性免疫傳輸因子（S-TF）可從肝癌細胞懸液免疫山羊的淋巴組織中萃取出來。針對 S-TF 對於 IL-2 活性和 IL-2R 表現的影響效果進行體外觀察。結果顯示，在 HCC 患者中 IL-2R 表現和 IL-2 活性可以藉由 S-TF 而增加，但不包括正常受試者。正常受試者、肝癌患者的 IL-2 活性和 IL-2R 表現並無法透過正常免疫傳輸因子（N-TF）而增加。這可能是 S-TF 的抗腫瘤機制，表示 S-TF 會優於人類腫瘤免疫治療的 N-TF。

102

瓦德斯（Valdes Sanchez AF.）、馬丁（Martin Rodriguez OL.）、拉絲托拉（Lastra Alfonso G.）——**免疫傳輸因子的外因性支氣管氣喘治療**（Treatment of extrinsic bronchial asthma with transfer factor.），發表於〔西班牙文〕墨西哥過敏雜誌（[Spanish]Revista Alergia Mexico. 40（5）:124-31, 1993.）

A 組的九十位外因性支氣管氣喘伴隨細胞免疫缺陷的患者、十個月內沒有使用免疫傳輸因子治療觀察的患者或是使用雙盲安慰劑。治療開始前和治療結束後的一個月期間，血清總免疫球蛋白研究（A，G，M 和 E）與自發性花環和皮內試驗被進行了一個月之久。本例患者每天都會依照他們病情危險的強度與頻度去進行臨床評估。使用免疫傳輸因子治療的組別與不使用的組別之間沒有顯著地差異，並沒有發現有不良反應出現。

103

費南德斯（Fernandez, O.）、迪亞茲（Diaz, N.）、莫拉萊斯（Morales, E.）、托樂度（Toledo, J.）、賀南德茲（Hernandez, E.）、羅哈斯（Rojas, S.）、馬德里茲（Madriz, X.）、羅培茲（Lopez Saura, P.）——**免疫傳輸因子對急性白血病化療所致的骨髓抑制和相關的發病率**（Effect of transfer factor on myelosuppression and related morbidity induced by chemotherapy in acute leukaemias.），發表於英國血液學雜誌（British Journal of Haematology. 84（3）:423-7, 1993.）

這項研究的目的是確定疾病誘導緩解的強化治療後，免疫傳輸因子對於急性白血病（AL）患者加速造血恢復的安全性和有效性。二十二位不同 AL 類型的患者（十六位急性骨髓性白血病（AML）患者、三位急性轉化慢性骨髓性白血病（BC-CML）患者和三位急性淋巴細胞白血病（ALL）患者）被進行了研究觀察。這些患者會被分成兩組。第一組（八位 AML 患者、兩位 BC-CML 患者和一位 ALL 患者）在化療誘發的骨髓抑制後使用免疫傳輸因子（每天皮下注射一個單位），直到白血球數量大於 2.5×10（9）/ 1、血小板數量大於 80×10（9）/ 1。第二組則被作為不使用免疫傳輸因子（TF）的對照組。使用 TF 的治療能加速恢復中性粒細胞、白細胞，血小板（P < 0.001）和血紅蛋白（P < 0.01）。作為一種合理的結果來看，TF 組的感染、出血發生率和嚴重程度均小於對照組。並沒有證據指出 TF 會加速白血病細胞的重新生長。TF 用於 AL 似乎是安全無虞的，並能加速造血恢復。不過，直到有更多有效的試驗結果出現前都還是應該審慎使用。

104

費雷爾（Ferrer-Argote VE.）、羅密歐（Romero-Cabello R.）、賀南德茲（Hernandez-Mendoza L.）、阿瑞斯塔（Arista-Viveros A.）、羅荷（Rojo-Medina J.）、巴賽卡（Balseca-Olivera F.）、費艾諾（Fierro M.）、岡薩雷茲（Gonzalez-Constandse R.）——**使用非特異性免疫傳輸因子成功治療重症併發性麻疹**（Successful treatment of severe complicated measles with non-specific transfer factor.），發表於《體

內期刊》（In Vivo. 8（4）:555-7, 1994.）

重症併發性麻疹（Severe complicated measles）死亡率高，且還未有具體的治療方法。十位併發性麻疹患者——九位呼吸衰竭的嬰兒患者和一位十五歲罹患腦炎的男孩患者接受了非特異性免疫傳輸因子（NTF）的免疫治療。這些患者有著程度不一的營養不良，而且在免疫治療開始時病情有所加重。不過九位呼吸衰竭的病例中有八位均痊癒出院。其中一人死於麻疹復發伴隨氣管異物堵塞。至於那位腦炎患者在接受最後一個劑量的 NTF 後，已經兩個禮拜沒有出現神經系統後遺症了。NTF 在這些併發性麻疹患者的治療中似乎很有效，值得進一步的試驗研究。

105

彼薩（Pizza G.）、梅鐸利（Meduri R.）、達文西（De Vinci C.）、史可羅利（Scorolli L.）、維薩（Viza D.）——**免疫傳輸因子防止皰疹性角膜炎患者的復發：一項試驗性研究**（Transfer factor prevents relapses in herpes keratitis patients: a pilot study.），發表於生物治療期刊（Biotherapy. 8（1）:63-8, 1994.）

免疫傳輸因子是一種從免疫淋巴細胞所取得的透析性基元。它已成功地用於治療一些病毒感染，其中包括陰唇和生殖器皰疹。在本研究中，三十三位對 HSV 抗原呈現低免疫反應且患有皰疹眼部感染的患者口服使用 HSV 特異性免疫傳輸因子（TF）。在使用 TF 之後，其復發指數從治療前的 20.1 下降至 0.51，三十三位患者中只有六位患者復發。雖然這不是一個安慰劑的隨機對照研究，但結果顯示對於病發部位在生殖器或陰唇的病例中，TF 針對 HSV 抗原或許能有效防止眼部皰疹病毒感染的復發。

106

史坦西科娃（Stancikova M.）、羅文斯基（Rovensky J.）、佩卡雷克（Pekarek J.）、歐比斯基（Orvisky E.）、布拉基科娃（Blazickova S.）、切赫（Cech K.）——**透析白血球萃取物對於大鼠佐劑性關節炎的各種影響**（Influence of various forms

of dialyzable leukocyte extracts on rat adjuvant arthritis.），發表於免疫治療實驗資料庫
（Archivum Immunologiae et Therapiae Experimentalis. 42（4）:295-9, 1994.）

佐劑誘發的大鼠關節炎是一種慢性炎症性疾病，大鼠被廣泛用於作爲治療類風濕關節炎的實驗動物。在我們的研究中，透析白血球萃取物（DLE）中各種成分的效果：以低於 10 kDa 的 DLE I- 分子量（商業製劑）、低於 5 kDa 的 DLE II- 分子量（抑制性成份）、5-10 kDa 的 DLE III- 分子量進行針對大鼠佐劑誘發的關節炎研究。讓佐劑關節炎（AA）大鼠服用 DLE 成份 i.p.，其成份將以溶液的形式服用，這種具有活性物質的溶液是從第一天（佐劑注射）12.5×10（6）和 6.25×10（6）的白血球至第十八天（共九次），藉以分離出來的。炎症，免疫功能和關節破壞的各種標記會被進行評估：大鼠後爪體積、血清透明質酸、血清白蛋白和尿中的生物喋呤。所有這些標記顯示，AA 對照組的 DLE II 成份使用後產生顯著地改善效果。DLE I 和 DLE III 成份只影響一些炎症和免疫功能的標記。我們的結果表現出了 DLE II 成份對於大鼠佐劑誘發性關節炎的治療作用。

107

艾斯托拉達（Estrada-Parra S.）、夏維茲（Chavez-Sanchez R.）、昂達扎（Ondarza-Aguilera R.）、克雷亞（Correa-Meza B.）、賽拉諾（Serrano-Miranda E.）蒙格斯（Monges-Nicolau A.）、卡爾巴（Calva-Pellicer C.）——**復發性單純皰疹單純 I 型的免疫傳輸因子免疫治療**（Immunotherapy with transfer factor of recurrent herpes simplex type I.），發表於醫學研究期刊（Archives of Medical Research. 26 Spec No:S87-92, 1995.）

免疫傳輸因子的臨床試驗作爲一種免疫調節劑之於單純皰疹第一型治療中，被證實對於急性期復發持續時間及本病的復發頻率具有不錯的功效。這項評估的進行對象爲二十位在使用其他治療劑（包括抗濾過性病毒藥物 Acyclovir）之前已接受治療的患者，這使他們成爲自己以獲得的比較數據和提交的兩個參數的統計分析之間的對照組，藉以評估急性期的持續時間和復發的頻率。細胞免疫功能受損，或有其他疾病的患者會被排除在研究之外。

在病情的急性期間，免疫傳輸因子會以皮下注射方式每天注入一個單位，並持續三到四天。隨後在前六個月中以十五天爲間隔來進行注射；之後則改爲每月持續注射直至研究期間終止。在二十位患者中的六位出現一例復發現象，且接受 TF 的維持劑量。這些患者會再次給予一整個初始劑量注射療程，並再次恢復維持劑量。在最初的八位患者中取得了免疫狀態的資料，而所有結果都被視爲在正常的範圍中。這被視爲具有充分的證據可以證實患者的選擇標準，排除了免疫狀態資料中任何可偵測的變化，而且確定能消除這種作爲研究參與的先決條件。結果顯示，在免疫傳輸因子的免疫調節治療反應中具有一種重要的改善效果。一個月內的復發頻率具有統計上的顯著降低，學生 t 檢定（Student t test）在 TF 治療的患者中有 p = 0.0001 的數值。而急性期間的平均持續時間也顯示一種針對 TF 治療正面效果的重要差異。曼 - 惠特尼 U 檢驗（Mann-Whitney U test）中的數值則爲 p = 0.0005。這些結果表明目前 TF 可被視爲治療單純皰疹病毒第一型疾病的治療劑選擇。

108

彼薩（Pizza G.）、維薩（Viza D.）、達文西（De Vinci C.）、帕拉雷提（Palareti A.）、寇佐克雷亞（Cuzzocrea D.）、佛那羅拉（Fornarola V.）、巴里可迪（Baricordi R.）——**口服給藥的 HSV- 特異性免疫傳輸因子（TF）可以防止生殖器或唇側皰疹的復發**（Orally administered HSV-specific transfer factor（TF）prevents genital or labial herpes relapses.），發表於生物治療期刊（Biotherapy. 9（1-3）:67-72, 1996.）

四十四位患有生殖器（二十二位）和唇側皰疹（二十二位）的患者口服服用 HSV-1/2- 特異性免疫傳輸因子（TF）。TF 是由 HSV-1/2- 特異性牛透析淋巴細胞萃取物的體外複製來取得的。治療的前兩週會每兩週給藥一次，而接下來的六個月期間再改爲每週給藥，大多數患者會進行兩到三個療程。所有患者在治療前總觀察期爲兩萬六千六百六十天，其中有五百四十四例復發，復發指數爲 61.2，而其累計的治療期間與治療後的觀察期爲一萬六千九百四十五天，其中總共有一百二十一個復發發作病例，而其累計的 21.4（P < 0.0001）的 RI。當兩組患者（唇側和生殖器）被分開審視時，其結果也是同等的顯著。這些觀

察結果證實了先前使用牛 HSV 特異性 TF 的結果，並且值得進一步研究，以確定 HSV 特異性 TF 可作爲防止皰疹復發的治療選擇。

109

百思頓（Byston J.）、切赫（Cech K.）、佩卡雷克（Pekarek J.）、吉爾科娃（Jilkova J.）——**抗皰疹特異性免疫傳輸因子的影響**（Effect of anti-herpes specific transfer factor.），發表於生物治療期刊（Biotherapy. 9（1-3）:73-5, 1996.）

只要使用血細胞分離機，淋巴細胞可從患有帶狀皰疹感染的其他健康復原的患者取得。一個特定的抗皰疹透析液（AH-DLE）會使用標準的程序去取得淋巴細胞。復發性單純皰疹性感染患者會被施以一個劑量的透析液治療於皰疹性感染（A 組）的初步跡象，並與兩個劑量組（B 組）或與三個劑量組（C 組）做比較。有三十七位患者（九位女性、八位男性，年齡分佈於十五到七十三歲之間）會進行治療。其中有七位患者並無發現改善情況（18.9%），而有七位患者在爲期一年的追蹤觀察中並無出現任何加重他們單純皰疹病毒感染的現象。其餘百分之六十二‧二的患者都有顯著地改善：頻度和（或）持續時間或復發的減少。在使用 AH-DLE 治療之前，本組患者皰疹復發的平均數值爲 12 p.a.。在療程後，復發的數值降到 3.5p.a.。A、B 兩組之間並無觀察到統計上的明顯差異。最不利的結果則出現在 C 組。然而，該組包括 6 名女性患者都極能耐受先前的治療嘗試，包括 inosiplex（一種免疫調節劑）、非特異性 DLE 或無環鳥苷（acyclovir）。因此，即使在這一組中，患者於該療法的成功率仍有百分之五十。

110

阿巴拉許（Ablashi DV.）、雷賓（Levine PH.）、達文西（De Vinci C.）、惠特曼（Whitman JE Jr.）、彼薩（Pizza G.）、維薩（Viza D.）——**抗 HHV-6 免疫傳輸因子運用於兩位患有慢性疲勞綜合症（CFS）患者治療。兩份病例報告**（Use of anti HHV-6 transfer factor for the treatment of two patients with chronic fatigue syndrome（CFS）. Two case reports.），發表於生物治療期刊（Biotherapy. 9（1-3）:81-6, 1996.）

特殊人類皰疹病毒第六型（HHV-6）的免疫傳輸因子（TF）製劑使用於兩位慢性疲勞綜合症患者身上，以抑制 HHV-6 感染。在治療前，患者的 HHV-6 病毒感染情況都很活躍。TF 治療能讓一位患者顯著地改善 CFS 的臨床表現，在幾週內恢復正常工作，而第二個患者的臨床症狀卻沒有明顯地改善。總結來說，HHV-6 特異性 TF 可能具有控制 HHV-6 感染及相關疾病的顯著價值。

111

達文西（De Vinci C.）、雷賓（Levine PH.）、彼薩（Pizza G.）、弗登伯格（Fudenberg HH.）、歐恩斯（Orens P.）、皮爾森（Pearson G.）、Viza D. ——**免疫傳輸因子對慢性疲勞綜合症的試驗性研究所獲得的啟示**（Lessons from a pilot study of transfer factor in chronic fatigue syndrome.），發表於生物治療期刊（Biotherapy. 9（1-3）:87-90, 1996.）

免疫傳輸因子（TF）被用於二十位慢性疲勞綜合症（CFS）患者所參與的安慰劑的對照試驗性研究。治療的療效會透過人類皰疹病毒第四型（EBV）、人類皰疹病毒第六型（HHV-6）的抗體臨床監測和測試來進行評估。在安慰劑對照試驗的二十位患者中，在十二位患者身上發現改善的效果，這些患者一般都是在開始進行治療的三到六週內會出現改善效果。皰疹病毒的血清很少會與臨床反應互相關聯。這項研究提供了關於口服 TF 的經驗，並有助於設計出一個更大型的安慰劑對照臨床試驗。

112

哈娜（Hana I.）、弗魯貝爾（Vrubel J.）、佩卡雷克（Pekarek J.）、切赫（Cech K.）——**年齡對於細胞免疫缺陷的免疫傳輸因子治療、慢性疲勞綜合症和（或）慢性病毒感染的影響**（The influence of age on transfer factor treatment of cellular immunodeficiency, chronic fatigue syndrome and / or chronic viral infections.），發表於生物治療期刊（Biotherapy. 9（1-3）:91-5, 1996.）

A 組的兩百二十二位患有細胞免疫缺陷（CID）的患者，常態性結合慢性疲勞綜合症（CFS）和（或）慢性病毒感染人類皰疹病毒第四型（EBV）和（或）巨細胞病毒（CMV），這些患者會被進行免疫方面的研究調查，被給予免疫傳輸因子（TF）治療。其年齡分佈爲十七到七十七歲。爲了闡明老化的病程和治療的影響，其中再分成三個小組來進行調查：十七歲到四十三歲、四十四歲到五十三歲、五十四歲到七十七歲。六劑 Immodin（由 Prague，SEVAC 所製成的 TF 商業製劑）的注射會持續進行八週。當有活躍的病毒感染存在時，就會添加 IgG 抗體注射液和維生素。治療開始前會進行免疫學調查，隨後視情況所調整，但不會遲於三個月後。各小組中無法提升改善患者臨床狀態的機率分別爲：百分之十‧六、百分之十一‧五、百分之二十八‧九。年齡的增加對於無法使 T 細胞維持在低數量的機率影響相當明顯：百分之十‧六、百分之二十一‧二、百分之五十九‧六。在不受治療影響的個體中被發現反覆的絕對淋巴細胞數量低於一千兩百個細胞的機率爲百分之二十三‧一、百分之五十四‧五，以及於年齡最老的小組中則爲百分之八十九‧三。透過皮爾森卡方檢定（Pearson's Chi-square test）和線性趨勢測試的統計分析證明了個別年齡組之間的差異顯著。不論是性別或是其他因素似乎都無法影響結果。這項試驗性研究的結果顯示年齡會大幅影響使用 TF 的 CID 治療失敗機率。在老年人中能比 CID 更容易改善臨床狀況：這可能與淋巴細胞的數量減少有關，然而還是不能完全排除有安慰劑效應。

113

彼薩（Pizza G.）、達文西（De Vinci C.）、佛那羅拉（Fornarola V.）、帕拉雷提（Palareti A.）、巴里可迪（Baricordi R.）、維薩（Viza D.）——**長期口服特異性免疫傳輸因子期間的體外研究**（In vitro studies during long-term oral administration of specific transfer factor.），發表於生物治療期刊（Biotherapy. 9（1-3）:175-85, 1996.）

一百五十三名患者患有復發性的病症，即病毒感染性（角膜炎、角膜葡萄膜炎、生殖器和唇側皰疹）葡萄膜炎、膀胱炎、念珠菌，他們被使用針對 HSV-1/2、巨細胞病毒、白色念珠菌的體外製造免疫傳輸因子（TF）來治療。陽性細胞媒介免疫的 HSV-1/2 和（或）巨細胞病毒患者會在相應的抗原存在的情況下被評估使用白血球遷移抑制試驗（LMT）和淋巴細胞刺激試驗（LST），而 TF 給藥的前、中、後之陽性反應頻度會被進行研究。每種試驗、抗原和受體的病理檢驗數據都會被分級並進行統計性評估。以 LMT 來說，共有九百六十種試驗被進行，其中會檢查各種抗原稀釋度，而每個試驗中會使用三種不同的抗原稀釋度。九百六十項試驗中發現有兩百四十項（百分之二十五‧四）於非治療或使用非特異性 TF 的治療期間呈現陽性反應，而三百四十六項試驗中發現有一百四十七項（百分之四十二‧五）是患者（P<0.001）服用的 TF 特異性與其抗原一致時會呈現陽性反應。當數據依據病狀分級時，在針對性治療期間的陽性反應發生率也觀察到會有明顯地提升（0.0001<P <0.05）。在 LST（一千一百七十四項試驗）中，能在以下狀況中發現胸苷吸收有顯著地增加：在沒有抗原（對照培養）的情況下、使用特異性和非特異性的 TF 治療過程中、在特定的 TF 給藥（P <0.0001）期間有抗原和（或）自體血清存在的情況下。在四十位研究患者中發現 TF 給藥也會明顯增加可溶性 HLA-I 類的抗原水平。

114

馬西（Masi M.）、達文西（De Vinci C.）、巴里可迪（Baricordi OR.）——**免疫傳輸因子之於慢性皮膚黏膜念珠菌病**（Transfer factor in chronic mucocutaneous candidiasis.），發表於生物治療期刊（Biotherapy. 9（1-3）:97-103, 1996.）

患有慢性皮膚黏膜念珠菌病的十五位患者使用一種體外製造並針對白色念珠菌抗原的 TF 和（或）從捐血者的匯集性白血球層所萃取到的 TF 來進行治療。患者的 CMI 會在念珠菌存在的情況下評估使用 LMT 和 LST 試驗。這項研究的目的是治療前、中、後的 TF 治療臨床評估和陽性反應的機率。使

用卡方檢驗以將免疫學數據進行匹配。八十七項 LMT 試驗中使用了每種抗原劑量於五十分之一的稀釋度下進行，五十六項測驗中有三十三項（百分之五十八・九）在非治療或非特異性 TF 治療期間都呈現陽性反應。反之在特異性 TF 治療（P <0.05）中的三十一項測驗中有二十六項（百分之八十三・九）呈現陽性反應。在 LST 測驗中，當患者符合非治療、非特異性（P <0.05）與特異性 TF 治療（P <0.01）時，自體或 AB 血清的胸苷攝取於對照培養中顯著減少。特異性 TF 治療期間與非特異性治療（P < 0.01）期間相比之下，只有前者對於處於已知最高濃度的念珠菌抗原反應會有顯著地增加。臨床觀察的情況是令人激勵的：除了一位患者外，全部的患者在特異性 TF 治療期間都有明顯地改善效果。這些數據證實了口服給藥的特異性 TF 可從誘發性淋巴母細胞系中萃取出來，並讓 LMT 的抗白色念珠菌抗原的反應發生率增加。LST 的反應顯示相對於非治療期間並無明顯地增加，但當與非特異性 TF 治療期間相比卻有顯著地增加。在同一時間也有發現臨床上的改善效果。

115

普拉薩德（Prasad U.）、哈拉魯丁（bin Jalaludin MA.）、羅哈度賴（Rajadurai P.）彼薩（Pizza G.）、達文西（De Vinci C.）、維薩（Viza D.）、雷賓（Levine PH.）——**免疫傳輸因子與抗 EBV 活動作為輔助治療鼻咽癌的試驗性研究**（Transfer factor with anti-EBV activity as an adjuvant therapy for nasopharyngeal carcinoma: a pilot study.），發表於生物治療期刊（Biotherapy. 9（1-3）:109-15, 1996.）

在 UICC 第五期的鼻咽癌（NPC）整體存活率仍然不盡滿意，即便與化療（CT）和放射治療（RT）結合也是如此。鑑於人類皰疹病毒第四型病毒（EBV）伴隨 NPC 發展與復發再活化的關聯。免疫傳輸因子（TF）伴隨抗 EBV（TF-B1）的特異性活性的免疫治療形式被建議作為一種有助 CT 和 RT 結合的輔助方法，以提高存活率。在目前的研究中，六位 UICC 第五期的患者接受 TF-B1，而另外六位相同病期的患者會被給予從外周血白血球（TF-PBL）取得的 TF。結果會與十八位相同年齡、性別和病期，且在相同時間接受沒有 TF 標準治療的患者（C 組）相互比較。之後平均追蹤了四十七・五

個月，TF-B1 組的存活率發現明顯優於 PBL 和 C 組（P=0.05）。雖然有八位患者出現遠處轉移（DM），而且不使用 TF-B1（六位對照組患者和兩位 PBL 組患者）治療，因而死於疾病惡化（平均存活時間是十四‧三個月），TF-B1 組中同樣是 DM 的患者則獲得完全的緩解：一位患者存活了三‧五年後死於肺結核，另一位則仍然存活著，並於四‧二年後康復。雖然這一系列都是數量不多的病例，但具有抗 EBV 活性的 TF 輔助性免疫治療所發揮的明顯效果卻是相當值得被重視的。

116

彼羅提（Pilotti V.）、馬斯托力利（Mastrorilli M.）、彼薩（Pizza G.）、達文西（De Vinci C.）、布蘇堤（Busutti L.）帕拉瑞提（Palareti A.）、葛茲提（Gozzetti G.）、卡巴拉力（Cavallari A.）──**免疫傳輸因子作為非小細胞肺癌（NSCLC）治療的輔助**（Transfer factor as an adjuvant to non-small cell lung cancer（NSCLC）therapy.），發表於生物治療期刊（Biotherapy. 9（1-3）:117-21, 1996.）

在肺癌患者中使用免疫傳輸因子（TF）的理據是取自對於腫瘤相關抗原（TAA）的細胞介導免疫之可能性，或許可以提升他們的存活率。從一九八四年一月到一九九五年一月，九十九位接受過非小細胞肺癌（NSCLC）手術切除的患者每月施以 TF 治療，而這些 TF 是從血庫捐獻者的淋巴細胞中萃取出來的。在同樣期間內，兩百五十七位接受過 NSCLC 手術切除的患者被做爲非治療的對照組。TF 治療組的存活率明顯在 3a 和 3b 階段的患者及「大細胞癌」病理類型的患者（P<0.02）身上有顯著地改善。TF 治療的患者存活率也明顯高於有淋巴結問題（N2 病）患者（P<0.02）。這項研究的結果顯示非小細胞肺癌手術切除的患者使用 TF 可以提升存活率。

117

彼薩（Pizza G.）、達文西（De Vinci C.）、寇佐克雷亞（Cuzzocrea D.）、梅尼（Menniti D.）、艾羅（Aiello, E.）、馬文（Maver, P.）、科拉多（Corrado, G.）、羅

馬諾利（Romagnoli, P.）、卓葛尼（Dragoni, E.）、羅肯德（LoConte, G.）、瑞歐羅（Riolo, U.）、帕拉瑞提（Palareti A.）、祖切利（Zucchelli P.）、佛那羅拉（Fornarola V.）、維薩（Viza, D.）——**使用免疫傳輸因子治療激素反應遲鈍的 D3 轉移性前列腺癌初步報告**（A preliminary report on the use of transfer factor for treating stage D3 hormone-unresponsive metastatic prostate cancer），發表於生物治療期刊（Biotherapy. 9（1-3）:123-32, 1996.）

由於傳統的治療方法是無法成功的，所以 D3 階段的前列腺癌患者存活率並不高。報告指出針對前列腺癌的腫瘤相關抗原（TAA）之體液免疫和細胞媒介免疫（CMI）是存在的。這些觀察結果提示使用體外製造的免疫傳輸因子（TF）治療 D3 階段的前列腺癌患者，這種 TF 可以體外、體內傳輸對抗膀胱和前列腺 TAA 的 CMI。有五十位患者進入到本研究，並每個月接受一次肌肉注射的兩到五個劑量的特異性 TF。追蹤觀察中，年齡從一到九歲不等顯示有兩位患者完全痊癒，部分緩解則有六位患者，並有十四位患者的轉移性疾病並無惡化。平均存活時間爲一百二十六週，比文獻所提出的同一階段患者存活率還要高。

118

達文西（De Vinci C.）、彼薩（Pizza G.）、寇佐克雷亞（Cuzzocrea D.）、梅尼提（Menniti D.）、艾羅（Aiello, E.）、馬文（Maver, P.）、科拉多（Corrado, G.）、羅馬諾利（Romagnoli, P.）、卓葛尼（Dragoni, E.）、羅肯德（LoConte, G.）、瑞歐羅（Riolo, U.）、馬西（Masi, M.）、瑟文里尼（Severini, G.）、佛那羅拉（Fornarola V.）、維薩（Viza, D.）——**使用免疫傳輸因子用於治療女性復發性非細菌性膀胱炎（NBRC）的初步報告**（Use of transfer factor for the treatment of recurrent non-bacterial female cystitis（NBRC）: a preliminary report.），發表於生物治療期刊（Biotherapy. 9（1-3）:133-8, 1996.）

女性非細菌性復發性膀胱炎（NBRC）的常規治療結果，令人相當沮喪。大多數患者表現出意想不到的高陰道念珠菌病發病率，而他們對於單純皰疹病毒（HSV）和念珠菌抗原的細胞媒介免疫力似乎有減少的現象，慢性皮膚黏膜念珠菌的持續性已經知道主要是來自於一種對於念珠菌抗原的 CMI 選擇

性缺陷。二十九位女性 NBRC 患者，她們以前使用抗生素和非甾體類抗炎療法卻失敗了，現在讓她們使用口服免疫傳輸因子（TF）治療。針對念珠菌和（或）HSV 的 TF 會在前兩週內進行雙週給藥，而在接下來的六個月則改為每星期給藥一次。在治療過程中並無觀察到副作用。在我們群組的整體觀察期間為兩千四百七十九天之於三百五十三個膀胱炎發作紀錄，其累計復發指數（RI）為四十三。治療期間和治療後的觀察期為一萬三千九百二十天，其中有一百○八例復發，其累計 RI 為二十三（P <0.0001）。因此，特異性 TF 似乎能夠控制 NBRC，並且減輕症狀。

梅鐸利（Meduri R.）、坎波斯（Campos E.）、史可羅利（Scorolli L.）達文西（De Vinci C.）、彼薩（Pizza G.）、維薩（Viza D.）——**免疫傳輸因子治療復發性眼皰疹病毒感染患者的療效**（Efficacy of transfer factor in treating patients with recurrent ocular herpes infections.），發表於生物治療期刊（Biotherapy. 9（1-3）:61-6, 1996.）

復發性眼部皰疹是臨床醫生無法解決的問題。由於細胞免疫功能對於控制皰疹復發具有極大的作用，而其他研究也顯示 HSV 特異性免疫傳輸因子（TF）用於治療皰疹患者的療效。針對一百三十四位患有復發性眼帶狀皰疹感染的患者（七十一位角膜炎患者，二十九位角質葡萄膜炎患者，三十四位葡萄膜炎患者）進行一項開放的臨床試驗。治療的平均時間為三百五十八天，而整個 TF 治療前的追蹤觀察期間為十八萬九千一百二十一天，TF 治療後的追蹤觀察期間則為六萬四千零六十二天。對抗病毒抗原的細胞媒介免疫力會藉由淋巴細胞刺激試驗（LST）和白血球遷移測試（LMT）來進行評估（P <0.001），結果顯示 TF 治療能夠明顯提升免疫媒介免疫力。TF 治療期間與治療後的復發總數有明顯地下降，下降幅度從治療前的八百三十二降到治療後的八十九，而累積復發指數（RI）在同一時期從十三‧二下降至四‧一七（P<0.0001）。其中並無觀察到副作用。總結來看，眼部皰疹復發的患者可以受益於使用 HSV 特異性 TF 的治療。

120

勞倫斯（Lawrence HS.）、伯考斯基（Borkowsky W.）——**免疫傳輸因子：
現狀和未來前景**（Transfer factor current status and future prospects.），發表
於生物治療期刊（Biotherapy. 9（1-3）:1-5, 1996.）

我們已經發現使用直接白血球移動抑制試驗（LMI）的免疫傳輸因子
組成和功能的新線索可作為一種透析液白血球萃取物（DLE）的體外分析。
這種方法已經發現兩種對立的抗原特異性活性存在於同樣大於 3500、小於
12,000 的 DA 透析成分——一種具有誘導／Helper 功能（誘導因子）的活性。
這種對立的活性具有抑制功能（抑制因子）。當非免疫白血球種群培養出誘
導因子，他們就能夠對付特定的抗原和產生抑制遷移。這種反應的轉換為抗
原特異性和劑量依賴性。當免疫白血球種群培養出抑制因子，他們對特定抗
原的反應就會被阻擋，抑制遷移作用也會被阻止。

德懷爾（Dwyer JM.）——**免疫傳輸因子的分子生物學年齡：一項評論**
（Transfer factor in the age of molecular biology: a review.），發表於生物治療期刊
（Biotherapy. 9（1-3）:7-11, 1996.）

目前的數據顯示透過免疫傳輸因子分子的免疫特定信息轉移需要與已被
基因制定為抗原反應的細胞交互作用，但這樣的交互作用卻未接觸過抗原。
與免疫傳輸因子分子聯繫會使單純的受體在第一次接觸抗原時產生繼發性而
非主要的免疫反應。因此，每個抗原佞定簇（antigenic determinant）的免疫
傳輸因子分子都是必要的。由動物或人類所製造的免疫傳輸因子能夠跨越物
種屏障傳輸抗原特異性。即使是原始的物種也具有可以製造免疫傳輸因子的
細胞。因此，這種分子非常保守，而理論指出它們對於正常的免疫功能運作
是很重要的。建議的作用機制必須解釋以下事實：從高反應動物的細胞中取

得的免疫傳輸因子有能力去傳輸持發性超敏反應給低反應動物，反之則無法做到。免疫傳輸因子分子有可能與 T 細胞受體的 α 和（或）β 鏈可變區域進行交互作用，改變它們只在接觸抗原後才會進行的抗原親和性與親和力。

122

維薩（Viza D.）——**愛滋病和免疫傳輸因子：神秘性、確定性和現狀**（AIDS and transfer factor: myths, certainties and realities.），發表於生物治療期刊（Biotherapy. 9（1-3）:17-26, 1996.）

在二十世紀結束之際，生物學的勝利就如同十九世紀末的物理學一樣無爭論之餘，而這也是歸納思維的威力。無形中所有的疾病都看似被征服了，而 HIV 病毒，也就是愛滋病的起因卻完全呈現疫情出現後十年的樣子。然而，生物科學的勝利卻仍然無法成就。幾種疾病的人數，例如癌症，仍持續上升，而愛滋病的發病機制仍然難以捉摸的。在歸納科學的領域中，主流模式幾乎很少能夠被正面挑戰，尤其是當只有庫恩（Kuhn）所說的「科學革命」足以推翻不容侵犯的它時。因此，免疫傳輸因子的概念被認為是蔑視，且認為其存在是不可能的也就不足以為奇了：四十多年後引進的概念不僅其分子結構仍是未知的，以及免疫學和分子生物學的逆變向行動規則的假定模式。然而事實挑戰宗教，有關哲學或科學上既定的規則，他們就一定會給予壓制。因此，非正統研究的結果則會成為暫準命令（nisi），即有效之結果，除非將其撤銷，因為他們挑戰了主流模式。然而，當觀察與致命疾病有關時，他們對於規則名稱的壓制可能會成為犯罪。由於醫療科學在控制愛滋病疫情流行的失敗，免疫傳輸因子已成功被用於治療或預防病毒感染，也許現在可以更迅速克服先天的偏見和排斥。在科學中，生命一樣必然要面對死亡，而哥白尼的願景取代托勒密的思維。

彼薩（Pizza G.）、齊歐多（Chiodo F.）、柯朗傑立（Colangeli V.）、葛瑞提（Gritti F.）、萊斯（Raise E.）、弗登伯格（Fudenberg HH.）、達文西（De Vinci C.）、維薩（Viza D.）——**愛滋病運用 HIV：特異性免疫傳輸因子的初步觀察**（Preliminary observations using HIV-specific transfer factor in AIDS.），發表於生物治療期刊（Biotherapy. 9（1-3）:41-7, 1996.）

二十五位患有 HIV-1 感染的患者皆處於不同的階段（CDC 第 II 期、第 III 期和第 IV 期），並且從六十天到一千八百七十天使用口服 HIV-1 特異性免疫傳輸因子（TF）治療。所有患者會接受使用 TF 的抗病毒治療。其次的淋巴細胞，CD4 和 CD8 亞群的數量並沒有表現出統計上的顯著變化。二十五位患者中有十一位的淋巴細胞的數量增加了；而在二十五位患者中也有十一位減少了；二十五位患者中有十一位的 CD4 淋巴細胞和十八位的 CD8 ＋淋巴細胞也有同程度的增加。在二十五位患者中有二十位被發現有臨床症狀的改善或穩定的臨床病情，而其中則有五位患者出現惡化現象。十四位患者中有十二位為無反應患者，但在六十天內每天進行 TF 給藥就能緩解記憶抗原的遲發型超敏反應。這些初步觀察指出口頭 HIV 特異性 TF 給藥結合抗病毒藥物能產生優越的耐受性，並且似乎有利於愛滋病患者，因此需要進一步的調查。

124

萊斯（Raise E.）、格拉（Guerra L.）、維薩（Viza D.）、彼薩（Pizza G.）、達文西（De Vinci C.）、希亞頓（Schiattone ML.）、羅卡西歐（Rocaccio L.）、西科那尼（Cicognani M.）、葛瑞提（Gritti F.）——**免疫傳輸因子（TF）和齊多夫定（ZDV）治療 HIV-1 感染的病人的初步結果。**（Preliminary results in HIV-1-infected patients treated with transfer factor（TF）and zidovudine（ZDV）.），發表於生物治療期刊（Biotherapy. 9（1-3）:49-54, 1996.）

HIV-1 特異性免疫傳輸因子（TF）給藥與齊多夫定（ZDV）結合運用的

效果之於無症狀的持續性全身淋巴結腫瘤轉移，或愛滋病相關綜合症（ARC）的患者身上進行了評估。二十位患者被隨機分成只接收 ZDV（第一組）或接受 ZDV 與 HIV-1 特異性 TF（第二組）。HIV-1 特異性 TF 口服給藥以每天 2×10（7）的細胞等量來進行，並持續十五天，之後每星期一次並持續六個月。兩組之間於臨床演變、紅血球、血紅蛋白、淋巴細胞、CD20 子集、轉胺酶、β-2- 微球蛋白、P24 抗原上都沒有顯著地差異。第二組中的白血球、CD8 ＋淋巴細胞和 IL-2 水平也一起增加了，而第一組的 CD4 子集也有增加的現象。ZDV 和 TF 的結合治療是安全的，且耐受性良好。此外，對十位患者（八位無反應患者和兩位 ARC 患者）的 ZDV 治療進行血清細胞因子水平的調查，並與第二組中的五位使用 ZDV 和 HIV-1 特異性 TF 的結合治療的患者（三位無反應患者和兩位 ARC 患者）相互比較。外周血淋巴細胞、CD4、CD8 亞群、IL-2、p24 抗原、腫瘤壞死因子 α、IL-6、IL-2 可溶性淋巴細胞受體（SR）、CD4sR CD8sR 和 β-2- 微球蛋白則會在第三個月進行基準上的評估。兩組的 CD4 子集並無明顯地差異，而接受 ZDV 加上 TF 的第二組的 IL-2 則有增加的現象，並指出一種 Th1 細胞分泌模式的活化。

125

弗登伯格（Fudenberg HH.）──**透析的淋巴細胞萃取物（DLyE）之於小兒發病自閉症：一項試驗性研**究（Dialysable lymphocyte extract（DLyE）in infantile onset autism: a pilot study.），發表於生物治療源期刊（Source Biotherapy. 9（1-3）:143-7, 1996.）

挑出四十位小兒自閉症患者進行了研究。他們年齡的分佈從六歲到十五歲。二十二例經典小兒自閉症病例；而有十八位缺少一種或多種與小兒自閉症（偽自閉症）有關的臨床缺陷。二十二位經典小兒自閉症患者中，有二十一位患者會對免疫傳輸因子（TF）治療產生反應：在治療症狀嚴重程度得分平均值（SSSA）中至少獲得兩分；有十位患者正常回到學校生活，而其臨床特徵也是正常化。其餘十八位患者中，有四位會對 TF 產生反應，另一

些則對其他療法產生反應。終止 TF 治療後，自閉症組中有五位和三位僞自閉症組患者的病情惡化，不過他們並沒有惡化到低於標準水平之下。

126

De Vinci, C. Pizza, G. 寇佐克雷亞（Cuzzocrea D.）、梅尼（Menniti D.）、艾羅（Aiello, E.）、馬文（Maver, P.）、科拉多（Corrado, G.）、羅馬諾利（Romagnoli, P.）、卓葛尼（Dragoni, E.）、羅肯德（LoConte, G.）、瑞歐羅（Riolo, U.）、馬西（Masi, M.）、瑟文里尼（Severini, G.）、佛那羅拉（Fornarola V.）、維薩（Viza, D.）——**使用免疫傳輸因子用於治療女性復發性非細菌性膀胱炎（NBRC）的初步報告**（Use of transfer factor for the treatment of recurrent non-bacterial female cystitis（NBRC）: a preliminary report.），發表於生物治療期刊（Biotherapy. 9（1-3）:133-8, 1996.）

女性非細菌性復發性膀胱炎（NBRC）的常規治療結果令人相當沮喪。大多數患者表現出意想不到的高陰道念珠菌病發病率，而他們對於單純皰疹病毒（HSV）和念珠菌抗原的細胞媒介免疫力似乎有減少的現象，慢性皮膚黏膜念珠菌的持續性已經知道主要來自於一種對於念珠菌抗原的 CMI 選擇性缺陷。二十九位女性 NBRC 患者，她們以前使用抗生素和非甾體類抗炎療法卻失敗了，現在讓她們使用口服免疫傳輸因子（TF）治療。針對念珠菌和（或）HSV 的 TF 會在前兩週內進行雙週給藥，而接下來的六個月則改爲每星期給藥一次。在治療過程中並無觀察到副作用。在我們群組的整體觀察期間爲兩千四百七十九天之於三百五十三個膀胱炎發作紀錄，其累計復發指數（RI）爲四十三。治療期間和治療後的觀察期爲一萬三千九百二十天，其中有一百○八例復發，其累計 RI 爲二十三（P <0.0001）。因此，特異性 TF 似乎能夠控制 NBRC，並且減輕症狀。

127

魯臣可（Liubchenko TA.）、荷雷瓦（Holeva OH.）、可羅那（Kholodna LS.）、史米爾諾瓦（Smirnov VV.）、沃夏荷拉（Vershyhora AIu.）——**細菌抗原誘導的免疫傳輸因子生物活性**（The biological activity of the transfer factor induced by bacterial antigens），發表於〔烏克蘭〕微生物學雜誌（[Ukrainian] Mikrobiolohichnyi Zhurnal. 59（5）:83-100, 1997.）

現今對於免疫傳輸因子的聲明，把其稱為一種從白血球取得的免疫刺激劑，能增強抗炎免疫力，在審查報告中也有被發現這一點。免疫傳輸因子的基礎生物、物理和化學特性中，描述其運用於以下病症治療的可能作用機制和實驗性和臨床的使用方法：感染性真菌（念珠菌、球蟲）、侵入性（血吸蟲病、利甚曼病（leishmaniasis）、隱孢子蟲病）、病毒（水痘帶狀皰疹病毒、眼部皰疹、帶狀皰疹、單純皰疹病毒第一、二型、H帶狀皰疹病毒、H單純形角膜炎、生殖器皰疹、人皰疹病毒第六型、帶狀皰疹後神經炎、B型肝炎、愛滋病），以及細菌感染（麻瘋分枝桿菌、結核分枝桿菌、偶發分枝桿菌、沙門氏菌、豬鏈球菌霍亂、都柏林沙門氏菌、斐爾科沙門氏菌、細菌性敗血症、胸膜肺炎放線桿菌、布魯氏菌、金黃色葡萄球菌）。

128

辛可（Simko M.）、摩可蘭（Mokran V.）、紐拉西（Nyulassy S.）——**使用免疫傳輸因子的癲癇免疫調節治療**（Immunomodulatory therapy of epilepsy with transfer factor.），發表於布拉迪斯拉發醫療名冊（Bratislavske Lekarske Listy. 98（4）:234-7, 1997.）

為期三個月的免疫傳輸因子免疫療法的效果在十位使用過卡馬西平（carbamazepine）或撲米酮（Primidone）的癲癇患者身上進行研究。其中的八位患者完成研究，而我們從中發現在這八位患者身上的癲癇放電有顯著地減少。這項研究的結果證明將免疫調節治療加入難治性癲癇患者的治療中，能夠大幅改善某些患者的病程。

129

艾斯托拉達（Estrada-Parra S.）、那格拉（Nagaya A.）、瑟拉諾（Serrano E.）、羅德里奎茲（Rodriguez O.）、山塔馬尼亞（Santamaria V.）、翁達扎（Ondarza R.）、

夏維茲（Chavez R.）、克瑞亞（Correa B.）、蒙格斯（Monges A.）、卡貝札斯（Cabezas R.）、卡巴（Calva C.）——**埃斯特拉達 - 加西亞。免疫傳輸因子和無環鳥苷之於帶狀皰疹治療的比較研究**（Estrada-Garcia I. Comparative study of transfer factor and acyclovir in the treatment of herpes zoster.），發表於國際免疫藥理學雜誌（International Journal of Immunopharmacology. 20（10）:521-35, 1998.）

　　水痘皰疹病毒（VHV）的再活化潛伏於之前罹患過水痘的個體，並產生帶狀皰疹。在某些情況下會導致鎮痛藥難以抑止，並伴隨劇烈疼痛的帶狀皰疹後神經炎後遺症。曾經嘗試過許多不同的抗病毒藥物，但沒有取得令人滿意的結果。所有的抗病毒藥劑中，無環鳥苷（acyclovir）一直是最能減少帶狀皰疹疼痛的選項。然而無環鳥苷（acyclovir）仍無法算是與 α - 干擾素（IFN-α）同樣可靠的藥物。我們以前曾研究過使用免疫傳輸因子作為一種免疫系統的調節劑，特別關於它對治療帶狀皰疹的有效性。在這項工作中提出了臨床評價結果比較。TF 與無環鳥苷（acyclovir）的雙盲臨床試驗在二十八位患有急性期帶狀皰疹的患者中進行，這些患者會被隨機分配成兩個治療組。治療會持續七天的給藥，接著提交患者接下來十四天的日常臨床觀察。一項視覺類比量表（Visual Analogue Scale: VAS）會被實施，以記錄疼痛狀況，從而作為臨床參數評分結果。使用 TF 治療的組別被發現到一種更好的臨床病程，P 大於或等於 0.015。評估病人的免疫狀態的實驗室試驗可呈現初步治療前兩天與後十四天的結果。這些測試的結果顯示 IFN-γ 的水平增加、CD4 ＋細胞種群的增強，但並不包括在 TF 組的 T 玫瑰花結機率。然而，這些參數在接受無環鳥苷（acyclovir）的患者身上並沒有顯著地改變。雖然TF 治療的患者顯示其 CD4 ＋細胞數量會增加，但仍低於一般人的水平。TF 治療組的 IFN-γ 水平及 CD4 ＋細胞計數上升，而在無環鳥苷（acyclovir）組卻沒有的事實則是相當顯而易見的，並證實了 TF 的免疫反應特性。

130

　　尤許科娃（Iushkova TA.）、尤許科夫（Iushkov VV.）——**針對蜱傳腦炎病毒的免疫傳輸因子製劑（transflavin）的免疫調節活性**（The immunomodulating activity of a transfer-factor preparation transflavin, specific to tick-borne encephalitis virus.），發表於〔俄羅斯〕微生物學，流行病學和免疫生物學期刊（[Russian] Zhurnal Mikrobiologii, Epidemiologii i Immunobiologii.（2）:83-5, 1998）

Transflavin 是一種針對蜱傳腦炎病毒的免疫傳輸因子製劑，實驗上證明具有免疫調節作用。在劑量爲 1D（1D 等於 5×10（8）的淋巴細胞）中觀察到該製劑的免疫調節作用，能夠使中性粒細胞和巨噬細胞的吞噬能力提升、增加 T- 淋巴細胞、玫瑰花結形成、形成細胞的抗原數量，提升 T 細胞增殖，B- 細胞的有絲分裂原也會有些許的提升，並恢復淋巴細胞受體的 T- 依賴性、抑制胰蛋白酶。0、1、10D 的 Transflavin 則會抑制初次免疫反應。研究中對於 Transflavin 免疫調節作用的可能機制進行了討論。

131

可戴羅（Cordero Miranda MA.）、佛洛瑞斯（Flores Sandoval G.）、奧瑞亞（Orea Solano M.）、艾斯托拉達（Estrada-Parra S.）、瑟拉諾（Serrano Miranda E.）——**使用環孢菌素 A 和免疫傳輸因子於嚴重異位性皮膚炎治療的安全性和有效性**（Safety and efficacy of treatment for severe atopic dermatitis with cyclosporin A and transfer factor.），發表於〔西班牙〕墨西哥過敏雜誌（[Spanish] Revista Alergia Mexico. 46（2）:49-57, 1999.）

異位性皮膚炎是一種慢性皮膚疾病，會出現於個人或家族有過敏性哮喘和鼻炎病史的患者身上。它與基因組的特異性活化有關。在大多數情況下，常規治療的效果就已經足夠了。在有些情況下，雖然常被視爲難治性疾病，但事實上卻並非如此。兩個治療方案的研究，免疫傳輸因子和（TF）和環孢素 A（CYA），闡述了關於這種類型的患者。

材料與方法： 於一九九七年九月到一九九八年六月之間，對嚴重難治性 AD 患者進行了研究，並且使其能夠接受「ISSSTE，阿道夫·洛佩茲馬特奧斯（Adolfo Lopez Mateos），ISSSTE Lic.」的過敏性治療服務。他們被隨機性分爲兩組。第一組進行每天每公斤四毫克劑量的環孢素 A 給予，並每個月、每週兩次去監測腎、肝功能和血壓的狀況。第二組則使用 TF 治療，如下：

前一週，每三天給予一個單位，接下來的三個禮拜中每週給予兩個單位，然後給滿一個月的單位劑量並持續整整六週。之後一開始和最後的臨床和免疫性測試會對這兩組進行（嗜酸性粒細胞，整體 IgE，CD4 和 CD8）。

　　結果：A 組的六位患者和 B 組的十二位患者。兩組在整體嗜酸性粒細胞數量中顯示出一種明顯地統計上的數量減少，而它們之間並無統計上的差異。整體的 IgE 並沒有變化。環孢素 A 減少了 CD4 的水平，而 TF 增加了 CD8 細胞的水平，兩者都在 $p < 0.05$。兩組的臨床改善狀況顯示有統計上明顯成效，但兩組皆處於 $p > 0.05$。這種治療的耐受性是足夠的，且在任何情況下，並不需要暫停治療。唯獨只有三位患者使用環孢素 A 會出現多毛症的症狀，而還有一位有頭痛的症狀。結論：兩項療法顯示能對於嚴重的難治性 AD 患者治療帶來類似免疫改善的治療效益。目前這兩種藥物的作用機制皆不同，所以它們的共同運用可對於患者帶來臨床上的效益（協同作用），並且降低成本，減少長期治療的不利影響。

132

　　柯克派翠克（Kirkpatrick CH）——**免疫傳輸因子：識別免疫傳輸因子分子鐘的保留序列**（Transfer factors: identification of conserved sequences in transfer factor molecules.），發表於分子醫學期刊（Molecular Medicine. 6（4）:332-41, 2000.）

　　背景：免疫傳輸因子是具有將免疫捐贈者身上表現細胞媒介免疫力的能力「傳輸」到非免疫受體身上的小分子蛋白。我們開發了一種純化具有明顯同質性的特異性免疫傳輸因子的過程。這使我們能夠從含有幾種免疫傳輸因子的混合物單獨分離出各種免疫傳輸因子，並展現免疫傳輸因子的抗原特異性。免疫傳輸因子已被證明能有效改正患有機會性感染患者，例如，如念珠菌病或復發性單純皰疹的缺陷細胞免疫力，並可針對急性白血病患給予水痘帶狀皰疹病毒的預防性免疫力。

　　材料與方法：牛和鼠源的免疫傳輸因子會透過親和層析法（affinity chromatography）和高效液相色譜法（high performance liquid chromatography）進行純化。溴化氰消化會被進行測序。一種明顯保留序列的性質之於免疫傳輸

因子受體的遲發性超敏反應表現會被進行評估。

　　結果：一種新型胺基酸序列，LLYAQDL／VEDN，在七個免疫傳輸因子製劑中被識別出來。這些肽無法傳輸遲發行超敏反應給受體，這表示它們仍無法表現原生免疫傳輸因子的特異性或免疫特性。然而，原生免疫傳輸因子的受體服用肽會阻礙遲發性超敏反應的表現。這些肽並不具有免疫抑制作用。結論：這些發現指出這些肽可能代表結合「靶細胞」的部分免疫傳輸因子。而這些細胞的識別將有助於確認免疫傳輸因子的作用機制。

133

　　瓦採克（Vacek A.）、荷佛（Hofer M.）、巴耐特（Barnet K.）、切赫（Cech K.）、佩卡雷克（Pekarek J.）、史耐德諾瓦（Schneiderova H.）——**透析白血球萃取物（DLE）對於電離輻射抑制小鼠恢復造血和體外造血細胞增殖的正面影響**（Positive effects of dialyzable leukocyte extract（DLE）on recovery of mouse haemopoiesis suppressed by ionizing radiation and on proliferation of haemopoietic progenitor cells in vitro.），發表於國際免疫藥理學雜誌（International Journal of Immunopharmacology. 22（8）:623-34, 2000.）

　　透析白血球萃取物（DLE）（捷克共和國製的 Immodin SEVAC）顯示能增強體內骨髓中的造血幹細胞群（CFUs）和粒細胞巨噬細胞的造血細胞群（GM-CFC）的恢復，也能增加暴露於亞致死劑量 γ 射線的小鼠外周血中的白血球和血小板數目，隨後從致死輻射劑量中存活下來的小鼠數目也會增加。在體外進行的實驗中，使用 DLE 的小鼠血清或其 DLE 會被添加到造血刺激細胞激素不足但未損傷的小鼠骨髓細胞培養之中，也就是要重組小鼠白細胞介素 -3（rmIL3）或重組小鼠粒細胞巨噬細胞集落刺激因子（rmGM CSF）；在這些培養之中，使用 DLE 的小鼠血清和其 DLE 都會增加 GM-CFC 集群數量。在體外獲得的結果為基礎來看，可以假設所描述的 DLE 共同刺激活性（COSA）或許在體內條件下也能發揮作用；電離輻射抑制的造血恢復增強或許是因為 DLE 的刺激效應與照射組織內源性細胞激素作用的共同運作所致。

134

奧赫達（Ojeda MO.）、費南德茲（Fernandez-Ortega C.）、落杉茲（Rosainz MJ.）——**透析白血球萃取物抑制未受刺激的 MT-4 細胞中的 HIV-1 基因表現的重要轉錄因子活性**（Dialyzable leukocyte extract suppresses the activity of essential transcription factors for HIV-1 gene expression in unstimulated MT-4 cells.），發表於生物化學與生物物理研究通訊（Biochemical & Biophysical Research Communications. 273（3）:1099-103, 2000 Jul 14.）

人類免疫缺陷病毒第一型（HIV-1）會抑制與病毒基因表現控制有關的長末端重複序列（LTR）調節區域。我們之前表明透析白血球萃取物（DLE）是一種從免疫白血球中取得的製劑，能夠抑制 MT-4 細胞培養中的 HIV-1 複製。在這裡我們檢查了 DLE 在 NF-κB 和 Sp1 轉錄因子的活化上的影響。NF-κB 活性會在七天使用 2.5 U / ml 的 DLE 治療之後完全被抑制下來，並伴隨 Sp1 複合物數量的大幅減少。這些發現與先前報告中所描述的針對 HIV-1 複製的最大抑制作用有關。在 MT-4 細胞中 IκBalpha 和 NF-κBp65（RelA）的基因表現並不受 DLE 控制。雖然目前對於 HIV-1 感染中 DLE 生物活性的確切分子機制仍不清楚，但本報告提供的數據表明一種對於 HIV-1 基因表現的 DLE 潛在的負調控效應。版權所有二○○○年，學術出版社（Academic Press）。

索沙（Sosa M.）、佛洛瑞斯（Flores G.）、艾斯托拉達（Estrada S.）、奧瑞亞（Orea M.）、高梅茲（Gomez Vera J.）——**沙利度胺和免疫傳輸因子對於嚴重異位性皮膚炎的比較治療**（Comparative treatment between thalidomide and transfer factor in severe atopic dermatitis.），發表於〔西班牙〕墨西哥過敏雜誌（[Spanish] Revista Alergia Mexico. 48（2）:56-64, 2001.）

異位性皮膚炎是一種慢性炎症性的皮膚疾病。它存在一種因子基因、環保性、和有益病情的嚴重度和發展的心理性的相互複合物。顯著地免疫異常能夠說明共同抗原的 IgE 特異性抗體增加、嗜鹼性粒細胞、肥大細胞、外來

和原生的嗜酸性粒細胞的免疫介質解放增加，除了擴大伴隨細胞激素（IL-4、IL-5、IL-13）與 GM-C5F 解放的 Th1/Th2 的雙向活動，還會藉由 Th1 細胞減少 IFN-γ。梁博士（Leung DY.）提出的一項基於異位性皮膚炎的免疫病理學的學論，對於診斷和處理的免疫病理臨床性是相當重要的。相同複雜度的病症處理的多種方案是存在的。

目的：比較沙利度胺和免疫傳輸因子在嚴重異位性皮膚炎上的安全性和臨床療效。

材料與方法：研究被「Hanifin & Rajka criteria」診斷爲嚴重異位性皮膚炎的患者，並讓他們接受地區醫院的過敏與免疫臨床醫療服務。此醫院爲阿道夫·洛佩茲馬特奧斯（Adolfo Lopez Mateos）公立醫院。他們之中包括十九位患者（十二位女性患者、七位男性患者，平均年齡在二十六歲到三十四歲之間）。他們會被分別分配成兩組。第一組的五位患者會在六個月內給予一天兩百毫克的沙利度胺（thalidomide）。第二組則會在六個月內服用一共十五個單位的免疫傳輸因子。實驗室研究的鑑定被要求進行免疫和代謝的預先處理。

結果：A 組使用沙利度胺的五位患者和 B 組使用 TF 的患者中，兩邊在傷害的擴展度都呈現統計上的明顯減少，還有一位患者被觀察到其症狀的強度有更大幅度的削減，他們之間的整體異位性皮膚炎嚴重度（SCORAD）也有明顯地差異（分別爲 $P < 0.001$，$P < 0.001$）。沒有任何使用兩種藥的免疫和次要代謝變化被提出，也沒有中止治療的必要。在研究期間，患者的過敏性鼻炎和哮喘也獲得控制。

討論：在異位性皮膚炎中，其多種致病因素的次要臨床複雜性、使用於目前研究的處理變更則是一種安全上與效應上的選項，我也從中觀察到更好的臨床現象。

136

佛朗哥（Franco-Molina MA.）、門多薩（Mendoza-Gamboa E.）、卡司提歐（Castillo-Leon L.）、塔梅茲（Tamez-Guerra RS.）、羅德里奎茲（Rodriguez-Padilla

C.）——**牛透析白血球萃取物可以保護免於 LPS 誘發的小鼠內毒素休克**（Bovine dialyzable leukocyte extract protects against LPS-induced, murine endotoxic shock.），發表於國際免疫藥理學期刊（International Immunopharmacology. 4（13）:1577-86, 2004.）

內毒素性休克的病理生理機制，其特徵在於多種促炎性基因及其引發炎症過程產物的活化。內毒素休克是一種死亡率高的嚴重疾病。牛透析白血球萃取物（bDLE）是指均質化牛脾臟中取得的血液或淋巴組織中，其均質化白血球所釋放出來的低分子量物質中所具有的不均勻混合物透析液。bDLE 對於許多疾病都具有臨床上的效益。為了確定 bDLE 是否能改善 LPS 誘發的小鼠內毒素休克的存活率並調節促炎性細胞激素基因的作用，BALB／C 小鼠會在進行 LPS（17 毫克／公斤）的預先處理後使用 bDLE（1 U）進行治療。bDLE 改善了存活率（百分之九十），並抑制 IL-10 和 IL-6，降低 IL-1β、TNF-α、IL-12p40 的 mRNA 的表現；也減少 LPS 誘發小鼠內毒素休克中 IL-10（P <0.01）、TNF-α（P <0.01）、IL-6（P <0.01）的產生。我們的結果指出 bDLE 能夠改善 LPS 誘發小鼠內毒素休克的存活率，並調節促炎性細胞激素基因的表現，這表示 bDLE 對於促炎性細胞激素基因表現失衡有關的炎症性疾病（例如內毒素休克、風濕性關節炎等疾病）來說是一種有效的治療劑。

137

法伯瑞（Fabre RA.）、培瑞茲（Perez TM.）、阿格拉（Aguilar LD.）、蘭赫爾（Rangel MJ.）、埃斯特拉達（Estrada-Garcia I.）、賀南德茲（Hernandez-Pando R.）、艾斯托拉達（Estrada Parra S.）——**免疫傳輸因子作為實驗性肺結核化療的免疫治療和補充**（Transfer factors as immunotherapy and supplement of chemotherapy in experimental pulmonary tuberculosis.），發表於臨床與實驗免疫學期刊（Clinical & Experimental Immunology. 136（2）:215-23, 2004.）

物流，合規性及耐藥性的問題指向一種免疫治療策略，能夠縮短目前用於治療結核病的六個月抗生素療法。一個潛在的免疫治療劑就是免疫傳輸因子。免疫傳輸因子（TF）是來自免疫細胞的低分子量透析產物，這種免疫細

胞能夠將敏化捐贈者的遲發性超敏反應（DTH）表現能力傳輸到非免疫的受體中。在這項研究中，我們確定了 TF 作為實驗性結核病免疫治療的效果。當 BALB / c 小鼠經由氣管被結核分枝桿菌感染時，會出現一個 Th-1 型細胞激素加上瘤壞死因子 - α（TNFα）和誘發型一氧化氮合酶（iNOS）主導的初始階段，之後則為進入漸進性疾病的階段，其特徵在於增加 IL-4 的表現，並減弱 TNFα 和 iNOS 的表現，以及低程度的 DTH。在此疾病漸進階段後期（60 天）的動物會在該動物的免疫保護到達高峰時（第二十一天），使用從脾細胞取得的不同劑量 TF 來治療（每週注射一次），或是使用來自 PPD ＋健康受試者外周血白血球取得的不同劑量 TF。我們在這裡展現使用小鼠或人類 TF 的治療能夠恢復 Th1 細胞激素的表現、導致抑制細菌增殖的 TNFα 和 iNOS、以及顯著地增加 DTH 和存活率。這種有益的作用是具有劑量依賴性的。有趣的是，小鼠 TF 結合常規化療具有的協同作用所產生的肺部細菌負荷消除會比單獨使用化療還要更加快速。

138

歐羅茲可（Orozco TT.）、索拉諾（Solano MO.）、山德沃（Sandoval GF.）、維拉（Vera JG.）、帕拉（Parra SE.）——**特應性皮炎患者的炎症介質提供轉移因子治療**（Inflammatory mediators in patients with atopic dermatitis after treatment with transfer factor.），發表於〔西班牙文〕墨西哥過敏雜誌（[Spanish] Revista Alergia Mexico. 51（4）:151-4, 2004.）

背景：異位性皮膚炎是一種皮膚炎症性疾病，這和高水平的 IgE 抗體、嗜酸性粒細胞和 T 淋巴細胞的變化有關。

目的：為了確定免疫傳輸因子用於中度異位性皮膚炎治療能夠降低外周血中炎性細胞的數量。

材料與方法：我們選擇了二十位被診斷為中度異位性皮膚炎的患者。患者的年齡範圍在五到四十五歲之間。病人會被分為三組：A 組包括使用免疫傳輸因子治療異位性皮膚炎的患者：五天注射一個單位、兩個禮拜注射兩個單位、一個禮拜注射一個單位、每十五天注射一個單位和一個月注射一個單

位。B 組包括十位接受異位性皮膚炎常規治療的患者（每天施打十毫克的羥滷），而 C 組則為健康對照組。所有患者都會接受 IgE、外周血嗜酸性粒細胞的基本與最終測定，並透過流式細胞（flow cytometry）術來使淋巴細胞密度過低。研究週期為十個禮拜。

結果：IgE 水平會低於基礎值。A 組患者中，治療後中性粒細胞和白血球會有所增加；然而，這並不會太顯著（P=0.46）。嗜酸性粒細胞會明顯減少（P = 0.01）。在比較過 A 組和 C 組後，其 p 值為 0.035。

結論：異位性皮膚癌患者中，經過十禮拜的免疫傳輸因子治療後，IgE 和外圍嗜酸性粒細胞的水平都會降低。

139

費南德茲（Fernandez-Ortega C.）、杜貝德（Dubed M.）、拉莫斯（Ramos Y.）、納維亞（Navea L.）、艾瓦瑞茲（Alvarez G.）、洛百納（Lobaina L.）、羅培茲（Lopez L.）、卡西拉斯（Casillas D.）、羅德里奎茲（Rodriguez L.）——**非誘導性白細胞提取物減少 HIV 複製和 TNF 分計**（Non-induced leukocyte extract reduces HIV replication and TNF secretion.），發表於生物化學與生物物理研究通訊期刊（Biochemical & Biophysical Research Communications. 325（3）:1075-81, 2004.）

根據聯合國愛滋防治計畫（UNAIDS），世界上感染 HIV 病毒或愛滋病的人數已經增加至四千萬人了。我們團隊所取得的透析白血球萃取物是一種低分子量的透析材料，這是來自於過去曾體外誘發過仙台病毒（DLE -ind）的人類外圍白血球，而最近則是來自於非誘發性白血球（DLE n/i）。過去的結果顯示 DLE-ind 在 MT4 細胞中具有抑制 HIV 病毒體外複製的能力；還能降低 TNF α 分泌、延緩 HIV 病毒感染的早期階段的愛滋病體內發展。在這項工作中，我們提出以下證據：DLE n/i 也能抑制愛滋病毒在體外複製，並降低人體血液中的 TNF α 分泌，就如同從誘發性白血球中取得的 DLE 一樣。綜合這些結果顯示，HIV 病毒的體外抑制和 TNF 生產調節的 DLE 屬性都不是取決於白血球的仙台病毒體外誘發性。

佛洛瑞斯（Flores Sandoval G.）、維拉（Vera J.）、奧瑞亞（Orea Solano M.）、羅培茲（Lopez Tiro J.）、瑟拉諾（Serrano E.）、羅德里奎茲（Rodriguez A.）、艾斯托拉達（Estrada Parra S.）、希門尼斯（Jimenez Saab N.）──**免疫傳輸因子於中度─重度異位性皮膚炎治療中作為一種特異性免疫調節劑**（Transfer factor as specific immunomodulator in the treatment of moderate-severe atopic dermatitis.），發表於〔西班牙文〕墨西哥過敏雜誌（[Spanish] Revista Alergia Mexico. 52（6）:215-20, 2005.）

背景：異位性皮膚炎是一種皮膚炎症性疾病，這和高水平的 IgE 抗體、嗜酸性粒細胞和 T 淋巴細胞的變化有關。免疫傳輸因子是一種免疫調節活性的物質，能夠減少炎症細胞的數量和異位性皮膚炎的症狀嚴重程度。

目的：爲了確定免疫傳輸因子對於中度——重度異位性皮膚炎的療效。

材料與方法：關於免疫傳輸因子治療異位性皮膚炎的文章於醫學文獻資料庫（Medline）和醫學文摘（EMBASE）中被提出，還有參考一項那些在異位性皮膚炎嚴重度（SCORAD）符合中度和重度異位性皮膚炎的患者所進行的對照研究。

結論：我們發現有七篇文章關於一百二十一位患者和八十八位對照者的 SCORAD 指數的症狀展示有顯著地減少，使用免疫傳輸因子治療患者的 IgE 和嗜酸性粒細胞也會有所減少。結論：免疫傳輸因子是治療中度和重度異位性皮膚炎的選項之一。

法蘭可（Franco-Molina MA.）、門多薩（Mendoza-Gamboa E.）、卡斯提歐（Castillo-Leon L.）、塔梅茲（Tamez-Guerra RS.）、羅德里奎茲（Rodriguez-Padilla C.）──**牛透析白血球萃取物調節脂多醣刺激的小鼠腹腔巨噬細胞中的一氧化氮和體外促炎性細胞激素生產**（Bovine dialyzable leukocyte extract modulates the nitric oxide and pro-inflammatory cytokine production in lipopolysaccharide-stimulated murine peritoneal macrophages in vitro.），發表於藥用食品期刊（Journal of Medicinal

Food. 8（1）:20-6, 2005.）

脂多醣（LPS）會在感染後從革蘭陰性菌釋放出來，並且啟動一種巨大反應，而導致一種名為敗血症的病理生理現象串聯。單核細胞或巨噬細胞產生許多介質，這些介質可在敗血症患者身上被發現。針對這些介質，尤其是腫瘤壞死因子（TNF-α）和一氧化氮（NO）一直以來都是為了要降低敗血症的平均死亡率。牛透析白血球萃取物（bDLE）是一種從血液或淋巴組織的解體白血球中釋放的低分子量異質混合物的透析液。在這項研究中，為了要確定 bDLE 是否能調節 NO 和促炎性細胞激素生產，小鼠腹腔巨噬細胞會在 LPS（20 mg/mL）刺激之前，用 bDLE（0.05 或 0.5 U/ mL）來進行治療，而且 LPS 刺激的小鼠腹腔巨噬細胞也會用 bDLE（0.05 或 0.5 U/ mL）於○、四、八、十二和二十四個小時等時間點來進行治療。bDLE 會顯著地降低 NO 的產量，也會減少 TNF-α 和白血球介質（IL）-6，但是會增加 LPS 刺激的小鼠腹腔巨噬細胞中 IL-10 的產量。我們的結果表示 bDLE 在透過 IL-10 調節 TNF-α、IL-6 和 NO 產量上具有重要的作用，而且這或許能在臨床內毒素性休克中給予治療的潛力。

142

皮內達（Pineda B.）、艾斯托拉達（Estrada-Parra S.）、佩特拉札（Pedraza-Medina B.）、羅德里奎茲（Rodriguez-Ropon A.）、培瑞茲（Perez R.）、阿瑞塔（Arrieta O.）——**間質性免疫傳輸因子作為實驗性膠質瘤的輔助免疫治療**（Interstitial transfer factor as adjuvant immunotherapy for experimental glioma.），發表於實驗和臨床癌症研究雜誌（Journal of Experimental & Clinical Cancer Research. 24（4）:575-83, 2005.）

多形性成膠質細胞瘤（GBM）是最常見的人類的中樞神經系統腫瘤。不幸的是，其預後狀況會比較差，且因為缺乏有效的療法，所以免疫療法只是一種潛在性治療。免疫傳輸因子（TF）是一種從免疫細胞萃取而來的低分子量的透析產物，而那些免疫細胞能夠把敏化捐贈者身上表現遲發型超敏反應和細胞媒介免疫力的能力傳輸到非免疫的受體中。在這項研究中，我們確定

了 TF 作爲治療實驗性膠質母細胞瘤的免疫治療效益。我們使用了從免疫豬隻身上取得的 TF。我們評估了不同劑量的腫瘤內 TF（4×10（6）的產物、8×10（5）和 1.6×10（5）的細胞）最佳的 TF 劑量（4×10（6）的細胞產物）在 C6 膠質瘤大鼠實驗性治療也能結合卡莫司汀（carmustine）使用。外周血 T 淋巴細胞數量（CD2 +、CD4 +、CD8 + 和 NK）的矯正也會透過流式細胞儀來進行評估。腫瘤的細胞激素表現會透過 RT-PCR 來進行評估，而細胞凋亡則也會藉由 sub G0 方法來進行評估。腫瘤內 TF 會顯著地降低腫瘤的大小，並增加了 CD2 +、CD4 +、CD8 + 和 NK 細胞的數量，它也會增加腫瘤細胞凋亡的百分比和表現 Th1 細胞激素腫瘤組織百分比。當 TF 與化療結合運用時，我們觀察到一種附加的抗腫瘤效果。

143

奧赫達（Ojeda MO.）、范特德維爾（van't Veer C.）、費南德茲 Ortega CB.）、阿拉納（Arana Rosainz Mde J.）、博曼（Buurman WA.）——**透析白血球萃取物會差異性調節 TNF- α、IL-6 和 IL-8 在菌體成分活化的白血球和內皮細胞中的產量**（Dialyzable leukocyte extract differentially regulates the production of TNFalpha, IL-6, and IL-8 in bacterial component-activated leukocytes and endothelial cells.），發表於炎症研究期刊（Inflammation Research. 54（2）:74-81, 2005.）

目的：探討（1） 透析白血球萃取物（DLE）是否能調節白血球中的炎性細胞激素產量，而這些白血球都是被細菌的細胞壁成分，脂多醣（LPS）、肽聚醣（PGN）所活化過的；（2） LPS 刺激內皮細胞的 DLE 效果；（3）炎症介質的 DLE 調節作用是否會與類 Toll 受體（TLRs）、NF-κB 和 cAMP 信號通路有關。

方法：在 DLE 存在的情形下，白血球會因爲 LPS、LTA 和 PGN 而被刺激。內皮細胞則會使用 LPS 來給予刺激，並使用 DLE 來進行治療。腫瘤壞死因子 -α（TNF-α）、白血球介素 -6（IL-6），以及培養上清液中的 IL-8 水平都會透過酶聯免疫吸附測定（ELISA）去進行評估。類 Toll 受體 2（TLR2）和 4（TLR4）、NF-κB 活性和 cAMP 水平的表現都會個別透過流式細胞（flow cytometry）術、凝膠電泳遷移分析（EMSA）和酶免疫測定（EIA）去進行評估。

結果：被細胞壁成分刺激的白血球中加入 DLE 會抑制 TNF-α 的產量。然而，DLE 誘發的 IL-8 會在單核細胞中釋放出來，並藉由活化的單核細胞和內皮細胞來增強 IL-6 和 IL-8 的產量。此外，DLE 還會誘發 TLR2 和 TLR4 的表現，並增加 cAMP 的水平，而 NF-κB 活動則會被抑制下來。

結論：目前的數據指出 TNF-α、IL-6、IL-8 細胞激素製造的 DLE 所造成的差異性調節與 TLR2 和 TLR4 表現，以及 NF-κB 和 cAMP 活動有關。我們提出一個假定的機制能在活化的白血球和內皮細胞中產生 DLE 的生物效應。

144

阿米德斯（Armides Franco-Molina M.）、門多薩（Mendoza-Gamboa E.）、卡斯提歐（Castillo-Tello P.）、塔梅茲（Tamez-Guerra RS.）、比亞雷爾（Villarreal-Trevino L.）、提荷利納（Tijerina-Menchaca R.）、卡斯提歐（Castillo-Leon L.）、薩帕塔（Zapata-Benavides P.）、羅德里奎茲（Rodriguez-Padilla C.）——**牛透析白血球萃取物的體外抗菌活性**（In vitro antibacterial activity of bovine dialyzable leukocyte extract.），發表於免疫藥理學和免疫毒性期刊（Immunopharmacology & Immunotoxicology. 28（3）:471-83, 2006.）

許多感染病原微生物已經成為現代醫藥快速發展的阻力了，並且促使科學家尋找新的抗菌化合物來源。一個潛在的選擇，牛透析白血球萃取物（透析 10～12 kDa 截留）及其成份（3.5 kDa 截留的「S」和「L」，和分子排阻色譜法的 I、II、III、IV）都會去使用標準的抗微生物檢測去評估它們對於致病細菌株（金黃色葡萄球菌、化膿性鏈球菌、李斯特菌（Listeria monocytogenes）、大腸埃希氏菌、銅綠假單胞菌和傷寒沙門氏菌）的抗菌活性。牛透析白血球萃取物（bDLE）的最低抑菌濃度（MIC）及其成份則會透過瓊脂和養基稀釋法來測定。只有 bDLE 和它的「S」成份能對於所有評估過的細菌（MIC 範圍從 0.29 到 0.62 U / ml 的）產生效應，而其殺菌和抑菌作用（使用 MTT 法檢測來進行評估）則取決於細菌物種來決定。這些結果顯示出

bDLE 對於幾種致病菌具有一種優越的體外抗菌性。

145

許（Xu YP.）、鄒（Zou WM.）、詹（Zhan XJ.）、陽（Yang SH.）、謝（Xie DZ.）、彭（Peng SL.）——**抗 HBV 蛋黃萃取的免疫活性製備與測定**（Preparation and determination of immunological activities of anti-HBV egg yolk extraction.），發表於細胞與分子免疫學期刊（Cellular & Molecular Immunology. 3（1）:67-71, 2006.）

為了要準備一個用來治療 B 型肝炎的有效免疫製劑，母雞會接種 B 型肝炎疫苗，然後通過透析的方法從蛋黃中萃取出抗 HBV 蛋黃萃取物（anti-HBV EYE）。其化學特性可藉由紫外光譜（ultraviolet spectrum）、高效液相色譜儀（HPLC）、洛瑞分析（Lowry analysis）和藥理相關方法（pharmacopocia-raleted methods）來判定。特定的免疫活性則能透過體外白血球粘附抑制（LAI）和體內遲發型超敏反應（DTH）來進行檢查。Anti-HBV EYE 是一個小型透析物質，其分子量小於 12 kDa，並含有十八種胺基酸。這種製劑能明顯抑制 LAI 和 DTH，這種製劑類似於從豬脾取得的 B 肝病毒特異性免疫傳輸因子。然而，在非特異性免疫傳輸因子（NTF）組、蛋黃萃取物（CEYE）對照組和 A 型肝炎病毒（HAV）組中卻沒有發現有相同的效果。結果指出 anti-HBV EYE 含有 B 型肝癌特異性免疫傳輸因子（STF），並具有類似於 PSHBV-TF 的抗原特異性細胞免疫活性。STF 是從特異性抗原免疫的母雞孵蛋中的蛋黃所取得的，這可能會是 B 型肝炎預防和治療的免疫調節中一種潛在的使用選擇。

146

法蘭可（Franco-Molina MA.）、門多薩（Mendoza-Gamboa E.）、米蘭達（Miranda-Hernandez D.）、薩帕達（Zapata-Benavides P.）、卡司提歐（Castillo-Leon L.）、伊沙札（Isaza-Brando C.）、塔梅茲（Tamez-Guerra RS.）、羅德里奎茲（Rodriguez-Padilla C.）——**癌細胞中牛透析白血球萃取物（bDLE）的體外作用**（In vitro effects of bovine dialyzable leukocyte extract（bDLE）in cancer cells.），發表於細胞療法期刊（Cytotherapy. 8（4）:408-14, 2006.）

背景：牛透析白血球萃取物（bDLE）是指均質化牛脾臟中取得的血液或淋巴組織中，其均質化白血球所釋放出來的低分子量物質中所具有的不均勻混合物透析液。這項研究的目的是為了要確定 bDLE 是否具有細胞毒性作用並能調節乳癌細胞的凋亡基因表現。

方法：MCF-7、MDA-MB-453、BT-474、A-427，CALU-1、U937、L5178Y 癌細胞系和人體的外周血單個核細胞（PBMC）會使用 bDLE（0-0.66 U ／毫升）進行七十二小時的治療。bDLE 對於細胞生長增殖的效果會使用 MTT 法來檢測；其 MCF-7 會用溴化乙菲錠／學啶橙染色來進行評估；整體的 DNA 會去評估其 DNA 片段（DNA fragmentation），而整體的 RNA 則會因為 p53、bag-1、c-myc、bim、bax、bcl-2 和不良的 mRNA 表現而被分離。

結果：此 bDLE 具有劑量依存的細胞毒性作用，並在 0.06 單位／毫升的劑量（P <0.05）出現 IC50（半抑制濃度）的現象。此 bDLE 並不會影響正常人的外周血單個核細胞的生存能力。在 MCF-7 乳癌細胞中，此 bDLE 使用於 0.06 和 0.13 U／ml 時就能誘發 DNA 片段。此 bDLE 會誘發細胞毒性作用，並抑制會影響在 MCF-7 乳癌細胞凋亡的 p53、bag-1、c-myc、bim、bax、bcl-2 和不良的 mRNA 表現。並沒有檢測到 Bim mRNA 的表現。

討論：這可能會開啟對於人類乳癌的治療前景。

147

阿布巴卡（Abubakar, I.）、阿利由（Aliyu, S H.）、阿魯穆加姆（Arumugam, C.）、杭特（Hunter, P R.）、尤斯曼（Usman, N K.）——**免疫功能低下患者對於隱孢子蟲病的預防和治療**（Prevention and treatment of cryptosporidiosis in immunocompromised patients.），發表於科克倫系統評價數據庫（Cochrane Database of Systematic Reviews.（1）:CD004932, 2007.）

背景：隱孢子蟲病會導致持續一到兩個星期左右的腹瀉，有時候會因為免疫活性而延長到兩個半月，並在免疫功能低下的個體身上會發展成更嚴重

且危及生命的疾病。隱孢子蟲是引發腸胃炎的常見原因之一。隱孢子蟲病也常見於愛滋病毒感染者身上。

目的：在評估對於免疫力低下的個體之間的隱孢子蟲病治療和預防的干預療效。

搜索策略：以數據庫中至二〇〇五年八月爲止的隨機對照試驗：科克倫對照試驗註冊中心、醫學文獻資料庫（Medline）、愛滋病文獻資料庫（AIDSLINE）、醫學文摘（EMBASE）、護理學資料庫（CINAHL）、國外期刊目次（Current Contents）、全球地理文獻資料庫（Geobase）和環境科學與污染管理資料庫（Environmental Sciences and Pollution Management）。

選擇標準：相對使用免疫功能低下者的隱孢子蟲病預防或治療的任何干預手段之隨機對照試驗都包括在內。治療研究成果基準包括腹瀉和卵囊廓清率。

數據蒐集和分析：兩位審查員會各自評估試驗的隨機程度、盲法（blinding）、戒斷度（withdrawals）和分組隱匿的充分性。每個干預手段的相對風險會採用隨機效應模式來計測。

主要結果：七項試驗、涉及一百六十九位患者都包括在內。總共有一百三十位愛滋病患者參加了五個研究，且存在顯著地異質性證據。沒有證據顯示硝唑尼特（nitazoxanide）（RR =0.83（95％ CI 爲 0.36-1.94））和巴龍黴素（paramomycin）（RR =0.74（95％ CI 爲 0.42-1.31））與安慰劑相比之下，能夠減少腹瀉的持續時間或頻度。與相對風險在 0.52（95％ CI 爲 0.30-0.91）的所有對照組孩童相比，硝唑尼特在卵囊廓清率上就是一種顯著的證據。對於愛滋病陽性的參與者（RR =0.71（95％ CI 爲 0.36-1.37））來說並沒有顯著地影響。愛滋病毒陰性參與者對於硝唑尼特會明顯出現一個相對較高的風險：達到在一個單一研究的基礎上，寄生蟲的廓清率爲 0.26（95％ CI 爲 0.09-0.80）。與安慰劑組比較螺旋黴素的單一研究發現在減少住院時間（平均差 -0.40 天（95％ CI：-6.62-5.82）），或在試驗的兩組死亡率（RR =0.43（95％ CI 爲 0.04-4.35））之間並無明顯地差異。一項研究評估了牛透析白血球萃取物的作用，並指出一種大便頻率減少 0.19（95％ CI 爲 0.03-1.19）

次的相對性風險，而另外還用超免疫牛初乳與安慰劑組相比，發現沒有證據顯示有糞便容量的改善（RR =3.00（95％ CI 為 0.61-14.86）），或是每毫升糞便中的卵囊排出濃度（RR =0.27（95％ CI 為 0.02-3.74））。沒有研究發現有已受評估的預防方式。

作者的結論：這個評論證實沒有證據顯示在隱孢子蟲病的管控上仍可作為有效的製劑。這項結果指出硝唑尼特（nitazoxanide）減少寄生蟲的負荷，而且或許有益於具免疫能力的個體。由於隱孢子蟲病潛在後果的嚴重性，免疫功能低下的患者應考慮使用硝唑尼特（nitazoxanide）。也因缺乏有效的治療，而點出了需要確保避免感染的重要性。不幸的是，關於預防性干預措施的有效性和成本效益證據也是不足的。

148

梅爾奈思嘉．NV（Melenevs' ka NV）、摩諾許尼宣可．MC（Miroshnychenko MC）、菲利波夫．IB（Filippov IB）、寇羅娜．LS（Kholodna LS）、修巴．MF（Shuba MF）——**免疫反應中的免疫傳輸因子之於白喉 - 破傷風的類毒素會調節腸道平滑肌中神經遞質的作用**（Transfer factor of immune reactivity to diphtheria-tetanus anatoxin modulates the action of neurotransmitters in the intestinal smooth muscle）[烏克蘭語論文] 發表於《生理雜誌》（[Article in Ukrainian] Fiziol Zh. 53(1):24-32, 2007）

免疫反應中的免疫傳輸因子 (TF) 之於白喉 - 破傷風的類毒素 (10(-5) - 10(-3) mg/ml) 會調節豚鼠結腸道裡未注射阿托品（atropine，指一種用來治療神經毒氣或殺蟲劑中毒的藥物）的平滑肌條紋（SMS）的慢波（譯註：肌肉層的節律）與自發性收縮活動。免疫傳輸因子 (10(-4) mg/ml) 會將慢波轉變為穩定的去極化（depolarization）和僵直性收縮（tonic contraction）。在平滑肌條紋注射阿托品後，也會以相同的方式作用。亞甲藍（methylene blue）(10(-5) M) 是一種鳥苷酸環化酶阻斷劑，它的存在會促使 SMS 的肌肉張力短暫性的增加，接著產生穩定的放鬆。三磷酸腺苷（ATP）、尿苷三磷酸（UTP）和嘌呤受體激動劑（purinoceptors agonists）引發平滑肌細胞膜大幅度的超極

化（hyperpolarization）及鬆弛。肌肉張力（FT）會增強平滑肌條紋中的抑制後的興奮反應。在乙醯膽鹼（acetylcholine）（10（-5）M）FT（10（-4）mg/ml）的存在下，會將僵直性收縮的抑制性 ATP 作用轉化爲興奮性。該物質（10（-5），10（-4）mg／ml）增強了來自蘭尼鹼敏感性鈣庫的鈣調動（Ca2+ mobilization）是磷酸肌醇藉由作用於受體而引起內質網等胞內鈣庫膜上的 Ca2+ 通道打開，進而引起胞內 Ca2+ 濃度升高的現象），抑制這些陽離子從肌漿質網（sarcoplasmic reticulum）的 IP3 敏感性鈣庫中釋放。免疫傳輸因子會破壞硝普鈉（一氧化氮供體）和去甲腎上腺素在結腸帶平滑肌中的抑制作用。

149

佛朗可 - 梅林納（Franco-Molina MA）、門度薩 - 干伯亞（Mendoza-Gamboa E）、薩帕達 - 貝納維德斯（Zapata-Benavides P）、維拉 - 賈西亞（Vera-García ME）、卡斯提歐 - 德羅（Castillo-Tello P）、賈西亞‧德拉弗恩特（García de la Fuente A）、門度薩‧RD（Mendoza RD）、蓋薩‧RG（Garza RG）、達美滋 - 奎拉（Támez-Guerra RS）、羅德里奎茲 - 帕帝拉（Rodríguez-Padilla C）——**強效免疫 C 反應蛋白（牛類可透析白血細胞抽取物）輔助免疫治療：非小細胞肺癌患者的第 1 期研究。**（IMMUNEPOTENT CRP (bovine dialyzable leukocyte extract) adjuvant immunotherapy: a phase I study in non-small cell lung cancer patients.）發表於《細胞治療》（Cytotherapy. 10(5):490.6, 2008）

背景：強效免疫 C 反應蛋白是一種低分子量物質的混合物，其中一些已被證明能調節免疫反應。我們在第 1 期臨床試驗中評估了強效免疫 C 反應蛋白對非小細胞肺癌（NSCLC）患者的反應和輔助作用。

方法：24 位 NSCLC 患者參與此研究並分成兩組。第 1 組接受傳統治療，對 28 個部位進行 5400 cGy 的外部放射治療，以及每週進行順鉑 (cisplatin) 靜脈注射化療，治療時間爲 6 週。第 2 組接受傳統治療搭配每日注射強效免疫 C 反應蛋白（5 U）。我們透過 CT 掃描和 X 光照影分析進行臨床評估，並以柯氏量表 (Karnofsky Performance Status Scale) 確認患者的生活質量。對結核菌素（PPD），雙鏈酶（Varidase）和念珠菌（Candida）進行了血液常規檢查（紅血球和白血細胞測試），其中包括流式細胞術分析（flow cytometry analysis），血液運作（鹼性磷酸酶測試）和延遲性超敏反應 (delayed-type hypersensitivity, DTH) 的皮膚測試。

結果：強效免疫 C 反應蛋白的使用可以引發免疫調節活性（指增加白血球細胞總數與 T 淋巴細胞次群：CD4（＋）, CD8（＋）, CD 16（＋） 與 CD56（＋），同時維持二氫睪固酮（DHT）的濃度），增加患者的生活質量，顯示免疫防禦機制在非小細胞肺癌患者身上有抗化療副作用的成效。

討論：我們的研究顯示，強效免疫 C 反應蛋白給藥與放射治療、化療同時進行，可維護患者免疫系統並增加病患生活質量。

150

貝倫 - 培瑞茲（Berrón-Pérez R）、夏瑞茲 - 桑契茲（Chávez-Sánchez R）、愛斯特拉達 - 賈西亞（Estrada-García I）、艾斯賓諾薩 - 帕帝拉（Espinosa-Padilla S）、寇特茲 - 高梅茲（Cortez-Gómez R）、瑟拉諾 - 米蘭達（Serrano-Miranda E）、翁達薩 - 安吉利拉（Ondarza-Aguilera R）、培瑞茲 - 塔比亞（Pérez-Tapia M）、皮內達 · 歐維拉（Pineda Olvera B）、吉梅瑞茲 - 馬丁尼茲（Jiménez-Martínez Mdel C）、柏都奎斯 · A（Portugués A）、羅德里奎茲 · A（Rodríguez A）、卡諾 · L（Cano L）、帕切諾 · PU（Pacheco PU）、貝瑞恩托 · J（Barrientos J）、查康 · R（Chacón R）、瑟拉芬 · J（Serafín J）、門德茲 · P（Mendez P）、蒙格茲 · A（Monges A）、塞班特斯 · E（Cervantes E）、愛斯特拉達 - 帕拉（Estrada-Parra S）——**免疫傳輸因子的應用、用法和劑量**（Indications, usage, and dosage of the transfer factor.）發表於《墨西哥過敏研究雜誌》（Rev Alerg Mex. 54(4):134-9, 2007.）

免疫傳輸因子（TF）是由夏伍德 · 勞倫斯（S. Lawrence）於一九五五年所提出的。一九九二年，柯克派翠克（Kirkpatrick）在分子水平上表徵出具體的免疫傳輸因子是由一組分子量很低的分子組成，分子量從 1.0 到 6.0kDa。5kDa 是針對抗原的免疫傳輸因子。有許多關於免疫傳輸因子對多種疾病的臨床應用出版物，特別針對那些細胞免疫反應受損或免疫反應調節不良的受試者。在這篇文章中，我們將介紹我們的臨床及基礎實例，特別是免疫傳輸因子的應用、用法和劑量。我們的研究小組證明免疫傳輸因子會增加干擾素 - γ（IFN-gamma）和趨化因子（RANTES）的作用，同時降低骨橋蛋

白（osteopontin）的作用。我們使用患有結核分枝桿菌和膠質瘤（glioma）的實驗動物皆有良好的治療效果。臨床上，我們曾與帶狀皰疹（herpes zoster）、I型單純皰疹（herpes simplex type I）、皰疹性角膜炎（herpetic keratitis），異位性皮膚炎（atopic dermatitis），骨肉瘤（osteosarcoma）、結核病（tuberculosis）、氣喘（asthma）、帶狀皰疹後神經炎（post-herpetic neuritis）、失能性孢子菌病（anergic coccidioidomycosis），利什曼病（leishmaniasis），弓形蟲感染症（toxoplasmosis），皮膚黏膜念珠菌病（mucocutaneous candidiasis），由不同的病原體細菌產生的鼻竇炎、咽炎和中耳炎（otitis media）。這些疾病都有其研究方案，主要目的是研究免疫傳輸因子的治療效果，並以系統化方式建立使用免疫傳輸因子的各種劑量方案和治療時間。

151

懷特‧A（White A）──**為什麼疫苗不是解答：V520 的失敗以及細胞媒介免疫在防治 HIV 病毒的重要性。**（Why vaccines are not the answer - the failure of V520 and the importance of cell-mediated immunity in the fight against HIV.）。發表於《醫療假設》（Med Hypotheses. 71(6):909-13, 2008）

默克公司（Merck）的 HIV 疫苗 V520 在近期的試驗失敗，為 HIV 疫苗研究的未來留下一個問號。目前的文章為 V520 的失敗提供一種可能的解釋，並探索潛在的疫苗替代方案。V520 之前的疫苗是為了喚起對 HIV 的強大抗體媒介的免疫反應；即在 HIV 病毒侵入宿主細胞之前產生抗體去附著並消除 HIV 病毒的作用。V520 是一種誤導，雖然其出自善意努力要喚起對 HIV 病毒的細胞媒介免疫反應；藉以找出侵入宿主細胞後與 HIV 有染的蛋白質。在體內，這兩種抗體媒介（胞外感染）及細胞媒介的（主要用於細胞內感染）免疫反應會以蹺蹺板方式進行。當一邊被活化時，另一邊就會被抑制。因為 HIV 在身體入口附近迅速感染宿主細胞，所以它需要強烈的細胞媒介反應去發動攻擊，而非抗體媒介反應。這篇文章的推論假設 V520 引發的抗體媒介免疫反應抑制了身體啟動對抗 HIV 必需的細胞媒介免疫反應的能力，並

為 HIV 感染創造了一個機會窗口，特別是先前在疫苗中使用的腺病毒載體（adenovirus vector）。雖然免疫系統使用抗體來辨別細胞外病原體，但它會以免疫傳輸因子來標記感染的宿主細胞。數百篇論文指出，病原體特異性免疫傳輸因子可用於刺激細胞媒介免疫來對抗各種病毒。在這份手稿中所檢視的可用研究皆表明，HIV 病毒特異性免疫傳輸因子在預防和治療愛滋病毒上可能是非常有用的，比疫苗更有用。.

152

王紹潔、矯承媛、孫小迪 —— **加味玉屏風合劑防治小兒反復呼吸道感染 100 例 臨 床 觀 察**（Clinical observation of effect of jiawei yupingfeng mixture for prevention and treatment of 100children with repeated respiratory tract infection）[中文論文]。發表於《中國中西醫結合雜誌》（Zhongguo Zhong Xi Yi Jie He Za Zhi.2009;29(8):742-5.）

目的：觀察中藥加味玉屏風合劑對反復呼吸道感染（RRTI）的臨床療效、T 細胞亞群（$CD3^+$、$CD4^+$、$CD8^+$ 及 $CD4^+$／$CD8^+$）、免疫球蛋白（IgG、IgA、IgM）及紅細胞免疫指標（C3b、ICR、RFER 及 RFIR）的影響。

方法：將 200 名 RRT1 孩童患者分為觀察組（加味玉屏風合劑治療）和對照組（轉移因數治療），每組各 100 例，觀察臨床療效，並從兩組中各隨機抽取 31 名患者測定治療前後 T 細胞亞群、免疫球蛋白及紅細胞免疫指標。

結果：觀察組用藥後發病次數減少，病程縮短，病情減輕不明顯；與對照組用藥後比較，發病次數減少、病程的縮短差異均有統計學意義（P〈0·01）。治療後兩組 IgG、IgA 均有改善，與對照組比較，觀察組 IgG、IgA 值上升更明顯，差異有統計學意義（P〈0·05，P〈0·01）。治療後觀察組 CD；、cDf、CD；、CDf／CD；顯著改善，與本組治療前比較，差異有統計學意義（P〈0·01）；對照組治療後 CD；、CDf 升高明顯，差異有統計學意義（P〈0·05，P〈0·01）；$CD8^+$、$CD4^+$／$CD8^+$ 改善不明顯，差異無統計學意義（P〉0·05）；與對照組治療後比較，觀察組 $CD3^+$、$CD4^+$、$CD8^+$ 明顯改善，差異有統計學意義（P〈0·01）。觀察組治療後紅細胞免疫

各項指標明顯改善，與本組治療前比較，差異有統計學意義（P〈0‧01）；對照組治療後 C3b、RFER、RFIR 差異有統計學意義（P〈0‧05，P〈0‧01），ICR 改善不明顯；與對照組治療後比較，觀察組各項指標明顯改善，差異均有統計學意義（P〈0‧01）。

結論：加味玉屏風合劑能通過調節白細胞免疫、體液免疫及紅細胞免疫而起到防治兒童反復呼吸道感染的作用。

153

艾斯賓諾薩 - 帕帝拉（Espinosa Padilla SE）、歐羅茲柯‧S（Orozco S）、普拉薩‧A（Plaza A）、愛斯特拉達 - 帕拉（Estrada-Parra S）、愛斯特拉達‧賈西亞（Estrada García I）、羅薩勒斯‧剛薩雷茲（Rosales González MG）、維拉維德‧羅薩（Villaverde Rosa R）、艾斯賓諾薩‧羅薩勒斯（Espinosa Rosales FJ）——**免疫傳輸因子搭配糖皮質激素使用於持續性中度過敏性氣喘孩童患者的效果**（Effect of transfer factor on treatment with glucocorticoid in a group of pediatric patients with persistent moderate allergic asthma）[西班牙語論文] 發表於《墨西哥過敏研究雜誌》（Rev Alerg Mex. 2009;56(3):6771.）

背景：吸入性糖皮質激素用於控制氣喘患者的炎性支氣管反應（inflammatory bronchial reaction）上是最有效和最強力的藥物。有幾個研究項目評估免疫調節劑在治療氣喘相關過程中的應用。

目的：依據吸入性糖皮質激素的用藥量及使用時間來評估免疫傳輸因子治療持續性中度過敏性氣喘兒童患者的效果。

患者及方法：在一群患有中度持續性過敏性氣喘的兒童患者（6-17 歲）進行一項隨機、雙盲、安慰劑對照試驗的臨床試驗，並分成兩組。第 1 組接受免疫傳輸因子治療，第 2 組則給予安慰劑。兩組都接受了使用吸入性布地奈德（budesonide，糖皮質激素之一）和福莫特羅（formoterol）的傳統治療。每日的呼吸系統症狀（白天或晚上的咳嗽和喘鳴發作）會被記錄在個人日誌中。入選患者會在前 1、3、6 個月進行肺功能評估。

結果：每組選進 11 爲患者。免疫傳輸因子組的患者從第 3 個月開始，吸

入性糖皮質激素有統計上的顯著下降，這種差異一直維持到研究結束。免疫傳輸因子組患者的肺活量檢查結果也顯示出無統計學意義的顯著改善，但有更好的氣喘控制。

結論：免疫傳輸因子有助於過敏性鼻炎患者降低吸入性糖皮質激素的劑量；然而，為了獲得更好的結果，應該對大量患者進行研究。

154

迪佛羅那科伐‧E（Dvoroznáková E）、波羅梭伐‧J（Porubcová J）、塞希柯伐‧Z（Sevcíková Z）——**患有泡型包蟲病的老鼠單獨接受免疫傳輸因子治療，及搭配阿苯達唑治療的免疫反應**（Immune response of mice with alveolar echinococcosis to therapy with transfer factor, alone and in combination with albendazole.）發表於《寄生蟲學研究雜誌》（Parasitol Res. 2009;105(4):1067-76.）

觀察感染多包條蟲（Echinococcus multilocularis）並接受阿苯達唑 (ABZ) 治療的老鼠對於透析白血細胞抽取物（免疫傳輸因子）的免疫反應。免疫傳輸因子（TF）的使用自感染後 8 到 12 或 14 週之間，能增加感染小鼠的 T 和 B 淋巴細胞的寄生蟲抑制性增殖反應，而在 TF + ABZ 治療後產生最大的刺激作用。用 TF 或 TF + ABZ 治療的感染老鼠脾臟中的 CD4+ T 細胞帶有 CD4 分子的 T 細胞稱為 CD4+ T 細胞）數量從第 6 週增加到第 12 或 14 週。第 6 周至第 12 週 TF 或 TF+ ABZ 治療後 IFN-γ（Th1 細胞因子）的產量有明顯提高，並且在此期間，特別是在 TF + ABZ 療法之後，檢測到明顯被抑制的 IL-5 合成（Th2 細胞因子）。以 TF 或 TF + ABZ 治療的感染老鼠，其腹膜巨噬細胞（peritoneal macrophages）中的超氧陰離子（O2-）產量從第 8 周至第 18 週被刺激促發。TF 的免疫調節作用直到第 14 週才降低幼蟲囊腫（larval cysts）的生長，此與驅腸蟲藥物「阿苯達唑」的強度相當。TF + ABZ 的搭配治療直到實驗結束為止帶來最大的寄生蟲抑制，並減少了囊腫的發展，。

155 *

宣那茲羅‧P（Szaniszlo P）、葛曼‧P（German P）、哈亞斯‧G（Hajas G）、薩恩斯‧DN（Saenz DN）、庫札爾‧M（Kruzel M）、波爾戈‧I（Boldogh I）——**初乳素用於阿茲海默症臨床試驗的新見解**（New insights into clinical trial for Colostrinin in Alzheimer's disease.）發表於《營養健康與老化雜誌》（J Nutr Health Aging. 2009;13(3):235-41.）

背景：阿茲海默症（AD）的病理機制是多因素所致，儘管最普遍的假說都聚焦在錯誤折疊且聚集的蛋白質、澱粉樣蛋白 β（Abeta）和 Tau 蛋白質過度磷酸化（Tau hyperphosphorylation）的效果上。

目的：雙盲臨床試驗旨在證明初乳素（Colostrinin，CLN）對阿茲海默症患者在工具性日常生活活動（Instrumental Activities of Daily Living）（指我們和外界互動的種種事務，如健康管理、與人溝通、居家整理、社交活動、金錢管理等。）的影響。初乳素發揮作用的潛在分子機制會透過基因表達譜（gene expression profiling）來檢查。

方法：從初乳素治療的細胞中萃取出核糖核酸（RNAs），並透過高密度寡核胸酸陣列（high-density oligonucleotide arrays）進行分析。使用信號網絡分析軟體（Ingenuity Pathway Analysis，IPA）來進行其網絡與路徑的分析。

結果：在第 15 週的全樣本分析顯示初乳素對阿茲海默症量表（ADAS-cog）（p = 0.02）中的認知功能和工具性日常生活活動量表（p = 0.02）中的日常功能具有穩定作用。整體患者反應也贊成使用初乳素（p = 0.03）。與進展性病例相比，參與研究時症狀輕微的患者也在阿茲海默症量表中的表現有優越的結果。基因晶片網絡分析的數據顯示初乳素會引起細胞轉錄體（cells' transcriptome）中高度複雜和多面相變化。重要的是，轉錄體分析顯示初乳素會改變關於下列作用的分子網絡之基因表達：前體蛋白質合成（precursor protein synthesis）、Tau 蛋白質過度磷酸化和蛋白水解消除澱粉樣蛋白 β 的酵素增加。此外，初乳素會增強抵抗氧化壓力的防禦能力，並降低炎性趨化因子和細胞因子的表達，從而減輕阿茲海默症和其他神經疾病發病前的炎症

過程。

結論：總結這些數據，，初乳素在預防和治療阿茲海默症及其他老化相關的中樞神經系統疾病上具有很大的臨床應用潛力。

杜拉吉-札德（Douraghi-Zadeh D）、馬薩魯‧B（Matharu B）、拉茲維‧A（Razvi A）、奧斯登‧B（Austen B）——**初乳素營養保健品抵抗阿茲海默症的保護作用是來自預防聚集澱粉樣蛋白 β 誘導人類神經元的細胞凋亡。** The protective effects of the nutraceutical, colostrinin, against Alzheimer's disease, is mediated via prevention of apoptosis in human neurones induced by aggregated beta-amyloid. 發表於《營養健康與老化雜誌》（J Nutr Health Aging. 2009;13(6)5227.）

目的：先前已證明，從綿羊初乳中分離出的綿羊初乳素（CLN）可以有效治療阿茲海默症患者。本研究旨在確定初乳素是否對合成的澱粉樣蛋白 β（Abeta）的聚集和毒性有影響，其被認為是阿茲海默症的病原體。

設計與測量：使用細胞測定法（cell assays），我們檢查了使用初乳素是否能有益於神經元細胞的前處理（pre-treatment of neuronal cells）。

結果：來自細胞毒性測定（使用鄂唑藍（MTT）和乳酸去氫酶（LDH））的數據證明，將 5μg/ml 的初乳素用於人類神經元 SHSY-5Y 細胞的前處理，24 小時後針對澱粉樣蛋白 β 誘導之神經毒性產生神經保護作用。結果顯示，使用 5μg/ml 的初乳素所進行的預處理在 24 小時後，能減少人類神經元細胞中的澱粉樣蛋白 β（1-40）誘導的細胞凋亡，與定性和定量細胞凋亡測定所確定的結果一致。

結論：使用初乳素的前處理所賦予的神經保護作用會因 Fas 配體（FasL）結合抗體 Nok1 而減少，此表明初乳素的作用可能涉及一種可溶性 Fas 配體的相互作用。這些發現表示初乳素會抑制 Fas 導致的細胞凋亡，也會在阿茲海默症的發病機制中起作用。

雅努什（Janusz, M）、札布羅卡·A（Zablocka, A）——**初乳的多脯胺酸胜肽——阿茲海默症的免疫調節性質和治療用途的前景。**（Colostral proline-rich polypeptides - Immunoregulatory Properties and Prospects of Therapeutic Use in Alzheimer's Disease.）發表於《現今阿茲海默症研究》（Curr Alzheimer Res. 2009 Nov 26）[電子版本提前出版]。

富含脯胺酸的多肽複合物（PRP），隨後被稱為初乳素（Colostrinin，CLN），最初從綿羊初乳中分離出來，被證明具有免疫調節特性，包括對老鼠胸腺細胞成熟和分化以及體內和體外體液和細胞免疫反應的影響。PRP 不具種別特異性（species specific），但似乎恢復了細胞免疫功能的平衡。PRP 是分子量範圍從 500 到 3000Da 的肽複合物。多肽含有 25％脯胺酸（proline）和 40％疏水胺基酸（hydrophobic amino acids）。PRP 可表現細胞因子（IFN，TNF-α，IL-6，IL-b）誘導的調節活性，並具有抑制氧反應性物質（oxygen reactive species）和一氧化氮的過度生成的能力。除其免疫調節活性外，PRP 還表現出精神層面的治療特性，改善了老鼠、人類和雞的認知活動和行為。PRP 的特性促使作者們提出治療神經退化性疾病的複合物。在雙盲安慰劑對照試驗和長期開放性研究中首次出現 PRP / 初乳素的有益效果。此結果在多中心臨床試驗中得到證實。PRP / Colostrinin 其中一個非常重要的性質是預防澱粉樣蛋白 β 聚集和既存聚集體的破壞。PRP 的成份之一九胜肽（nonapetide，NP）顯示相同的性質。此外，PRP 會調節神經突增生，抑制不受控制的細胞活化，減少 4- 羥基壬烯醛（4-HNE）帶來的細胞損傷，並恢復細胞氧化還原狀態調控、細胞增殖和分化的表現。其修復活性的生物反應在阿茲海默症的治療上可以發揮重要作用。

* 備註：[155]～[157] 的研究摘要是為了檢驗富含脯胺酸物質初乳素對於阿茲海默症的效果。雖然在專利申請和手稿中，對於富含脯胺酸的多肽和免疫傳輸因子的大小和結構，以及它們對免疫功能的影響是相同的，但這仍然經過最嚴格的認證。因此，在此僅收錄此三篇利用富含脯胺酸多肽的研究摘要作為該主題的研究實例。

國家圖書館出版品預行編目資料

傳輸因子與免疫健康指南 / 亞倫・懷特 (Aaron White) 著；劉又菘譯 . --
初版 . -- 臺中市：晨星，2018.03
　　面；　公分 . --（健康百科；37）
　　譯自：A guide to transfer factors and immune system health, 2nd ed.

ISBN 978-986-443-425-1（平裝）

1. 健康法　2. 免疫力

411.1　　　　　　　　　　　　　　　　　　　　　107003563

健康百科 37

傳輸因子與免疫健康指南

作者　　　亞倫・懷特（Aron White）
譯者　　　劉又菘
主編　　　莊雅琦
網路編輯　吳孟青
封面設計　林育薪
美術排版　曾麗香

創辦人　　陳銘民
發行所　　晨星出版有限公司
　　　　　台中市西屯區工業30路1號1樓
　　　　　TEL：(04)2359-5820　FAX：(04)2355-0581
　　　　　行政院新聞局局版台業字第2500號
法律顧問　陳思成律師
初版　　　西元2018年3月31日

總經銷　　知己圖書股份有限公司
　　　　　106台北市大安區辛亥路一段30號9樓
　　　　　TEL：02-23672044／23672047　FAX：02-23635741
　　　　　407台中市西屯區工業30路1號1樓
　　　　　TEL：04-23595819　FAX：04-23595493
　　　　　E-mail：service@morningstar.com.tw
　　　　　網路書店 http://www.morningstar.com.tw
讀者專線　04-23595819＃230
郵政劃撥　15060393（知己圖書股份有限公司）

印刷　　　承毅印刷股份有限公司

定價350元
ISBN 978-986-443-425-1
A Guide to Transfer Factors and Immune System Health: 2nd edition
Copyright © 2009 by Aaron White, PhD
Complex Chinese translation Copyright © 2018
Morning Star Publishing Inc.
All rights reserved.
Published by Morning Star Publishing Inc.
Printed in Taiwan
（缺頁或破損的書，請寄回更換）
版權所有，翻印必究

請填妥後對折裝訂，直接投郵即可，免貼郵票。

廣告回函
台灣中區郵政管理局
登記證第 267 號
免貼郵票

407

台中市工業區 30 路 1 號

晨星出版有限公司

健康生活醫學組 收

請沿虛線摺下裝訂，謝謝！

填回函‧送好禮

填妥回函後附上 60 元郵票寄回即可索取
數量有限，送完為止

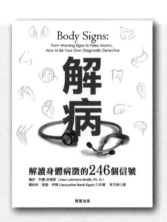

《解病：解讀身體病徵的 246 個信號》

它們是疾病的徵兆，還是正常的生理變化？

從頭髮到腳趾頭

正確解讀身體發出的疾病與健康信息

※贈書贈送完畢，將以其他書籍代替，恕不另行通知。
　本活動僅限台灣地區（含外島），海外讀者恕不適用。

特邀各科專業駐站醫師，為您解答各種健康問題。
更多健康知識、健康好書都在晨星健康養生網。

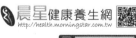

晨星健康養生網
http://health.morningstar.com.tw

晨星健康養生網